中医理论溯源 反思 创新研究

邢玉瑞 著

科学出版社

北京

内 容 简 介

中医理论研究是中医药学研究领域的难点与热点，受到各界的广泛关注，也是作者长期思考的问题。本书选录了 40 篇论文与 2 篇书评，分为溯源发生、哲学思维、理论反思、发展规律、理论创新 5 章。书中系统地评述了中医理论的发生学研究，探讨了相关哲学思维方法问题，对以往理论研究中存在的问题提出了质疑，初步探索了中医学术发展规律与理论创新的路径。

本书不仅可作为中医科研人员、临床医生、教学工作者提升理论与临床思维能力的重要参考书籍，也能够为从事中西医结合工作以及进行"西学中"学习的人员提供有益的参考。

图书在版编目（CIP）数据

中医理论溯源　反思　创新研究 / 邢玉瑞著. 北京 ：科学出版社，2025. 6. — ISBN 978-7-03-082220-8

Ⅰ. R22

中国国家版本馆 CIP 数据核字第 20258Z8Q37 号

责任编辑：鲍　燕　于　淼 / 责任校对：刘　芳
责任印制：徐晓晨 / 封面设计：陈　敬

科 学 出 版 社 出版

北京东黄城根北街 16 号
邮政编码：100717
http://www.sciencep.com

固安县铭成印刷有限公司印刷

科学出版社发行　各地新华书店经销

*

2025 年 6 月第 一 版　开本：787×1092　1/16
2025 年 6 月第一次印刷　印张：11 1/2
字数：276 000

定价：78.00 元
（如有印装质量问题，我社负责调换）

前　　言

　　岁月如梭，我从学习中医药知识到从事中医理论、思维方法等教学、研究工作已经近50年了，从懵懂、理解到质疑、信服、试图创新，可谓是经历了复杂的心路历程。需要说明的是这里所言质疑，仅仅是从学术研究而言，并没有其他意味在内。因为学术研究总是从科学问题→提出假说→验证→理论，科学发展的历史告诉我们，科学研究从问题开始，问题推动、指导着科学研究，自然科学发展的历史，就是它所研究的问题发展的历史，是问题不断展开和深入的历史。科学哲学家卡尔·波普尔指出："科学开始于问题，而不是开始于观察……科学和知识的增长永远始于问题，终于问题——愈来愈深化的问题，愈来愈能启发新问题的问题。"因此，从科学的眼光来看，"保卫"某种学说，或者只一味"坚持"某种学说，是有违科学精神的。科学需要怀疑精神，怀疑精神是从事科学探索的第一把钥匙，因为它是产生"问题"之源。而从历史上看，科学中任何一种新的学说去代替旧的学说，总是发端于怀疑。如英国思想家培根所说："如果一个人从肯定开始，必以疑问告终；如果他准备从疑问着手，则会以肯定结束。"法国哲学家阿伯拉尔也指出："在学问上最好的解决方法是坚持的和经常的怀疑……怀疑把我们引向研究，研究使我们认识真理。"

　　中医学作为基于中国传统文化产生、发展且至今保持完整体系的唯一自然科学，其理论可谓人文科学与自然科学、传统与现代、直观观察与直觉内省、经验概括与模式推演、理性与神秘的混杂体，有人从哲学思辨的角度予以高度称赞，有人则从科学实证精神的角度加以批判。在现代科学技术的研究中，恐怕没有哪一门学科像中医理论研究这样，至今为如何研究与发展而争论不休。特别是近年来，中医理论的研究得到中医界学者与领导的高度重视，基本形成共识：中医理论发展的滞后，已经成为制约当代中医学术发展的瓶颈。但对如何开展中医理论的研究，则可谓仁者见仁，智者见智，争鸣不断。笔者2016年在"中医基础理论研究丛书"总序中，曾将现代中医理论发展与创新的方式概括为科学诠释——解析说明性研究、文献梳理——理论建构性研究、实践升华——理论创新性研究、科学问题——发现创新性研究四个方面，并提出新形势下中医理论研究的路径及重点应该在于面向古代传统的概念与理论框架研究、面向临床实际的中医理论创新研究、面向当代科学的中医理论多学科研究、面向未来需求的中医健康理论研究等四个方面，时逾10年了，我认为基本符合当前中医理论研究的实际。

年过花甲，虽然没有完全退休，但已办理退休手续多年了。本书意在对自己数十年来在中医理论研究方面一些没有在以往出版著作中呈现的成果，予以梳理汇总，作为自己学术研究的一个总结。全书选录了 40 篇论文与 2 篇书评，分为溯源发生、哲学思维、理论反思、发展规律、理论创新 5 章，命名为《中医理论溯源 反思 创新研究》，而对中医理论及其研究的反思可谓贯穿始终。其中部分论文已在相关杂志发表，在此对相关杂志及其编辑同仁表示衷心感谢，也对参与资料工作的家人、学生，陕西中医药大学的领导以及科学出版社在出版方面给予的大力支持表示感谢。

邢玉瑞

2025 年 2 月 22 日

目　　录

第一章　溯源发生篇 ……………………………………………………… 1

一、发生学方法及其引入 ………………………………………………… 1

二、藏象学说的发生学研究 ……………………………………………… 3

三、精气血神理论的发生学研究 ………………………………………… 12

四、经络学说的发生学研究 ……………………………………………… 14

五、病因病机理论的发生学研究 ………………………………………… 16

六、中医相关哲学理论的发生学研究 …………………………………… 21

七、中医理论发生与先秦诸子的比较研究 ……………………………… 26

八、诊法、方药理论的发生学研究 ……………………………………… 27

九、对中医理论发生学研究的评价 ……………………………………… 28

第二章　哲学思维篇 …………………………………………………… 32

一、现代科学语境下气的诠释思考 ……………………………………… 32

二、中国古代分类方法与《内经》理论建构研究 ……………………… 37

三、中医象思维中的逻辑问题思考 ……………………………………… 44

四、论中医象思维与逻辑思维的关系 …………………………………… 46

五、中医思维相关概念辨析 ……………………………………………… 49

六、中医象思维相关概念辨析 …………………………………………… 53

七、中医原创思维研究之争鸣探讨 ……………………………………… 59

八、关于中医原创思维模式的再认识 …………………………………… 63

九、中医思维方法研究值得关注的三个问题 …………………………… 67

十、再论中医思维方法研究中存在的问题 ……………………………… 72

第三章　理论反思篇 …………………………………………………… 80

一、中医藏象理论现代研究的问题探讨 ………………………………… 80

二、气不摄血与肝的关系研究 …………………………………………… 83

三、中医七情学说研究存在问题探讨 …………………………………… 86

四、中医清浊理论问题探讨 ……………………………………………… 89

五、中医浊毒概念问题探讨 ……………………………………………… 93

六、中医邪正观与乙型肝炎的思考 ……………………………………… 98

七、《伤寒论》组方与术数关系探讨 ························· 101

八、"三年化疫"说质疑 ································· 104

九、运气禀赋学说研究质疑 ···························· 107

第四章　发展规律篇 ································· 115

一、中医自身发展规律问题实质探讨 ······················ 115

二、中医发展规律的内涵探讨 ·························· 117

三、中医学术发展的动力机制研究 ······················· 120

四、中医学术发展规律的研究方法探讨 ····················· 125

五、现代科学技术与中医学的融通——中医学术创新的新路径 ·········· 127

第五章　理论创新篇 ································· 135

一、论科学精神与中医理论研究 ························· 135

二、中国传统思维与中医学术创新 ······················· 138

三、2017 年诺贝尔生理学或医学奖带给中医学的思考 ·············· 141

四、现代医学技术有助中医学术发展——以胃镜的临床应用为例 ········· 145

五、中西医结合视域下的中医理论创新探讨 ··················· 150

六、中医理论创新研究的思考 ·························· 154

七、《黄帝内经》的研究方法与路径思考 ···················· 159

近百年来，中医理论的研究可以说百花齐放，百家争鸣，采用了从传统到最新科学技术手段等诸多方法，从对经典的整理研究，到中医理论的发生演变过程、概念体系构建、哲学方法论探究、系统科学应用、科学诠释分析、临床与实验研究以及多学科方法的引进等，研究工作不断深化，然研究结果并不尽如人意，其形成的主、客观原因也是多方面的。本书仅汇集自己的部分研究成果，以与学界同仁交流探讨。

第一章

溯源发生篇

发生学方法作为一种反映和揭示自然界、人类社会和人类思维形式发展的历史阶段、形态和规律的方法，是一种综合多种研究方法的跨学科比较研究方法，被广泛应用于众多学科领域的研究之中。中医理论界借用发生学方法研究中医理论的发生与演变，本质上也是一种溯源性研究。此方面比较有代表性的著作有李如辉《发生藏象学》（中国中医药出版社，2003 年）、张光霁等《中医病因七情发生学》（中国中医药出版社，2012 年）、谭春雨《中医发生学探微》（中国中医药出版社，2013 年）、刘鹏《中医学身体观解读——肾与命门理论的建构与演变》（东南大学出版社，2013 年，2022 年修订为《中医学身体观解读：思想史视野下的肾与命门研究》）、日本学者山田庆儿《中国医学的起源》（广西科学技术出版社，2024 年）等，朱晶《中国经典医学的身体观与认知特征》（上海三联书店，2020 年）中亦有所涉及。笔者亦研究过中医气、阴阳、五行、藏象经络以及营卫循行等理论的发生学问题，并对命门、胃气以及元阴、元阳、五运六气等具体概念发生进行了专题研究，具体参见《黄帝内经研究十六讲》（人民卫生出版社，2018 年），这里主要对有关中医理论的发生学研究成果予以评述。

一、发生学方法及其引入

（一）发生学方法的由来

发生学源于 17 世纪以来逐渐形成的胚胎学，它主要探讨生物学领域动植物的发生发育和演化问题。故日本学者八田三郎[1]认为："发生学实为探究动物全生涯之经历及其历史之科学。"发生学作为一种研究方法与范式，从自然科学研究领域逐渐被应用到更加广泛的其

---

1. 八田三郎. 发生学[M]. 潘锡九译. 上海：商务印书馆，1935：2.

他研究领域,成为具有普遍意义的研究方法。发生学方法早在18、19世纪就广泛应用于自然科学各个领域。例如,德国康德和法国科学家拉普拉斯的太阳系起源和演化学说,英国地质学家赖尔的地层演化学说,英国博物学家达尔文的物种起源学说,德裔俄国胚胎学家贝尔的生物胚胎形态发生法则,以及德国博物学家、哲学家海克尔的生物个体发育重演系统发育过程的"生物发生律"等,都是应用发生学方法而提出的重要科学理论。20世纪以来,科学家运用发生学方法研究元素、生命、人类的起源和演化等,取得重要进展,运用发生学方法研究科学思维问题,揭示出:①人类总体科学思维的发展历程与个体科学思维发展过程有着类似于"生物发生律"的关系。②科学思想发展史与叙述、掌握各门学科概念、定律的逻辑顺序也有着类似于"生物发生律"的关系。发生学方法是构造科学知识逻辑体系的重要方法,现代科学哲学家也用这一方法研究科学知识如何生长的问题。例如波普尔将科学发展史与生物进化史加以类比,提出了科学知识进化论,认为如同生物通过基因的随机突变和自然选择而进化那样,科学知识通过各种假说的提出和相互竞争而发展。现代心理学家则用发生学方法研究人的心理和认识活动发生、发展的问题,如皮亚杰创立的"发生认识论"。发生认识论的主要问题是解释新的事物是怎样在知识发展过程中构成的,其前提是,知识是不断构造的结果,在每一次理解中,总有一定程度的发明被包含在内;知识从一个阶段向另一个阶段过渡,总是以一些新结构的形成为标志,而发生认识论的中心问题就是新结构的构造机制。因此,发生学探究与认识相关的结构生成,不仅研究认识如何发生,也研究认识为何发生[1]。

(二)发生学方法的界定

楼培敏[2]在国内较早对发生学方法作了系统介绍,他认为发生学方法是运用各种具体手段和方法,对发生点的各个对象进行动态的、实验性的综合研究方法,并较为具体地论述了发生学方法的特点、所遵循的方法论原则及一般步骤。《哲学大辞典》认为,发生学方法是反映和揭示自然界、人类社会和人类思维形式发展、演化的历史阶段、形态和规律的方法。主要特征是:把研究对象作为发展的过程进行动态考察;有分析地注重考察历史过程中主要的、本质的、必然的因素。这同历史比较方法、历史与逻辑相统一的方法有密切关系[3]。这一定义较为全面、明晰,故经常被从事发生学研究的学者引用。发生学方法不是某种单独的方法,而是观察方法、测试方法、实验方法、个案研究和追踪方法、比较方法、分析方法、抽象方法、结构方法、系统方法等多种方法的联合应用,其中比较研究与跨学科研究是其必要的方法与途径。

汪晓云[4]认为发生学研究不同于起源研究。发生学研究人类知识结构的生成,而起源研究侧重于事件在历史中的出现;发生是逻辑推理概念,而起源是历史时间概念。由于起源研究的是事件在历史中的源头,因此,起源研究在方法论上具有实证主义倾向,在认识论上具有经验主义倾向。然而,任何事情的起源从来就没有绝对的开端,以事件在历史中

1. 汪晓云. 人文科学发生学:意义、方法与问题[N]. 光明日报,2005-1-11.
2. 楼培敏. 发生学方法[J]. 社会科学,1986,(10):68-69.
3. 冯契. 哲学大辞典[M]. 上海:上海辞书出版社,2001:318-319.
4. 汪晓云. 人文科学发生学:意义、方法与问题[N]. 光明日报,2005-1-11.

的出现作为起源，必然导致起源的绝对化，并且无法解释知识结构的生成机制。而发生学对观念发生的研究恰恰能弥补起源学研究中仅关注事件在历史中出现的不足。观念的发生强调知识结构生成的过程，也就是事物从一个阶段过渡到另一个阶段，这一阶段性的过渡不以对事件和时间的考察进行实证，而以对观念的分析进行推理，从而有效解决了起源研究将起源绝对化以及无法解释知识结构生成机制的问题。与起源研究中体现的实证主义与经验主义相反，发生学研究通过探究认识的结构生成把握主客体的相互作用及其内在的本质与规律，从而弥补了起源研究忽略主体性、只注重事件形式而不注重功能的不足。

（三）发生学方法的引入

20 世纪 80 年代，王文敏[1]最早将发生学方法引入中医研究领域，提出从发生学观点看中医理论的形成过程，认为中医理论的形成是先实用后科学，先结构后功能，运用当时的哲学思想及逻辑思维方法而建构。时隔十年，梁茂新[2]通过对中医规范化、标准化和客观化研究现状的分析，指出现代中医学并不是传统中医学本身。在一定程度上已被扭曲的现代中医学基础上进行规范化、标准化和客观化研究，去设计和绘制中医现代化蓝图，必然显得捉襟见肘，使蓝图漏洞百出。为此，他提出了开展中医发生学研究的基本构想，并论述了中医发生学研究的对象主要为《内经》《伤寒杂病论》《神农本草经》《难经》《甲乙经》等早期重要医药学著作，具体可分为三步进行：首先是要明确中医学基本概念的初始内涵；其次，要弄清基于这些概念所进行的原始的归纳与综合、推理与演绎的繁复的运演过程；最后，在上述工作基础上，从概念的归类、规范、精确化以及创立新概念等方面对中医学基本概念进行改造和更新。李如辉[3]基于对新中国成立以来整个中医学研究现状的分析，指出中医理论的发生学研究是 50 多年来中医学研究实践的自觉选择，是中医学发展链条中继承环节上现阶段的必然要求，积极广泛地开展中医理论的发生学研究，对于在更深层次上认识中医理论、弥补中医发展在继承环节上的先天不足、指导中医理论的研究方向以及提高理论创新的可能性等诸多方面均具有重大的意义和价值。

从 20 世纪 90 年代末开始，中医理论的发生学研究方受到中医界的普遍重视，中医理论的相关发生学研究步入了快车道，人们从不同的角度、层次、学科深入探讨中医理论发生演变的过程、规律及影响因素等，取得了一定的成果，其中藏象学说的发生学研究成绩尤为突出。

二、藏象学说的发生学研究

（一）藏象学说的整体发生学研究

对藏象学说的发生学研究，是从将藏象学说视为一个整体，到对各个脏腑及其关系等分别进行研究并不断深化。李如辉[4, 5]着眼于藏象学说的演进过程，将藏象学说的建构轨迹

1. 王文敏. 从发生学观点看中医理论的形成过程[J]. 云南中医杂志，1984，（3）：10-12.
2. 梁茂新. 开展中医发生学研究的基本构想[J]. 中医研究，1994，7（2）：3-5.
3. 李如辉. 中医理论的发生学研究[J]. 浙江中医学院学报，1999，23（2）：1-3.
4. 李如辉. 藏象学说的演进轨迹[J]. 山东中医药大学学报，1998，22（1）：46-49.
5. 李如辉. 从实体到功能态演化的方向选择及评价[J]. 浙江中医学院学报，1999，23（5）：1-3.

梳理为创生、实体到功能态的演化以及藏象学说整体系统观念的最后确立三个阶段，揭示了解剖方法对于藏象学说创生的始基作用，分析了从实体到功能态演化的内因和外因等，精准地再现了藏象学说的演进规律。并以肾藏象的演化为例，认为解剖实践的时代危机是肾藏象理论从实体向功能态演化的内部动因，中国传统文化背景是这一演化顺利完成的外部条件，这一过程既可视为中医学向传统文化的全面求合和回归，又可视为传统文化对中医学的文化选择与认可。其具体的演化方向有本脏肾藏象、阴阳肾藏象、五行肾藏象三种不同的选择，演化的三大方向分别对应于气学理论、阴阳学说及五行学说，三者之间同中有异。陈慧娟等[1]认为，通过解剖观察，古代医学家认识了体内脏器形态及部分生理功能和病理变化，而整体观察及逻辑思维方法的应用，无形之中扩展了中医脏腑概念的范畴，使它逐渐超越了最初的解剖学本质，成为解剖学属性、非解剖学属性兼具的混合体，五行学说的引入则促进了五行藏象体系的建立。鞠宝兆[2]采用发生学方法研究《内经》藏象理论的形成，认为古代解剖学奠定了藏象学说的始基；文字发生学确立了所指脏器的特定功能与形态，并体现其深刻的心理、文化蕴意；气一元论确立了藏象学说整体性、过程性的规律；阴阳学说建立了脏气阴阳的对立统一协调观念；五行学说最终构建藏象理论体系，形成庞大的五行五脏结构系统，并确立了重视动态功能的藏象方法；古代社会官制文化确立了藏象理论体系社会模式；观察方法、系统方法、数学方法、逻辑方法、医疗实践反证法等是形成《内经》藏象理论的主要方法。其团队分别开展了肾、肝、心、肺、脾藏象的发生学研究，但研究方法与结果并未展现出明显创新[3、4、5、6、7]。王颖晓等[8]认为运用发生学方法，将藏象理论回置于其发生发展的具体历史条件中，探析藏象之形质之象、生理之象、病理之象、外应之象的发生学依据，揭示藏象理论的发生由来、形成原委，以进一步加深对藏象理论的认识与理解。要正确理解藏象理论的确切内涵，必须充分考虑司外揣内、取象比类、推演络绎等思维方式对其构建的作用，充分尊重同步发展的传统人文知识对其创立的影响，充分重视医疗实践对其形成的验证。王国英等[9]分别探讨了"脏""腑"概念的形成及"脏"与"腑"的异同，旨在实现对脏腑概念的认识的返璞归真。

另外，张栋[10]对胚胎发生时期的卵黄囊、肾、心、肺等内脏，口、鼻、眼、舌等器官的生成和衍变进行追踪，并与《内经》中脾、肾、心、脑的概念和功能、五脏的开窍等藏象学说的相关论述进行对照分析，认为因发生来源相同而形成同一脏腑体系，因发生时间相同或胚胎时期位置关系紧密而形成五脏与器官的开窍关系，这即是脏腑系统形成的发生学原理，藏象学说具有胚胎学依据。据此提出藏象经络发育追踪研究方法这一结合藏象和

1. 陈慧娟，童瑶. 从发生学角度探讨中医脏腑理论的形成[J]. 中医研究，1999，12（1）：3-5.
2. 鞠宝兆.《内经》藏象理论体系的发生学研究[D]. 沈阳：辽宁中医药大学，2002.
3. 刘黎明.《内经》脾藏象理论发生学研究[D]. 沈阳：辽宁中医药大学，2004.
4. 张晨.《内经》心藏象理论发生学研究[D]. 沈阳：辽宁中医药大学，2006.
5. 鞠诣然.《内经》肾藏象理论发生学研究[D]. 沈阳：辽宁中医药大学，2007.
6. 王稷.《黄帝内经》肺藏象理论发生学研究[D]. 沈阳：辽宁中医药大学，2009.
7. 王国英.《黄帝内经》肝藏象理论发生学研究[D]. 沈阳：辽宁中医药大学，2009.
8. 王颖晓，李其忠. 藏象之发生学研究[J]. 上海中医药大学学报，2008，22（5）：19-23.
9. 王国英，鞠宝兆.《内经》脏腑概念形成的发生学研究[J]. 辽宁中医药大学学报，2009，11（7）：24-25.
10. 张栋. 藏象学说的胚胎发生学依据[J]. 中医杂志，2018，59（10）：811-815.

胚胎学的研究方法，即追踪脏腑经络的发生来源和脏腑之间在胚胎发育过程中建立的联系，并在此基础上研究个体出生以后的脏腑生理功能和病理变化，用以发现藏象学说的科学依据和内涵以及经络的实质。

（二）肾藏象理论的发生学研究

肾藏象理论的发生学研究是藏象理论发生学研究的热点。李如辉[1]曾对肾藏象理论从发生学的角度进行了较为系统的探寻，他认为肾藏象学说的建构过程可以划分为性质完全不同的两个阶段：①肾器官解剖及其危机，与原子论自然观相适应；②危机的化解与肾藏象学说的新生，与元气论自然观相适应。有学者则从发生学角度提出"精水合一"是肾藏象的认识基础，是确立肾为生命之本的关键[2]。对肾藏象相关概念的研究认为，肾脏概念包含"藏"（肾气及其流布）和"象"（内景之象、征象）两方面，肾精系气的凝聚运动，肾气为肾脏的功能活动，肾阴为肾气中具滋润濡养作用的部分，肾阳为肾气中具熏蒸、温煦、激发作用的部分，肾阳在肾脏生理活动中具有主导地位[3]。对肾生理功能的发生学研究认为，①肾主水理论的具体发生学途径是以膀胱的解剖生理为基础，以肾合膀胱理论为中介，由腑及脏推衍出肾主水功能。②"精气溢泻"—"阴阳和"—"有子"之间因果关系的观察和判断，是"精气"生殖功能得以认识的依据；生长、发育与机体生殖机能发展的同步性，使《内经》将主生长、发育归结于生殖之精；"精气溢泻"之道与尿液排泄之道的"合一"，可能是将生殖之精归藏于肾的根本原因；肾藏诸脏腑之精理论与肾藏生殖之精理论相联系，且以后者为基础，以翔实的经验事实为前提。③肾主纳气理论是在把握肺肾联系的经验事实基础上，应用"肾者主蛰"理论合理外推的结果[4]。刘鹏[5]认为肾藏象理论的建构深受房中、神仙等方技之学的影响，《内经》之前医书多关注外生殖器，五脏、六腑等脏腑知识并没有出现在医经、经方类文献中，却出现在《十问》等房中文献中，脏腑理论在形成之初，在一定程度上借鉴了房中、神仙等方技之学的理论。同样，结合动作、呼吸、意念等各种技法的房中、导引、行气等方技技术，让肾的相关概念明确化，亦使肾藏象理论逐渐完备。刘鹏具体阐述了房中、神仙、水崇拜与肾脏核心理论建构的关系。另有人认为肾主纳气理论的形成主要是临床观察、治疗经验的提炼和总结，并可能受到古代导引术的启发[6]。"作强之官"系援引社会关系模式类比说明肾脏生理功能的结果，尽管人体和社会两者之间的差异导致了这种运用在系统性、完整性上某种程度的欠缺，但不能因此否定"十二官"之"官"为"官职"的结论；生殖伎巧、思维伎巧、行为伎巧无不由肾而出，故称肾为"作强之官，伎巧出焉"[7]。肾开窍于耳的主要依据是五行学说的介入，观察及治疗反证虽然为这种归纳提供了一定的依据，但这种依据并不充分。肾开窍于前阴实际上是肾主水及肾藏精理论的"衍生物"，应用类比可能是肾开窍于后阴理论的发生学

1. 李如辉. 危机、危机的化解与新生——肾藏象学说的发生学概论[J]. 浙江中医学院学报, 1999, 23（4）: 1-2.
2. 李奕祺. 肾主外的理论研究[D]. 济南: 山东中医药大学, 2002.
3. 李如辉. 肾脏若干基本概念的发生学思考[J]. 浙江中医学院学报, 2000, 24（2）: 8-11.
4. 李如辉. 肾脏生理功能的发生学诠解[J]. 浙江中医学院学报, 2000, 24（5）: 12-14.
5. 刘鹏. 中医学身体观解读：思想史视野下的肾与命门研究[M]. 南京：东南大学出版社, 2022: 61-191.
6. 陈慧娟, 李载明. 肾主纳气的内涵及其发生学思考[J]. 山东中医杂志, 2006, 25（2）: 79-81.
7. 李如辉. "肾者，作强之官，伎巧出焉"的发生学原理[J]. 浙江中医学院学报, 2001, 25（2）: 6-7.

途径。肾在液为唾这一理论宜修正为"涎唾同为口津，并主于脾肾"[1]。肾主骨、生髓、通于脑理论的发生学依据有：①解剖方法；②肾藏精理论；③对骨（齿）与生殖机能发展的同步性、骨与肾的病理联系及治疗反证的观察；④五行学说的介入。肾"其华在发"的发生学依据主要有对发与生殖机能发展同步性的观察及五行学说的介入两个方面[2]。肾藏志之"志"所指系狭义之志，即意志及记忆，肾藏志理论的发生以肾藏精理论为基础，有赖于"主体思维"方法对意志与行为关系的把握，同时，对健忘的治疗反证亦是归纳肾藏志的依据之一；对惊恐太过致病征象的观察，以及情志相胜法实践对肾-恐（惊）配式合理性、科学性的证实，是肾应惊恐理论赖以发生的主要途径[3]。对肾脏生理特性的发生学研究认为，肾主蛰理论的发生缘于：①脏气法时理论；②肾应冬的类比推理，同时有着实践的检验及选择。"肾主虚无实"，乃是着眼于五脏的病理传变过程，久病多虚，所谓"无实"，乃是强调早晚不同病理阶段之间的区别而已。并认为"肾苦燥"乃"肾苦寒"之讹[4]。另外，有研究认为异质方法先后参与共同建构肾藏象学说所形成的同体异构现象导致了肾藏象学说的如下逻辑矛盾：①非解剖方法用以获取解剖知识；②解剖形态学发现作了非解剖解释；③非解剖概念比附于解剖概念；④采用治疗非解剖实体方法对解剖实体治疗的实践[5]。

另外，付东升等[6]研究认为，在肾藏象理论的发生过程中，解剖观察使人们发现了肾和膀胱等脏腑并赋予它们最初的解剖概念，使人们认识到膀胱的主要生理功能，促进了肾与膀胱脏腑相合理论的创立，在很大程度上帮助人们进一步认识到肾脏本身的某些生理功能，尤其是肾主水液和主骨生髓通于脑的功能。魏凤琴[7]对"肾为先天之本"理论进行了认识发生学剖析，提出水崇拜为基础的"水生万物"思想是"肾为先天之本"理论的认识根源。在当时人类思维中，以"互渗律"为主导的认知方式实现了从"水生万物"到"水生人""肾主水"，再到"肾为先天之本"的认识过渡。在此认知方式的基础上，结合人体的生理病理实际，后世"肾为先天之本"的理论观点在内涵上发生了演变。张光霁等[8]则认为，自体肾为子代的先天之本或父母的肾为自体的先天之本，只代表了代与代之间的关系，除此无实际临床意义。张家玮等[9]则认为，从人体发生学和中医学基础理论研究的角度来讲，与其称"肾"为"先天之本"，似不如称"命门"为"先天之本"更为合理而准确。因为若将作为人体后天五脏之一的"肾"脏称为"先天之本"，则不仅会给中医学理论研究带来诸多不可回避的矛盾和问题，同时也扭曲了中医学对于人体生命发生学的有关认识。

笔者对元阴、元阳概念的发生学研究认为，元阴、元阳的概念虽然由明代医家张介宾

1. 李如辉. 肾"开窍于耳及二阴""在液为唾"理论的发生学探析[J]. 浙江中医学院学报，2001，25（3）：9-11.
2. 李如辉. 肾"主骨、生髓、通于脑，其华在发"理论的发生[J]. 浙江中医学院学报，2001，25（4）：7-8.
3. 李如辉. "肾藏志、应惊恐"理论的发生学剖析[J]. 浙江中医学院学报，2001，25（1）：5-10.
4. 李如辉. 肾脏生理特性的发生学诠释[J]. 浙江中医学院学报，2000，24（4）：3-5.
5. 李如辉. 肾藏象学说的若干逻辑矛盾及其认识[J]. 浙江中医学院学报，1999，23（6）：1-2.
6. 付东升，鞠指然.《内经》肾藏象理论发生的解剖基础概述[J]. 吉林中医药，2007，27（3）：51-54.
7. 魏凤琴. "肾为先天之本"的认识发生学根源[J]. 山东中医药大学学报，2002，26（6）：411-413.
8. 张光霁，李如辉. 肾为先天之本的发生学考察[J]. 中国中医基础医学杂志，2001，7（12）：1-3.
9. 张家玮，鲁兆麟，彭建中. "肾为先天之本"质疑[J]. 北京中医药大学学报，2006，29（3）：152-154.

首先提出，但从发生学的角度而言，与中国古代哲学的元气阴阳学说和传统文化中的生殖崇拜有密切的关系。元阴、元阳不能单纯理解为功能性概念，而应该是物质与功能的统一体[1]。张天佐[2]选择中医基本术语"先天"作为研究对象，从其形成的文化背景入手，阐释中医"先天"概念的多层次含义，以及在医疗实践领域的应用情况。认为中医"先天"观既吸收了易学、内丹学的概念，又结合生命存在的基础（胞胎时期），具有多层次含义：①以有形无形的意识层面划分先天、后天；②无形之气为先天，有形之质为后天；③"火"主先天论；④以胎儿的出生为先后天分界，即胞胎时期为"先天"。并探讨以"先天"概念为基础对中医哲学基础概念（阴阳、水火、五行）的解释；考察中医以"先天"观念构建的形体功能观，包括构成生命最基本的要素，精气神的先天含义，脏腑经络结构的先天生成，生理功能（营卫三焦生化）的先天本源以及体质的"先天"因素；研究了中医"先天"概念在临床诊疗及养生中的应用。

（三）脾藏象理论的发生学研究

王宏利[3]研究脾藏象理论的关键性术语"阴中之至阴""脾土""脾主为胃行其津液""脾藏营""足太阴""脾不主时"的哲学、文化、宗教、伦理道德等背景，认为"脾为阴中之至阴"与"足太阴"是古代阴阳文化在人体内脏阴阳属性上的应用；"脾属土"是将脾与其居"中央"这一方位进行关联取象配属而成，由此类推得出"脾不主时"与"脾主长夏之时"的不同结论；"脾主为胃行其津液"演化为后世"脾主运化"的理论，"脾藏营"演变出"脾统血"的学术思想；阴阳文化、五行文化、形神文化和天人文化对《内经》脾藏象理论的发生发展起到深远影响；时空逻辑的统一性是《内经》取象比类思维的最主要逻辑特性。纪立金[4]运用中医发生学方法，从脾脏的初始内涵、属性规定、藏象结构三个方面，审视"脾脏"概念的嬗变过程，认为脾脏古代解剖的初始认识是"脾脏"概念形成的基石与先导，五脏阴阳五行的属性规定是"脾脏"概念嬗变的依据与主因，脾脏的藏象结构体系的形成标志了"脾脏"概念的最后确立。桑希生等[5]也认为中医学的脾脏与现代正常人体解剖学的脾脏相一致，但在病理生理上，中医学的脾脏更接近于现代医学的肝脏，对现代医学诊断为肝病的患者进行中医药治疗时，应从中医学的脾脏论治。

李如辉[6]对"脾为后天本"理论的发生学研究认为，脾在脏腑中的特殊重要地位的确立，与应用"土生万物"这一哲学命题进行类比推理密切相关，"土生万物"说演化发展为"浑天说"，后者认为地球位于宇宙的中心不动，所有天体绕之运转，这是一种属于"地心说"主张的宇宙结构理论。脾属土，为人体后天之"地"，影响所及，"小宇宙"人体观自然而然地以脾为后天本。笔者对胃气概念及其理论的发生学研究认为，胃气概念的形成源于哲学之气与中医实践经验的结合，是脏腑之气进一步具体化的产物，其内涵当指胃腑之气，是胃功能活动的物质基础；重视胃气思想的产生，则源于对饮食活动与生命及健

1. 邢玉瑞. 元阴、元阳概念的发生学研究[J]. 中国医药学报，2003，18（1）：4-5，63.
2. 张天佐. 中医"先天"理论的文献研究[D]. 北京：北京中医药大学，2010.
3. 王宏利. 《黄帝内经》脾藏象术语文化要素研究[D]. 沈阳：辽宁中医药大学，2015.
4. 纪立金. 中医学"脾脏"概念的探讨[J]. 山东中医药大学学报，2000，24（3）：168-171.
5. 桑希生，吕凤娟，王雪华. 从中医理论发生学认识中医的脾脏[J]. 河南中医，2008，28（4）：4-6.
6. 李如辉. "脾为后天本"理论的发生学探讨[J]. 中医研究，2007，20（1）：1-2.

康关系的认识，也与古代诊疗手段的局限有密切关系；脉以胃气为本观念的形成，则源于对胃为气血生成之源及其循环中心的认识，并认为胃气是心脏与脉搏搏动的动力来源。进而规范了胃气概念的内涵，提出胃气概念在不同情况下的应用具有其内在统一性，不可分割理解[1]。杨雪等[2]对"脾主升清"理论的发生学研究认为取象思维与解剖实践相结合，形成了对脾脏功能的初始认识，奠定了"脾主升清"理论来源的基础；五行与五脏配属关系及脏腑阴阳属性决定了"脾性至阴，五行属土"的属性特征，成为了"脾主升清"理论创生的内在原因；《内经》气机升降理论与脾脏自身"至阴属土"特性的结合，最终推动了"脾主升清"理论的产生。李朝[3]对脾主运化的发生学研究认为，在哲学因素（阴阳、五行、气）、文化因素（天文地理、气象历法、农学）、实践因素（医学实践和生活实践）综合影响下形成了脾主运化理论。

（四）心藏象理论的发生学研究

张晨[4]对心藏象理论的发生进行了较为系统的研究，认为心概念的创生始于古代解剖学，心主血脉理论的形成主要归于解剖观察。此外，与心相关的古文字的创制完成，使心的结构、功能得以确认。心主神明功能的形成受多种因素影响。首先，解剖观察发现心有七窍，古人据此认为心与思维相关。其次，心主神明论是《内经》以藏象学说一元化阐述人体复杂生命活动规律的假说，受到古代哲学、社会官职文化的影响，《内经》将心比拟一国之君主，为全身之主宰，"神明出焉"。最后，五志之喜、热邪致病均引起情志改变，临床实践证明了心主神明功能的客观性、合理性及科学性。心与形、窍、志、液的关系，主要反映于临床实践。鞠宝兆等[5]对心藏象理论发生的文字文化基础研究认为，心的主血脉、君主之能、神思之功的发生均有一定文字学基础，"心为君主之官，神明出焉"理论的产生，有其一定的社会文化背景，似为藏象理论在社会模式下的一种体现。心与小肠相表里的确立存在着一定的字源学特点和太阳崇拜的文化特征。王颖晓[6]从发生学角度探析了"心主神明"的理论由来，指出"神明之心"应为功能之心，"心主神明"这一认识是在古代哲学"心灵论"和取象思维影响下，以文字学为依据，经由表及里观察与医疗验证而来。姜涛等[7]认为"心主神明"理论受到古代哲学及文化风俗的影响，以古代解剖学的观察为基石，结合心脏独特的生理病理学特点以及丰富医疗实践的反馈，最终参与构建了以心为主宰，以五脏为中心的独特中医理论体系，并发展为"心主神明"学说。齐元玲等[8]认为心主神明经历了自然之神向人体之神的演变过程。古代医家吸收了自然之神之要义，在"受命于天"的基础上借鉴封建官制，与中国古代哲学相结合，形成医学的藏神

1. 邢玉瑞. 胃气概念及其理论的发生学研究[J]. 中国中医基础医学杂志，2006，12（6）：409-411.
2. 杨雪，李晓娟. "脾主升清"理论的发生学探讨[J]. 中医学报，2015，30（11）：1616-1618.
3. 李朝. 脾主运化的发生学研究[J]. 陕西中医药大学学报，2021，44（3）：65-68.
4. 张晨. 《内经》心藏象理论发生学研究[D]. 沈阳：辽宁中医药大学，2006.
5. 鞠宝兆，周新灵，李吉彦. 《内经》有关心藏象理论发生的文字文化基础[J]. 中华中医药学刊，2007，25（12）：2464-2465.
6. 王颖晓. "心主神明"的发生学思考[J]. 时珍国医国药，2008，19（9）：2174-2175.
7. 姜涛，张光霁. "心主神明"发生学思考[J]. 中华中医药杂志，2019，34（5）：1855-1858.
8. 齐元玲，张庆祥. 发生学视阀下心主神明理论的成因探析[J]. 北京中医药大学学报，2020，43（6）：475-481.（注："视阀"应为"视阈"—编者注）

概念：心之神乃是生命主宰、生命显现，也是精神、意识、情感之所舍。其中，天文学背景与心为生命活动总领的认识相关、社会学背景与心为君主藏神明的认识相关、文字学背景与心主精神情志的认识相关、自然科学背景与心主血脉的认识相关。

另外，赵建芳[1]对中医学脑理论的发生学研究认为，中医学脑理论源于《内经》与道家，其后发展分别受道家以及西方医学的影响。中医学弱化脑，倡心主神明，其发生是解剖学、古代哲学、官教礼制以及临床实践等综合作用下的结果；道家则倡脑主神明，与存思修炼的宗教神学有关，西方医学同倡脑主神明，与解剖生理有关。

（五）肝藏象理论的发生学研究

王颖晓等[2]从发生学角度探析了肝藏"形质之象"的认识源流与内涵，指出借解剖观察认识肝之结构、重量、质地、居位；基于经络循行的推理与生理病理的观察认识肝居两胁及分属中焦下焦；由哲学思辨推演出肝"色青""生于左""刚脏"；经五行思辨推演出"肝色青"；经五行思辨结合取象思维推演出"肝生于左"；由五行思辨结合由表及里的观察认识到肝为"刚脏"。王静波等[3]通过对"肝主疏泄"的构建要素进行梳理，认为有以下4个方面：①通过"以表知里"对肝脏病机进行把握，并概括出"诸风掉眩"这一特点；②以中国古代的气论自然观为应用前提，通过类比构建出肝—风对应关系；③五行学说介入，以风为中介，应用"同气相求"原理，确立起肝与木的对应关系，进而执木行特性类比推衍出"肝主疏泄"；④临床选择。沈瑞雪等[4]认为"肝体阴用阳"学说的发生是中国古代哲学"体用"范畴的移植应用，以及与阴阳学说相结合的产物。肝的五行配属、肝内寄相火以及肝藏血、主疏泄功能等肝脏理论的发展，以及肝病的治疗实践，共同为"肝体阴用阳"学说的发生奠定了基础。

（六）肺藏象理论的发生学研究

肺藏象理论的发生学研究相对较少，李如辉[5]从发生学角度对肺气"宣发""肃降"理论进行诠解，认为"宣发"主要是借"以表知里"这一研究方法而非哲学理论渗透的结果，"肃降"是以"金"行特性类比推导出来的结果。"宣发肃降"具有较高的抽象性，是肺脏最基本的生理功能。王颖晓等[6]从发生学角度阐述了肺主皮毛理论主要是借"取象比类""以表知里"的研究方法，根据肺与皮毛在形质居位上的相似性、生理功能上的相生相应、发病学上的相互传变及治疗效果的分析与反证而得出的，但这种联系并不具有特异性。王稷[7]则认为肺主皮毛理论的发生是在一定的解剖基础之上，将哲学的阴阳五行学说运用于医学之中，在整体观念指导下，动态观察人体生理病理，并从实践到理论再到实践反复不断验证而得出的结论。

1. 赵建芳. 中医学脑理论及其发生学研究[D]. 济南：山东中医药大学，2014.
2. 王颖晓，李其忠. 肝藏"形质之象"的发生学思考[J]. 中华中医药学刊，2010，28（12）：2576-2577.
3. 王静波，李如辉. "肝主疏泄"理论的发生学原理探讨[J]. 中国中医基础医学杂志，2011，17（1）：46-47.
4. 沈瑞雪，李如辉. "肝体阴用阳"学说的发生学原理[J]. 江西中医学院学报，2009，21（4）：12-13.
5. 李如辉. 肺气宣发肃降的发生学诠解[J]. 上海中医药杂志，2000，14（3）：9-11.
6. 王颖晓，李其忠. 肺主皮毛理论的发生学思考[J]. 四川中医，2007，25（3）：32-34.
7. 王稷.《黄帝内经》"肺主皮毛"理论发生学小议[J]. 辽宁中医药大学学报，2009，11（4）：16-17.

（七）命门学说的发生学研究

命门学说的发生学研究，可谓继肾藏象理论发生学研究之后的第二热点，笔者曾作过较为系统的研究，对"命门学说的创立是受到了哲学界水火之争的影响"这一观点进行了辩驳，提出中国古代哲学中水生万物说与命门学说的创立有着密切关系[1]。命门学说自《难经》提出后，并未引起魏、晋、隋、唐医家的关注，而在此阶段，道教医学内丹术对命门理论的发展做出了重要贡献，其中铅汞心肾交互作用的思想，促进了中医心肾相交理论的形成；宋代内丹术中主铅论占据优势地位，命门学说在这一时期得以确立，可见，命门学说是道家养生理论与医学实践逐步结合的产物[2]。太极作为中国古代哲学宇宙生成论和本体论的终极本原及其无限性的哲学范畴，用以说明太极-阴阳-五行-万物的宇宙演化模式。中医学受其影响，推究人体生命发生发育之本，而提出命门为人体太极之说；同时，太极无形生有形的思想，也影响着命门学说，使命门的形质空化，而有命门无形之说[3]。从中医理论逻辑发展的角度而言，一方面，随着中医对人体生命发生发育的认识不断深化，提出了命门主宰人体发生发育的功能，确立了命门是人体起源及演化的发生学概念，解决了肾为先天之本说中的相关悖论；另一方面，从中医学对人体脏腑机能调节控制的认识而言，命门作为独立和高于五行脏腑系统的调节枢纽的认识，进一步完善和丰富了中医学有关人体生命机能调节的理论[4]。胡素敏也有类似的论述[5]。刘鹏[6]在对理学与明代医家身体观转型分析的基础上，探讨了命门学说的发生问题，认为明代医家将《黄帝内经》《难经》等中医经典中原本不具有本原意义的命门赋予其本体论意义，重新构建了身体与儒学宇宙论之间的相似性，命门一跃成为身体的本原，凌驾于其他脏腑之上。在这种观念的影响下，温补命门之火，激发身体的原动力以养生或治病，也助长了明清温补之风的盛行。同时，源于《难经》肾间动气说的命门学说，基于命门与丹田在部位与功能上的相似性，广泛借鉴了方技之学，尤其是已融入道教的方技核心技术中关于对身体的体认和感知的内容，并结合传统中医学理论，形成了其最终的理论面貌。同时他认为命门学说的形成，并没有实质地丰富脏腑辨治体系，仅仅是依据理学思想，对肾阴阳理论的另一种阐发而已，虽然具有了理论上革新的外表，但在实际应用时却大多把对命门的认识归并于肾了。李如辉[7]认为命门学说的发生学原理一是解剖学对"肾有两枚"的准确把握，二是秦王朝主水德这一特定的社会背景，中医命门学说历经魏晋隋唐的沉寂、宋金元的复苏及明朝的蓬勃发展而得以定型，促成其复苏及蓬勃发展的力量来自医学的外部——道家内丹术。张敬文等[8]认为医家的命门学说脱胎于道家的"玄牝学说"，而道家的"玄牝学说"则肇始于春秋《老子》，命门学说是道家养生理论与医学实践逐步结合的产物；《内经》"眼目命门说"反映了道

1. 邢玉瑞. 水生万物说与命门学说的创立——中医命门学说发生学研究之一[J]. 陕西中医学院学报，2004，27（1）：8-9.
2. 邢玉瑞. 道教医学与命门学说的形成——中医命门学说发生学研究之二[J]. 陕西中医学院学报，2004，27（2）：7-9.
3. 邢玉瑞. 太极范畴与命门学说的形成——中医命门学说发生学研究之三[J]. 陕西中医学院学报，2004，27（3）：4-6.
4. 邢玉瑞. 中医理论的逻辑发展与命门学说的形成——中医命门学说发生学研究之四[J]. 陕西中医学院学报，2004，27（4）：7-8.
5. 胡素敏. 命门学说发生学探究[J]. 江西中医学院学报，2005，17（2）：16-18.
6. 刘鹏. 中医学身体观解读：思想史视野下的肾与命门研究[M]. 南京：东南大学出版社，2022：239-396.
7. 李如辉. 中医命门学说的发生学原理[J]. 浙江中医学院学报，2000，24（3）：3-5.
8. 张敬文，鲁兆麟. 命门探源[J]. 辽宁中医杂志，2007，34（1）：31-32.

家及《内经》重视心神的思想,《难经》"肾元三焦命门说"则集中反映了先秦道家及《内经》《难经》"天人同构""阴阳一体"的思想。从命门学说的发生学原理来看,《内经》"眼目命门说"与《难经》"肾元三焦命门说"是密切联系的整体[1]。

另外,朱荣华[2]就命门(太极)理论与发生遗传学的联系进行了探讨,认为命门(太极)的概念是系统的集中、功能物质的统一、信息生机的表现,且生殖遗传与调控机制统一于命门(太极)模型之中,这符合生命科学的复杂性、统一性,符合科学理论的发展趋势。贾耿[3]则提出命门脑的概念,认为脑髓(元精)是元神的物质基础,二者与生俱来,同属先天,本为一体,所以"精成而脑髓生"的实质自然是脑髓元神的主宰调控机制,其实质就是先天遗传基因的调控机制。命门脑先生时首获先天遗传基因样本的调控机制(元神)而具有主宰五脏的功能作用,这就是命门脑先生为主的实质。毕鸿雁[4]认为命门概念产生于人类对生命现象和生命本质的求索过程。从现象到本质,从有形到无形,衍生出有形命门说、无形命门说,进而总结出命门演化原则。命门在形态上是演化生命的基因,在功能上是基因表达出的生命活动,在信息上是生命产生的现象。它是结构、功能、信息三位一体的生命演化原生质。

(八)脏腑关系理论的发生学研究

唐健嫩等[5]认为,脏腑相合理论的形成以解剖居位远近为萌芽,以"象"测"藏"方法为拓展,以阴阳配属思维为充实,以经脉互为络属为基石。李如辉[6]认为肾合膀胱理论的建构,有解剖方法、司外揣内的观察方法、阴阳学说、五行学说及经络学说的共同参与,这一过程始于解剖,终于经络学说的建立,解剖方法占主导地位。倪新强等[7]从肺肠字义分析,古代文献对肺肠解剖、形态及位置的认识,司外揣内的表里观,阴阳学说的表里观,五行学说的属性观,肺与大肠经络循行的表里联系,肺肠气化相通的表里观等七个方面探讨"肺与大肠相表里"的发生学问题,认为该理论的建构过程是一个多因素、多方法共同参与的过程,其中解剖是其奠基与先导,阴阳五行学说的影响和渗透,使肺与大肠从实体解剖名称向综合功能概念发生质的转变和飞跃,经络学说的形成、发展和完善使得较为完善的肺合大肠理论最终得以确立。

吴小明等[8]对"肝肾同寄相火"的发生学研究认为,君火、相火概念的发生,是移植了政治结构中的君主与辅相的概念与"火"的概念嫁接而成的。在漫长的封建社会政治结构中,君主只有一个,而辅相可以是一个,也可以由多个分担,君主对辅相进行节制,辅相权力较大,守正则可辅助君主,政令得以畅通;妄为亦可为佞臣贼子。由此推论则"君火"只有一个,"相火"可有多个;相火守正则为"常火"(生理之火),相火妄动则为

1. 张敬文,鲁兆麟. 从命门学说的发生学原理论《内经》《难经》命门的统一[J]. 北京中医, 2007, 26(1): 28-30.
2. 朱荣华. 命门(太极)理论与发生遗传学[J]. 南京中医药大学学报, 1997, 13(6): 329-331.
3. 贾耿. 从人体发生学审视脑和命门先生为主的实质[J]. 中医药学刊, 2003, 21(7): 1139-1140.
4. 毕鸿雁. 用发生学方法探讨命门的演生轨迹[J]. 中医药学刊, 2006, 24(8): 1521-1522.
5. 唐健嫩,李其忠. 脏腑相合理论的发生学初探[J]. 上海中医药大学学报, 2008, 22(6): 16-18.
6. 李如辉. "肾合膀胱"的发生学探寻[J]. 浙江中医学院学报, 2000, 24(6): 4-6.
7. 倪新强,韩新民. "肺与大肠相表里"发生学研究[J]. 安徽中医学院学报, 2010, 29(5): 1-3.
8. 吴小明,李如辉. "肝肾同寄相火"的发生学考察[J]. 福建中医药, 2004, 35(6): 42-44.

"贼火"（病理之火）。这一发生学认识可以解决相火概念的"常火"与"贼火"之争。通过临床观察和治疗验证，发现相火为害的病证多发于肝肾，受宋代理学太极阴阳及"心性论"等思想的影响，"肝肾同寄相火"逐渐成为共识，并对"肝肾同源"理论的创生有着重要的影响。对肝肾同处下焦的研究认为，肾、肝、三焦概念功能脱离实体的演变，是肝肾同处下焦之说的发生学前提。肝肾虽然在结构形态上不同，但功能上有许多共通之处，由于脱离实体的三焦通道被认为具有使疾病传变的功能，吴鞠通基于此创立了温病学的三焦辨证，把肝与肾并列归于下焦，形成"肝肾同处下焦"之说[1]。对"肝肾阴同源"的发生学考察后认为，"肝肾阴同源"认识的发生，主要缘于古代医家对肝肾阴虚证的临床观察和治疗验证，尤以温病学派为代表，五行学说"肾水生肝木"的归纳演绎、命门学说"肾阴肾阳为一身阴阳之本"的认识，促进了"肝肾阴同源"认识的发生[2]。而肝肾阳同源认识的发生，主要借助对病理的观察和治疗反证，即司外揣内的观察方法[3]。吴小明[4]从发生学角度，考察中医学上"同源"现象出现的原因，认为文化土壤是中国传统思维的"尚同""求一"意识，哲学背景是元气论自然观，医学渊源是"察同"取向与"类比"方法。

徐静等[5]研究心肾交通的理论形成与发展，认为可简略归纳为三个阶段，即理论萌芽阶段、理论形成阶段、理论发展阶段。并认为中医学心肾相交理论和肾命学说的产生，是借鉴了古代丹术炼养思想，以此作为基础之一，而在医疗实践中得以运用[6]。

三、精气血神理论的发生学研究

丁原植[7]探讨了精气说与精神、精诚两观念的起源，认为"精气说"是稷下道家创造性提出的论说，而在其后的道家发展中，逐渐衍生了界定人之本质的"精神"观念。在显现的境遇之中，"象""物"与"精"得以呈现为"道"的本质性界定。"象"指出以设想的方式而可言说者，"物"指出以形界的方式而可言说者，"精"指出以质素的方式而可言说者。李如辉[8]从发生学角度，对《内经》气血津液生成理论进行考察后认为，气血津液在生成上具有共性环节——肺脾合气，"肺脾合气生成论"导源于"天地合气而万物化生"这一关于自然界演化原理的"援物比类"。鞠诒然等[9]研究了先秦哲学中的精气观念与《内经》肾藏象理论发生的关系，认为精气观念是肾藏象理论发生的重要因素之一，有不可替代的重要意义，它促成了"肾藏精"这一重要命题的产生，又通过"司外揣内"的方法促成了其他结论的产生。吴小明[10]从发生学的角度对肝藏血、肾藏精、肝肾同源进行探析，揭示出精血并属于水，取汁于水谷，精血互化的生理机制，为临床许多疾病的治

1. 吴小明. 肝肾同处下焦的发生学认识[J]. 现代中西医结合杂志, 2005, 14（3）: 310-311.
2. 朱美香, 吴小明. "肝肾阴同源"的发生学考察[J]. 时珍国医国药, 2005, 16（10）: 946-947.
3. 王先芳, 吴小明. 肝肾阳同源的发生学认识[J]. 现代中西医结合杂志, 2005, 14（13）: 1696-1697.
4. 吴小明. "同源"现象的发生学考察[J]. 吉林中医药, 2004, 24（4）: 2-3.
5. 徐静, 孙英霞, 张俊龙. 心肾交通的理论研究[J]. 中国中医基础医学杂志, 2008, 14（1）: 27-28.
6. 徐静, 段学忠, 孙英霞. 心肾相交理论和肾命学说的发生学研究[J]. 成都中医药大学学报, 2011, 34（1）: 94-96.
7. 丁原植. 精气说与精神、精诚两观念的起源[J]. 安徽大学学报（哲学社会科学版）, 1998, （3）: 11-18.
8. 李如辉. 《内经》的气血津液生成理论及其发生学原理[J]. 上海中医药大学学报, 2001, 15（3）: 11-12.
9. 鞠诒然, 鞠宝兆. 先秦哲学的精气观念与《内经》肾藏象理论的发生[J]. 长春中医药大学学报, 2007, 23（3）: 1-3.
10. 吴小明. "精血同源"的发生学认识[J]. 吉林中医药, 2005, 25（1）: 3-4.

疗提供了理论依据与新的思路。

孙冬梅[1]从发生学观点研究认为，营卫二气均同源于水谷之气的精华部分，化演于中、下焦，上达上焦心肺以输布。营气行于脉中，卫气既可在脉中运行，亦可散在于脉外，并能随营气运行至全身各处。在脉中营卫二气不独立存在，而是以混合之清气存在。只有当卫气逸出脉外，才能有真正意义上独立的营、卫二气存在。笔者通过对营卫之气运行五十周次的研究，认为其理论应当是源自《易传·系辞上》"大衍之数五十"的论述。"大衍之数五十"，可能来自天地之数，以此说明大衍之数的宇宙论依据，对后世历法、数学等都有着深刻影响。从人与天地相参的角度而言，大衍之数作为确定自然时序的内在根据，自然也就成了生命活动的规制之数。因此，《内经》所言营卫之气昼夜循行五十周次以及诊脉之五十数，可能是以"大衍之数五十"为基础的术数模式推演的结果，先有五十之定数，然后为了满足这一定数，人为设计了人体 28 脉长度为 16.2 丈*、一息气行长度为 6 寸、一昼夜呼吸 13500 息等数据。当然这些数据的设计又受到了术数思想的影响，不可避免存在着脱离实际的情况以及理论内在的矛盾[2]。

金丽[3]系统研究了先秦诸子与《黄帝内经》中"神气"及其相关术语，探究其所蕴含的心理学思想，突显中国传统文化中"神气"相关术语在心理学中的重要意义，认为先秦诸子与《内经》"神气"及其相关术语所蕴含的思想，是建立在中国古典哲学气本原基础上，以儒家、道家、医家理论为核心的，通过在思想意识、价值观念上的修养与提升，进而实现理想人格模式建构的理论体系及行为模式。与西方心理学相比，"神气"及其相关术语所蕴含的思想更关注于心灵、心性境界的提升从而保持身心的健康状态。其内涵有：①自然本性的心理状态；②道德伦理的精神境界；③血性气质的心理差异；④气强与气弱的性格特征；⑤群体意识状态；⑥心主神明的功能体现；⑦移精变气是切实有效的心理治疗手段。莫飞智等[4]从发生学角度，结合《内经》、道家学说探讨中医五脏神识系统建立的理论与实践问题，认为五脏神识系统是在胚胎时期的脑髓中，元神与脑髓共同作用、发生分化而形成的。元神分化出心神，再由心神分化出五神等各种神识元素；脑髓分化出心肾等五脏，五神、五脏分化完成后，五神入藏于五脏，从而形成了五脏神识系统。脑为元神化生神识元素、脏腑之处所，心神为五脏神识系统的主宰。张光霁等[5]详细阐述了七情中性、情、欲的文字起源、涵义以及相互关系，并指出"心"与外界的"物"在情的发生中所起到的作用，认为七情的发生是以性、情、欲为轴心进行动态演化的过程：性禀于先天，是人的本质、本性，藏于体内，情本隐没于性之中，与性同质。当接受外物的刺激后，情气流动，心有所感，再经过心志的所取，性便外显为情，或为喜怒，或为忧悲。同时，欲为情所应，由性情生发出的欲望亦是生物性的自然规律，它既是人的本能，也是生存的需要。

潘大为[6]通过对《内经》"神"及"形""神"关系的研究认为，决定了《内经》形神

1. 孙冬梅. 从发生学观点探讨营卫之气产生的演进轨迹[J]. 江西中医药, 2006, 37（7）: 10-12.
2. 邢玉瑞. 大衍之数——揭开《黄帝内经》营卫循行的密码[J]. 北京中医药大学学报, 2019, 42（12）: 977-982.
3. 金丽. 先秦诸子与《黄帝内经》"神气"术语的研究[D]. 北京: 北京中医药大学, 2006.
4. 莫飞智, 邓铁涛. 五脏神识系统的形成[J]. 世界科学技术—中医药现代化, 2010, 12（4）: 545-549.
5. 张光霁, 张燕. 七情中性、情、欲概念的发生[J]. 中华中医药杂志, 2010, 25（4）: 493-497.
6. 潘大为. 《内经》形神理论的多重结构[D]. 广州: 广州中医药大学, 2008.
* 1 丈=3.33333 米.

理论最终面貌的是以下几个因素：气的观念、经脉学说、阴阳的观念和五行学说。这些因素先后作用，共同造成了《内经》形神理论的丰富层次和多重结构。《内经》形神理论包括以下五个层次：①《内经》对人的生命现象和精神现象的探索，是以对"形"的关注，即人体形态学研究作为逻辑上和事实上的起点的。②对"形"的研究和气的观念的结合，可以视为《内经》形神理论形成的预备阶段，使中医很早就脱离了还原论人体观，走上了注重从整体角度研究人及其状态变化的道路；经脉学说作为气论的具体化精确化发展，在《内经》神志疾病病理解释的发展过程中也起了重要的作用。③"神"作为解释要素的出现，标志着《内经》形神理论初步形成，这是《内经》形神理论的第一个层次。④阴阳观念的运用，使得《内经》对精神现象的生理影响以及神志疾病的病理本质的解释水平都出现了飞跃，使得《内经》形神理论在深度上大大推进，标志着《内经》形神理论的第二个层次。⑤五行学说的渗透和改造，一是使抽象的"神"具象化，在抽象的"神"和实在的"形"之间建立起了一种具体而密切的联系；二是提供了新的和更确切的神志疾病病理解释模式和对精神活动发生机制的解释模式，从而使《内经》形神理论在体系化方面实现飞跃，标志着《内经》形神理论发展的第三个层次。《内经》形神理论的这五个层次，也可以视为《内经》形神理论由浅到深发展过程的五个阶段。气的观念、经脉学说、阴阳的观念和五行学说这些因素先后作用，推动早期中医形神理论由浅到深、由粗到精、由零散到系统发展，并共同形成了《内经》形神理论的丰富层次和多重结构。

四、经络学说的发生学研究

经络是中医学对人体生命的特有认识，其理论的形成至今尚无定论。总体而言，经脉体系的形成，既有古代对人体血管与淋巴管系统粗浅的解剖形态认识，也有脉诊、针灸、导引、行气等感觉经验的积累，更离不开古人天人合一的宇宙观以及气、阴阳、五行乃至于其他数术思想的影响。关晓光[1]从文化发生学的角度，对经络学说进行考察，认为经络产生于实践，实践决定其产生的必然性，所受中国传统文化与哲学的影响，则决定其以何种形态出现。前者决定其具有永恒的生命力，后者则使之具有鲜明的特色。就经络概念的形成而言，大体经历了割刺痈肿、放血止痛，到割刺血脉放血泻热，再到针刺脉外调气的不同阶段，实现了"脉"到"经"的过渡。对水的认识的深化及治理河川经验的积累，为经络的认识提供了模型。"阴阳说""数崇拜""五行说"促进了经络体系的形成。气的思想促使人们形成了"血气"的概念，"血气"的概念成为针刺从脉内到脉外，从治血到调气转变的理论根据。伴随"血"到"血气"，"脉"到"经络"的转化，《内经》中"血脉"主要在诊断意义上使用，并与经络侧重治疗意义产生了分化。王志红[2]提出，先有气功状态中易体验到的经络感传现象的发现，而后有对现象的理性解释和加工，从而形成了中医学的经络理论。春秋战国时期，天六地五的观念盛行，故有了十一脉的描绘；经络学说的理论构建，离不开水利知识的渗透；秦汉之际盛行的"圜道"说、循环论又促进了经

1. 关晓光. 经络概念的文化发生学研究[J]. 大自然探索，1992，11（1）：117-122.
2. 王志红. 从经络的认知发生学说起[J]. 浙江中医学院学报，2004，28（2）：14-15.

络理论的建构；此外，砭石、针刺、熏灸等也对理论的构建起到了肯定、修正和完善的作用。笔者认为中国古代"天人合一"的哲学观和对神秘数字的信念，是经络学说建构的重要思想基础，"天六地五"与十一脉、十二月与十二经脉、二十八宿与二十八脉之间都有着内在的联系，由此使经络学说具有明显的文化哲学的印记，并影响着现代对经络实质的实证研究[1]。对卦气说与《内经》经脉病候理论关系的研究指出，《素问·脉解》篇即以卦气说中的十二辟卦说为依据，说明人体经脉与自然界阴阳消长的关系，进而解释经脉病候的机理[2]。

黄龙祥[3]在对经脉"是动病"研究的基础上，提出古人是在脉诊的基础上发现了人体上下联系的规律，并创立了经络学说来解释这种联系规律，所以原本为腕踝部脉口的诊脉病候自然就成为经脉病候，而且在文字形式上仍保留着原先脉诊病候的特征——"是动则病"。在汉以前相当长的时间内，对于这类直接源于脉口部脉诊病候的"是动"病，古人直接在相应脉口处刺或灸，这样"是动"病同时也是相应脉口的主治病症，故《阴阳十一脉灸经》在"是动"病下注有"是××脉主治"字样，这里的"××脉"仍指相应的"脉口"，而非指整条"经脉"。十二经脉循行理论，是参考马王堆出土帛书《足臂十一脉》以及《阴阳十一脉灸经》的《经筋》《经别》《营气》等文献，将不同时代、不同学派的不同学说加以剪辑整合的结果。但在剪辑过程中出现了大量不应有的失误，导致经脉理论逻辑性与自洽性的下降，主要表现为：①从早期文献来看，经脉循行的方向是由下而上，即由远心端向近心端，《灵枢·经脉》为了构成经脉"如环无端"的流注模式，改变了六条经脉循行的起始方向，而具体循行的文字表述没有作相应的改变，造成了经脉循行方向上的冲突；同时这也是造成《灵枢·经脉》十二经脉循行"其支者"（表述经脉的分支）与"其直者"（表述经脉循行的主干）错乱的重要因素之一。②"经别"已被完整地整合于手足三阳经脉之中，而编者在植入时常常忘了添加"其别者"三个标识文字，致使两种不同性质的循行文字相混杂，既破坏了理论的自洽性，又增加了后人理解的难度。③"十五络"的内容也被整合进相应的经脉循行之中，但只在足少阴之脉中有明确体现，在其余十一脉中并无明确体现，这是因为经脉与相应络脉的循行只在足少阴这一对上表现出明显的差异。④《灵枢·经脉》作者原本想构建一个能够兼容百家之说的大一统的经脉理论，然而这一目标不仅没有实现，反而陷入了更大的逻辑困境：十二脉的界限（独立性）消失了；十五络、经别却并没有因为被整合进十二经脉而消失，三者在循行方向上的对立是那样的不可调和[4]。经脉之数定为十二，一方面是为了满足以三阴三阳模式建构经脉学说的需求，形成经脉"阴阳相贯，如环无端"（《灵枢·营卫生会》）的循环理论；另一方面，更为重要的是由于在"天人合一"观念之下，"十二"之数与四时、四海、十二月、十二经水相配，能建立天人之间较为稳定的结构[5]。

黄龙祥[6]、赵京生[7]等从发生学角度进行的研究，揭开了是动病、所生病的本质。认为

1. 邢玉瑞. 经络学说的建构与古代神秘数字[J]. 江西中医学院学报，2006，18（1）：24-25.
2. 邢玉瑞，张喜德. 卦气说与《内经》经脉病候[J]. 山西中医学院学报，2005，6（3）：4-5.
3. 黄龙祥. 中国针灸学术史大纲[M]. 北京：华夏出版社，2001：234-243.
4. 黄龙祥. 经脉理论还原与重构大纲[M]. 北京：人民卫生出版社，2016：328.
5. 邢玉瑞. 中医模型化推理研究[M]. 北京：中国中医药出版社，2021：337-338.
6. 黄龙祥. 中国针灸学术史大纲[M]. 北京：华夏出版社，2001：234-243，363-372.
7. 赵京生. 针灸关键概念术语考论[M]. 北京：人民卫生出版社，2012：170-174.

"是动则病"的原意为：是者，此也；动者，变动也，即异常搏动；"病"字用作动词，意即患病。"是动则病"之义，即此脉动异常（包括平时不搏动或搏动不明显而病时明显跳动者）则可出现相应病症。"是动病"系直接移植于腕踝部脉口处诊脉病候，由于脉口处诊法主要诊候远隔部位的病症，故其病症的排列自上而下，且多为一组有内在联系的病症，可以是表证（体表病症，多为经脉止点处病症），也可以是里证（内脏功能失调病症），病症可以同时出现；治疗直接取相应的"经脉穴"治之。"所生病"系"经脉"概念建立之后，古人将当时的临床常见病症根据经脉循行分类排列而成，由于当时经脉循行皆自下而上，故其"所生病"也自下而上排列，"所生病"主要反映的是沿经脉循行部位的体表病症（特别是经脉与内脏尚未建立普遍联系时期），故多为疼痛、麻木、痿厥等症，病症不大可能同时出现；治疗需根据不同的病变部位取不同的穴。

另外，梁永林[1]对子午流注理论的发生也有所研究，提出子午流注纳子法是中国古代哲学中有关天人合一哲学思想在古代中医学中的成功应用，并从发生学角度探讨了十二经脉流注次序以及与十二地支的关系。苏亚等[2]应用发生学的方法对子午流注的推算工具——干支、理论基础——经脉气血循环理论和指导思想——阴阳五行、天人合一、象数思维三方面逐一进行剖析，认为子午流注针法的科学内核，即是它反映客观存在的人体节律现象；但要看到该理论中含有大量猜测性的内容，需要我们在今后研究和应用时加以鉴别。

五、病因病机理论的发生学研究

（一）综合性研究

马小兰[3]系统梳理了《内经》病因病机学说的源流，主要采用文献研究的方法，搜集、整理出先秦、汉初有关病因病机方面的文献资料；归纳整理《内经》有关病因病机学说的内容，分析其内在的联系；比较先秦、汉初有关资料与《内经》病因病机学说的内容，探求其学术渊源关系；整理后世医家对病因病机学说发展的内容，分析《内经》病因病机学说对后世的影响及后人所做的发展；最后，系统整理出《内经》病因病机学说形成、发展、演变的脉络，并简单分析其原因。其研究注重过程描述，而缺少何以如此的影响要素分析。王磊[4]从文化发生学角度力求阐明中医病因认识形成的过程，分析了传统运气学说的产生及对病因认识的影响，阐释中国哲学"天人合一"思想及意象思维方式对中医病因的内在约定。通过大量相关典籍的整理、分析，对中医病因学说的起源、发展及成熟过程做了系统的挖掘，归纳总结了各个历史时期中医病因学发展特点。认为"元气论整体观"和"天人合一"思维模式约定了中医思考病因的方式，在"求证"和"求解"之间，中医忽略了"求证"的彻底性而偏重对证候释义"求解"的现实性。求同与求异的取舍引导"取类比象"的产生；停留在表面的有限外延的比较，使中医的病因概念之间缺乏本质的规定；"求同

1. 梁永林. 子午流注纳子法理论探源[J]. 甘肃中医学院学报，2010，27（6）：13-15.
2. 苏亚，张勇. 子午流注针法发生学简论[J]. 陕西中医，2011，32（12）：1693-1695.
3. 马小兰. 《内经》病因病机学说源流研究[D]. 广州：广州中医药大学，2005.
4. 王磊. 中医病因学史论[D]. 哈尔滨：黑龙江中医药大学，2008.

略异"的类比以及病因分类中对"类上归类"的重视而对"类下分类"的忽视，都限制了中医病因认识的深化。求因与释果的偏重引导"由果定因"的形成，求真与务实的价值分离限定了中医病因发展的方向。上述认识可谓抓住了中医病因理论的本质，从方法论的角度剖析了中医病因理论特点及缺陷的根本原因。

（二）外感邪气研究

张登本等[1]认为《内经》在对气候现象、物候现象的直观观察，结合人们生活的切身体验，对病证反复临床验证的基础上，运用传统的系统思维（取象比类、司外揣内、形象思维等）方法，逐渐形成了以风、寒、暑、湿、燥、热（火）六气原型为基础的病因名称及其相关理论，从而奠定了六淫病因理论的基础。王明明等[2]认为，外燥作为外感六淫之一，多发生于秋季，环境相对湿度骤然下降是其产生的主要原因，根据相兼寒热的不同，外燥有温燥和凉燥之别，二者基本病机皆为"燥胜则干"。金亨运[3]从天文学的角度研究中医六气理论，阐述了天文学与中医学的相关性，依次讨论了太虚与O-宇宙的起源与元气、北辰元气、岁差、黄极与六气、黄道六气与中医六气、十二辰次与中医十二经脉、二十四节气与中医六气、十二宫与中医六气、《周易》《道德经》与中医六气等诸多问题。虽说有些观点、理论有待深化，但上述研究开辟了从古代自然科学研究中医理论发生的重要途径。张鑫等[4]借助发生学的研究方法，推演中医伏邪概念的形成，认为伏邪理论的形成经历了由萌芽到成熟、由简单到复杂的动态历史过程，即目标→反复→试错→归纳→修正→目标。

（三）七情学说研究

七情学说的发生、发展的源流如何？在其发生、发展过程中受到了哪些理论与思维形态的影响？搞清这些问题，有助于把握七情学说的理论特点，更好地理解其理论内涵并指导临床实践。

1. 七情学说源流的时代划分

一般认为七情学说萌芽于春秋战国，初成于《内经》，定型于宋元，发展于明清，在当代被深入研究。早在20世纪80年代，王米渠[5]将七情学说的形成与发展分为四期，春秋战国时代为诸子散载时期，《内经》时代为初步形成时期，宋金元时代为定型成熟时期，明清至今为继续发展时期。其后的研究只是将明清与当代加以区分，基本没有超出王氏的认识。如张纪梅[6]论七情学说的发展，认为大致上可以分为两个不同的阶段：零星论述阶段（远古—公元前476年）和系统论述阶段，后一阶段又分为战国—三国、两晋—五代、宋金元时期与明清时期四个部分。张光霁等[7]认为先秦诸子仅从哲学角度来论情，由于各

1. 张登本，孙理军，李翠娟. 《黄帝内经》六淫理论的发生及其意义（1）[J]. 中医药学刊，2006，24（11）：1981-1982.
2. 王明明，殷涛，张六通，等. 外燥发生学探讨[J]. 中医杂志，2011，52（7）：550-552.
3. 金亨运. 基于天文学的中医六气理论研究[D]. 北京：北京中医药大学，2011.
4. 张鑫，张俊龙. 伏邪概念发生学研究[J]. 中华中医药学刊，2007，25（7）：1432-1434.
5. 王米渠. 试论七情学说的形成与发展[J]. 四川中医，1984，2（2）：4.
6. 张纪梅. 七情学说的历史与心理学研究[D]. 哈尔滨：黑龙江中医药大学，2006.
7. 张光霁，张燕. 中医七情病因概念的源流[J]. 中华中医药杂志，2010，25（8）：1162-1164.

家思想和目的不同，对情所下的定义及情感的种类也各不相同；《内经》时期，先人将诸子论情时的"致病成害"之义引入医学领域，其中的"五志"说和"九气"论为后世医家奠定了基础，所以说《内经》时期七情学说已具雏形；之后经过历代医家的发展，到南宋时期，陈无择总结前人理论，创"三因说"，并且明确提出"七情"概念。也有学者[1]认为情志致病理论萌芽于春秋，奠基于战国及两汉，发展于晋代至五代十国，定型于宋金元时期，深化于明清时期，不断完善于现代。

2. 先秦诸子思想奠定基础

张光霁等[2]认为，先秦诸子仅从哲学角度来论情，由于各家思想和目的不同，对情所下的定义及情感的种类也各不相同，分别有喜、怒、哀、乐或恻隐、羞恶、辞让、是非四情说，喜、怒、忧、恐、哀五情说以及好、恶、喜、怒、哀、乐六情说，喜、怒、忧、悲、好、憎、欲或喜、怒、哀、惧、爱、恶、欲七情说等。韩成仁[3]也指出，对于七情的认识，历史上哲学与医学有不同的看法。按先秦时期的哲学思想，七情是人情，是人性的表现，诚如《荀子·正名》中所说："性之好恶喜怒哀乐，谓之情。"张柏华[4]对中医情志学说与荀子的情欲思想比较研究后认为，《荀子》所论为"情欲"，中医所论为"情志"，前者偏于"情"的社会学内容，后者则侧重于"情"的生物学内容，若将二者结合起来，则可形成古代对情绪、情感过程的较完整的认识。刘洋[5]认为中医学情志理论在基本认识上继承了中国传统文化尤其是儒家思想。秦汉以前即创建了七情、六志、五气、五性等名词术语。明确情志异同，情动为志，志更偏重情感表达，揭示了《内经》论述情感情绪重在五志的根源。天人相应，不同时间、气象条件所带来的环境改变可以影响人的情感变化；注意到社会境遇的改变程度会影响喜乐忧哀情感变化的性质与程度，这一观点是《内经》贫富贵贱致脱精失营观念的滥觞。建立了通过面貌行为判断情志表达的方法，奠定了《内经》怒象判断的基础。描述了"喜怒欲惧忧"的特征性行为心理，将其与气关联，称作内畜五气，这种畜与藏、气与性的关系，与《内经》"人有五藏化五气，以生喜怒悲忧恐"的情志发生理论相契合。构建了情志与五方、五脏配伍的理论。提出情志表达缺乏正面意义的论述，情志表达难于控制，过节生害，成为病因的理念。申明情志中和的主张，奠定了中医情志病因学的基础，确立了节喜怒戒嗔恚的情志养生观。

3.《内经》确立七情学说之雏形

《内经》确立七情学说之雏形，可谓所有学者的共识。如张光霁等[2]明确指出，《内经》时期，当时的医家将诸子论情时的"致病成害"之义引入医学领域，其中的"五志"说和"九气"论为后世医家奠定了基础，所以说《内经》时期七情学说已具雏形。杨巧芳[6]对《内经》情志致病理论的研究也认为，《内经》中有许多情志致病理论的相关论述，内容包括情志致病的规律、特点、社会因素、传变规律、致病病种、致病机理各个方面，已经形成

1. 阳少辉. 情志致病源流探讨及情志因素与妇科疾病的相关性研究[D]. 广州：广州中医药大学，2012.
2. 张光霁，张燕. 中医七情病因概念的源流[J]. 中华中医药杂志，2010，25（8）：1162-1164.
3. 韩成仁. 关于七情学说研究几个概念诠释[J]. 山东中医药大学学报，1997，21（4）：254-257.
4. 张柏华. 中医情志学说与荀子的情欲思想[J]. 山东中医学院学报，1996，20（1）：13-14.
5. 刘洋.《黄帝内经》情志病因研究[D]. 北京：中国中医科学院，2008.
6. 杨巧芳.《内经》情志致病理论研究[D]. 北京：北京中医药大学，2009.

了情志致病理论的雏形。郑红斌等[1]系统地整理、探讨了《内经》七情内伤病因理论，认为《内经》明确提出了七情病因的归类，以及七情活动的生理基础，即七情活动以五脏为内应，以精气血津液为物质基础，以经络为通路，指出七情太过、不及和正气亏虚是其致病的条件。归纳论述了七情致病特点为多伤及相应内脏、可交互致病、可相应转化、多伤心神、直接影响气机，并分别论述了七情内伤的致病性质特点。李如辉等[2]探讨认为"形与神俱"观念的发生乃"肾藏志、应惊恐"发生学研究的起点，《内经》"肾藏志"之"志"所指系狭义之志，即意志及记忆，"肾藏志"理论的发生以"肾藏精"理论为基础，有赖于"主体思维"方法对意志与行为关系的把握，同时，对健忘的治疗反证亦是归纳"肾藏志"的依据之一。惊恐属于肾，对惊恐太过致病征象的观察，以及情志相胜法实践对肾-恐（惊）配式合理性、科学性的证实，是"肾应惊恐"理论赖以发生的主要途径。

4.《内经》以降历代医家的发挥

杨巧芳[3]总结了历代医家对《内经》情志致病理论的发挥，认为医家学术思想受所处的时代背景、所在的地域、所擅长诊治疾病类型的影响，对情志致病的理解和发挥也具有一定的特点，但并不一定完善。如王冰的"五志甚则自伤，过用病生"；陈无择的"七情为内所因，各随本脏所伤"；刘完素的"情之所伤，皆属火热"；张子和的"五志所发，皆从心造"；李东垣的"七情所伤，皆损元气"；朱丹溪的"人身诸病，多生于郁"；张介宾的"情志之伤，从心而发"；李中梓的"妇人之病，易伤七情"；叶桂的"七情之郁，总由乎心"；沈金鳌的"七情之伤，发而过其节也"；费伯雄的"七情之伤，必归于心"。李成卫等[4]分析七情病因概念的形成，发现陈无择的"七情"中，六个（怒、喜、悲、恐、惊、思）来自《素问·举痛论》"九气"，一个（忧）来自《诸病源候论·七气候》"七气"，变"气"为情、其数为七，是仿《礼记·礼运》"七情"，而宋明理学心性论是"七情"病因概念形成的指导思想。禄颖等[5]分析《三因极一病证方论》七情学说特点，指出陈无择明确提出了"七情"病因，强调七情致病的广泛性，重视气机及虚实在七情致病和治疗中的重要作用，同时注重疾病的情志调养。这可谓中医病因学的一个突破性贡献，成为七情学说成熟的里程碑。张光霁等[6]也认为，陈无择总结前人理论，创"三因说"，并且明确提出"七情"概念，将喜、怒、忧、思、悲、恐、惊作为七情之具体内容，使得七情学说至此定型成熟。郝志等[7]通过对朱丹溪情志理论的分析与比较研究认为，朱丹溪注重情志疾病研究，除用气机紊乱理论阐述情志致病之病机外，还用"相火"的概念完善了中医心理疾病之病机，与西方现代心理学的观点颇类似。李宇涛等[8]对张介宾有关情志的认识进行了系统梳理，涉及对情、志、情志的不同认识，指出张介宾认为当外界事物影响

1. 郑红斌，张光霁，陈诚. 中医病因古今演变的研究之一 ——《内经》七情内伤病因概论[J]. 浙江中医学院学报，1998，22（1）：5-7，56.
2. 李如辉，张光霁. "肾藏志、应惊恐"理论的发生学剖析[J]. 浙江中医学院学报，2001，25（1）：5-9.
3. 杨巧芳.《内经》情志致病理论研究[D]. 北京：北京中医药大学，2009.
4. 李成卫，王庆国. 对七情病因概念的形成分析[J]. 北京中医药大学学报，2005，28（1）：17-19.
5. 禄颖，吴莹，鲁艺，等.《三因极一病证方论》七情学说特点分析[J]. 吉林中医药，2013，33（8）：858-860.
6. 张光霁，张燕. 中医七情病因概念的源流[J]. 中华中医药杂志，2010，25（8）：1162-1164.
7. 郝志，姜桂宁. 朱丹溪情志理论分析与比较[J]. 山东中医杂志，2011，30（1）：3-5.
8. 李宇涛，仲卫红. 张景岳对情志的认识[J]. 福建中医学院学报，2005，15（5）：47-48.

人时，人具有主观反应性，并能根据主观好恶而产生相应的七情反应。情可分8种，强调七情外尚有"畏"，且畏由恐而生。志分两类，一是对"喜、怒、思（或悲）、忧、恐"的统称，如"五志""情志"之类；另一类是在内心有一定倾向的基础上产生的比较坚定的意向，如"志意""意志"。在张介宾看来，七情之"情"与五志之"志"本质相同，故统称为情志。情志是神的一种表现形式，由心神化生，其本质就是情。

5. 怒志理论的形成与发展

怒志理论的形成与发展得到了个别学者的关注，如李强等[1]从病因病机和治法方药方面对历代医家医著中有关"怒"的论述归类阐述，认为《周礼》首次提出包含"怒"在内的情志活动太过会损害健康，导致疾病的观点。《吕氏春秋》的相关论述对后世七情之怒病因学说的形成也有所影响。《内经》中有关怒致病规律可概括为怒为内所伤、怒伤气、怒伤阴、怒伤心、怒伤肾、怒伤肝等六个方面。并列举了《难经》，孙思邈、陈无择、金元四大家以及明代张介宾等有关对怒的认识。张岚等[2]较为系统地梳理了怒志理论的发展概况，认为秦汉三国时期是怒志理论的初步形成阶段，《内经》的相关论述标志着怒志理论的初步形成，经历了晋至隋唐的纵深发展，宋金元医家的融会贯通，明清医家的深入实践，经过历代医家的不断整理与阐发，从理论到实践，从病因、病证、药物疗法到情志疗法，内容涵盖广泛，而中国传统的身心一元论的思想贯穿始终。"怒伤肝""怒则气上"是怒致病机制的简要概括，"从肝论治"是医治怒病的主要法则。

6. 七情数目为"七"的理据考证

张光霁等[3]对"七情"中"七"的由来做了考证，认为这一数目的确定同时受到了儒家思想，包括《礼记》在内的时代文风、医家以七论病方式以及陈无择推崇经典思想的影响。乔明琦等[4]通过对陈无择治学根柢、学术风格的考察，也认为陈无择把情定为七是受汉代以来"七体"文风与《难经》以降"以七论病"思路影响的结果，所选七种情志是遥承《内经》九气致病论述与其临床实践结合的产物，七情属于基本情绪范畴，是由种族进化形成的人类共有的情绪，七情学说的科学价值在于抓住了人类的基本情绪，把握了情志与脏腑相应关系，符合理论简洁性要求。师曼[5]则从认知语言学的角度诠释七情的合理性，认为人各种各样的情感最终总结为七种，而不是八种或者九种、六种，是因为相对来说，"七情"充分利用了人的短时记忆的最大容量，它的表达力更强、更有效。韩晶杰[6]认为"七情"的名称经历了四情、五情、六情、七情等不同称谓的演变过程，最终确定为七情，可能受到以下3方面因素的影响：一是肺有两叶、肾有两枚，心、肝、脾各为一的解剖知识；二是河图中心火成数谓七，心主神明，主宰七情的变化；三是从临床实践的角度看，由于七情在女子中表现得尤为突出，故以女子发育生殖的基数"七"命名。但用五脏解剖、河图术数等解释七情为"七"的缘由，缺乏应有的理据，有牵强附会之嫌。

纵观对七情学说发生学的研究，可以说先秦诸子之论奠定了思想基础，《内经》确立

1. 李强，刘凌云. 历代医家对"怒"的认识[J]. 山东中医杂志，2012，31（3）：157-159.
2. 张岚，邹纯朴. 《黄帝内经》怒志理论发展概要[J]. 中医杂志，2013，54（11）：904-907.
3. 张光霁，张燕. 七情之"七"及各情涵义[J]. 浙江中医药大学学报，2010，34（3）：297-299.
4. 乔明琦，韩秀珍. 七情的学术渊源与困境中的出路[J]. 山东中医药大学学报，1997，21（5）：16-19，81.
5. 师曼. 从认知语言学的角度诠释"七情"的合理性[J]. 大学英语（学术版），2010，7（1）：43-46.
6. 韩晶杰. 解读七情名称缘由[J]. 中医药学刊，2005，23（12）：2220.

了七情学说的雏形，宋代陈无择首倡七情内伤病因论，明代张介宾首先提出情志病因及情志病证之名，历代其他医家多有所发挥补充。虽然对七情学说发生、发展的历史事实脉络有了较为清晰的梳理与认识，但对不同历史时期事实发生的所以然，即相关思想、文化、实践基础等尚缺乏深入研究，已经开展的个别研究在逻辑与事理上尚显牵强，七情学说的发生学研究还有待深入。

六、中医相关哲学理论的发生学研究

（一）阴阳五行学说的发生学研究

阴阳五行学说作为中医理论建构的哲学基础，对其发生的研究亦引起了学术界的关注。叶新苗等[1]通过对《诗经》《易经》及有关史料考证，认为中医阴阳学说渊源的上限不出公元前802年，下限当在《内经》早期作品成书时，医学与自然观阴阳相互渗透，多方面结合，成为中医理论。笔者对《内经》三阴三阳模式进行研究指出，三阴三阳模式是《内经》经络学说、运气学说以及热病辨证论治体系等建构的基础，三阴三阳的划分是依据阴阳气量的多少，阳明与厥阴虽然一言最盛之时，一言盛极而衰，但均为阴阳双方盛极将衰之时；三阴三阳模式的发生源自中国古代一分为三的哲学思想和时空六分的宇宙观念[2]。彭华[3]在前人研究工作的基础上，广泛结合传世资料和出土资料（"二重证据法"），全面梳理阴阳和五行的历史发展进程，并综合考察了先秦诸子与阴阳五行的关系。他指出，阴阳观念产生于对自然的观察，"二分对比"的思想是阴阳观念的本义。商和西周时期，"阴阳"字眼已经出现，春秋时期，"阴阳"已经分别和物质性的概念"气"结合在一起了，在老子和孔子手里，"阴阳"被提炼为一对高度抽象的形而上的哲学范畴，阴阳思想日益成为一大"公共思想资源"，人们普遍用它来解释各种自然现象和社会现象。降而至于战国，阴阳思想在理论上又有长足的发展。中外各民族虽然都存在着普遍的"二元对立"思想，但西方是倾向于排他的"二元对立论"，中国则是倾向于互补的"二分对比论"。"五行"最初是表"地"之五种物质，后来才借以表"天"之五大行星，之后又以"人"之"五常"附会"天""地"之"五行"，最终五行图式泛滥成灾，举凡宇宙万物皆可囊括其中。"五行"概念正式提出的时间，应当就在殷商末季。从春秋到战国的五百余年，是五行思想大突破、大发展、大完善的黄金时期。在五行图式的发展过程中，被配入图式的事物由简单而复杂，由自然而社会，直至包举宇宙万物、囊括天地人。就五行学理而言，西周末年，周太史史伯提出了"五行相杂以成百物"的命题；分析春秋时人的名字，可知"五行相生"思想出现的时间不晚于公元前636年；"五行相胜"思想出现的时间略晚于"五行相生"思想，但肯定不晚于公元前620年；继"五行相生"说和"五行相胜"说之后，又出现了"五行无常胜"说。通观阴阳五行思想发展变化的历史进程，它们大体有三个走向：一是自然主义的科学化的走向，二是抽象的政治化和伦理化的走向，三是实用的数术化的走向。

1. 叶新苗，唐云. 中医阴阳学说源流研究[J]. 浙江中医学院学报，1999，23（2）：9-10.
2. 邢玉瑞，乔文彪.《黄帝内经》三阴三阳模式建构的研究[J]. 北京中医药大学学报，2006，29（8）：517-519.
3. 彭华. 阴阳五行研究（先秦篇）[D]. 上海：华东师范大学，2004.

胡百涛[1]研究中医学思维方式的发生认为，中医学是由甲骨医学发展而来的，而后者不是独立的医学形态，整体上是作为巫术而存在的。甲骨医学的思维也就是巫术的思维。就其寻求事物的一致性（合一，混沌），追求事物之间的和谐这个意义来说，它又被称为"和"的思维。在这种思维下，"帝"的观念使得以数字"二"与"五"来思考事物的取向产生。周代商以后，"天"的观念同化了"帝"的观念。由于"天"这一概念固有的自然性，再加上东周（春秋）时期世俗与神性的逐步远离，春秋时期人们对天地事物（包括人）进行了自然主义的解释。在这个背景下，医学中的砭石与药物疗法彰显出来，但由"帝"而来的"二""五"思维取向作为社会的大观念背景也保留在了医学中，并奠定了中医学基本的思维方向。到战国时期，这种思维被具象为阴阳五行学说。阴阳五行思维体现了中医学象数思维的基本特征，也是广义巫术思维亦即"和"的思维的演化。笔者探讨了阴阳五行学说与原始思维的关系，指出阴阳五行学说建立了一种对待、解构世界的理论模式，体现着系统整体和辩证的思维结构，但是在其庞杂的体系中也一直未能完全扬弃原始思维的类比互渗的质素，其中阴阳五行的类比联系既有感性经验基础上的理性体验，也有以原始思维为模式的强制性附会，在一定程度上仍保留着原始的类比思维的特征；阴阳五行系统中宇宙自然和社会人事之间以及系统的要素之间，都存在着交感互渗性的联系[2]。

南伟[3]认为，五行学说作为一种庞大复杂的思想体系，很难说起源于某种具体的观念或现象，上古时代的宇宙观念、数字信仰与祭祀、天文历算占卜等基础知识，还有生产方式等共同构成了五行源起的一个"场"，后来众多史卜、巫者、日者的实践，逐渐补充丰富着这个体系，最后由哲学家尤其是邹衍将其系统化定型。南氏观点的可贵之处在于体悟到五行的产生是一个复杂的多源流综合的过程。叶磊[4]认为五行说的发展流变虽然极其复杂，然而有两条线索清晰可见：一条是由"五方四时""尚五"及五数为极观念共同开辟而来的日益扎实的五行配位图式，另一条则是在金木水火土"五材说"的基础上抽象演化而成的万物的功能概括和生克制化关系。前者构成了把世间万品分门别类的形态学分类体系，后者成就了解释世间万象相生相克的动力学功能系统。两方面的结合才使五行上升为一种同时具有方法论和宇宙观色彩的哲学理论体系。陈吉全[5]考察了五行学说的源流，认为其两个主要源头是五方说和五材说，在五方说基础上古人初步形成了时空配位图式，在五材说基础上形成了注重物质功能和特性的原始五行说。哲学五行学说的形成分为四个阶段：一是五行学说萌芽时期，主要成就是五方说与时空配位图式的初步形成、五材说与五行生克关系的初步形成，并且通过五方说的发展形成了自发的天人相应意识；二是五行学说初步形成时期，《管子》提出"精气说"，实现了阴阳与五行说的合流，成功地整合了五方说以来的时空配位图式与五材说以来表征事物性质和功能的哲学化的五行，并形成了自觉的天人相应的意识；三是五行学说继续发展时期，《吕氏春秋》五行学说提出了"四季盛德观"，五行配位图式日益丰富，天人相应的意识日益强化；四是五行学说成熟时期，

1. 胡百涛. 中医学思维方式的发生[D]. 兰州：兰州大学，2007.
2. 邢玉瑞. 阴阳五行学说与原始思维[J]. 南京中医药大学学报（社会科学版），2004，5（1）：1-3.
3. 南伟. 论阴阳五行之起源[D]. 青岛：青岛大学，2006.
4. 叶磊. 《内经》五行源流考辨[D]. 郑州：河南中医学院，2007.
5. 陈吉全. 《黄帝内经》五行学说源流及应用的研究[D]. 广州：广州中医药大学，2011.

《淮南子》提出了系统的宇宙生成模式，正式提出了全面的五行生克理论。在五行学说的发展中，气象学、物候学、依时寄政思想发挥了十分重要的作用。《春秋繁露》首次将人的情志纳入五行配位图式，总结出五行生克的常规机制是"比相生、间相胜"。《内经》中五脏与五行、五脏与四时配属问题的解决，五行生克关系的医学化表达的完成，中医五行配位图式的形成，表明哲学五行学说已经成功进入中医，医学五行学说正式形成。这也指出在中医发展过程中五行学说为中医提供了衡动的整体观的方法论和取象比类的思维方法。

关于中医五脏配五行的发生，张效霞等[1]通过对《黄帝内经》、春秋战国天文历法及相关文献分析后认为，五行与时空配属关系的确立大致经历了三个阶段或过程：由生活常识和理性思维归纳出木、火、金、水四者与四季的对应关系；从对北斗星斗柄所指方向一年四季变化的观察中，推导出东、西、南、北四方与四季的对应关系；基于"土"与"中"在五行和五方中最为尊贵的中国古代哲学观念而将"土"与"中央"联系在一起。他们通过对比《尚书》古今文两种文献，认为古文《尚书》说是以五脏解剖位置与五行所属方位相比拟而来，今文《尚书》说则是将五脏与五行各自的阴阳属性相互匹配，即五行的阴阳属性是火为太阳，木为少阳，金为少阴，水为太阴，而五脏的阴阳属性，则是心为阳中之太阳，肝为阴中之少阳，肺为阳中之少阴，肾为阴中之太阴。要想使二者的阴阳属性相符合，自然应当是心属火，肝属木，肺属金，肾属水。"土"于五行居于"中"，较之东与西、南与北可以两两相比来说，"土"之属阴可视为一个特例，而脾为阴同样也是一个特例，故脾配土[2]。笔者也曾研究过五脏配五行的问题，指出五脏与五行的配属本身也有其发生和演变的过程，五脏与五行配属关系的早期形态，是根据时令、月令里的时空方位一体化原理比拟而来，其对应关系是脾—木、肺—火、心—土、肝—金、肾—水。现代通行的五脏与五行配属关系的形成，既与汉代的社会思潮有关，又源于长期临床实践对五脏功能及其特性的认识。从医学角度而言，五脏与五行的配属关系模式的转变，可以说是从实体解剖脏器的五行方位配属，发展到了五脏功能的五行特性配属，这标志着中医理论及其方法的进一步发展乃至突破，也是在当时社会科技条件下中医发展的必由之路[3]。

另外，周琦[4]研究了今古文经学对《内经》学术传承的影响，认为今古文经学因汉代文字的今古不同而起，所倡行的五行学说又有今古文之别，这些经学上的争端均影响着《内经》的文字与五行理论。《内经》与经书一样经历过秦书同文与汉代文字隶变的过程，其五行理论受到当时今文五行配属的影响，而间或留有非今文五行配属的痕迹。从今古文两种不同的治学态度出发，审视杨上善《太素》注与王冰《素问》注语之不同，可见两种不同的学术风格同样也渗透进后世医家对于《内经》的注疏、发微之中，从而在潜移默化中促使中医学术逐渐形成类似于今文经学与古文经学的两种不同治学态度。

1. 张效霞，张鹏. 五行配时空的演变过程及其原理溯源[J]. 中医文献杂志，2003，21（4）：16-18.
2. 张效霞，王振国. 五脏配五行原理溯源[J]. 江西中医学院学报，2008，20（3）：4-6.
3. 邢玉瑞. 五脏配五行研究[J]. 山西中医学院学报，2004，5（4）：1-4.
4. 周琦. 今古文经学对《内经》学术传承的影响[D]. 北京：中国中医科学院，2010.

（二）中医和谐思想的发生学研究

中医理论认为人的形与神和谐、人与自然和谐、人与社会和谐，中医的治法、组方用药中也贯穿着和谐的思想，故有学者从发生学角度探讨中医和谐思想之源流。如贾世敬[1]基于传世较为完整、对后世有一定影响的先秦时期文献典籍，尤其是中医理论奠基之作《内经》，对其中与"和"相关的论述进行梳理、解读与比较研究，一方面剖析挖掘先秦典籍中各具特色的"和"思想内涵，对"和"字涵义的演变过程进行了解读，另一方面，梳理《黄帝内经》中"和"的涵义，分析《内经》继承先秦各家的"和"思想，形成独具特色的中医学"和"思想的特点，还通过对以《内经》为代表的中医"和"思维方式与西医思维方式的比较，论述了中医与西医思维方式的各自特点，并试探寻造成这种差异的本质原因。李国臣[2]采用文献研究的方法，整理"和谐"文字的起源、字音、字形、字义及文化内涵，发掘、探讨、阐述中国传统文化中《周易》的相关思想，以及儒学、道家、佛家等流派和墨子、管子、淮南子等思想家对"和谐思想"的表述、尊崇和实践应用，研究了"和谐思想"在形与神、人与自然、人与社会相互关系的认识方面，在阴阳、气血、营卫、藏象理论构建方面以及在治法、组方、用药方面，对中医药的全面渗透和深远影响，并研究了在新的历史时期，"和谐思想"在中医各流派关系、中西医关系、医患关系等新问题解决方面所起到的思路指导和实践推动作用。严世芸[3]认为"和"是中国传统文化中颇具特征性的哲学思想，是中华文化的精髓，它贯穿于万物中，许多古籍中都已有论述，从而成为中华民族固有的价值观念和崇高理念，对国人的思维、行为有着极大的导向作用。脱胎于中国传统文化的中医学，无论是《黄帝内经》，还是历代医家学术思想和理论，都渗透了"和"的理念。具体表现为生命观——精气神的和谐，人体内部及人与自然天地的和谐，失和则为致病的根本原因，治疗的目的在于达到"和"，这些理论最终发展成完整的体系，成为中医学之核心准则。随着时代的发展，作为具有中医特色的"和"之理念，为现代医学所不能取代，无论其学术理论还是具体治疗方面，必将在未来有广泛的应用价值和发展前景。李笑宇等[4]认为，中医"和法"思想植根于先秦诸子，研究先秦"和"思想，有助于从发生学角度认识中医"和法"的理论基础，先秦儒家、道家、墨家、杂家等都有关于"和"的大量记载，"和"思想也是中国古代天人合一思想的理论基础。

（三）天人观与中医理论的发生学研究

《汉书·司马迁传》说："欲以究天人之际，通古今之变，成一家之言。"其中天人合一观作为中国传统文化的核心思想，把天地宇宙确定为人存在的境域，规定了人的物性、存在价值取向、人生境界和超越维度以及认识方式与思维方式，由此确立了中国哲学的基本走向，也为中医理论的建构提供了世界观、方法论和价值观指导。曲黎敏[5]对《内经》天道观进行了较为深入的研究，分别探讨了《内经》天道观形成的哲学及天文学背景、宇宙

1. 贾世敬. 先秦典籍与《黄帝内经》"和"范畴研究[D]. 北京：北京中医药大学，2011.
2. 李国臣. 中国传统文化"和谐思想"对中医药的渗透、影响与推动研究[D]. 成都：成都中医药大学，2011.
3. 严世芸. 中医学的思想原则——和[N]. 中国中医药报，2010-3-10-3.
4. 李笑宇，王志红. 中医"和法"先秦哲学思想溯源[J]. 中医文献杂志，2011，29（5）：32-33.
5. 曲黎敏.《黄帝内经》天道观研究[D]. 北京：北京中医药大学，2003.

本原及宇宙演化学说、古代天地结构理论以及《内经》天人合一的学说，指出《内经》天道观是对天地宇宙自然规律的描述，其特征为宇宙天地与人体生命同构互动，其论理思路是以自然法则为基础，以生命法则为归宿，其核心要点则是天人合一学说和五运六气学说。研究《内经》天道观的意义在于从发生学的角度揭示《内经》理论体系形成与流变的文化基础，从哲学与天文学角度揭示《内经》理论体系的实质与内涵，从生态学角度揭示《内经》以天论人、以自然论生命的医学特色。《内经》对宇宙及生命本体的系统建构，是以宇宙万物及生命本体为出发点和立足点，其天度与气数的相应不仅对中国古代天道观有重大意义，而且对中国传统医学体系的形成有决定性的作用。笔者通过对天人合一观与《内经》理论建构的研究认为，天人合一的自然观从世界观（整体论）、方法论（整体思维、类比思维、直觉思维）、价值观等多方面促进了《内经》理论的建构，并使《内经》理论体系呈现出整体性、系统性、辩证性的特点，对未来医学的发展也有一定的启迪作用。同时也分析了天人合一观的方法论缺陷以及对中医学发展的阻碍作用[1]。李静洁[2]研究了"天覆地载，万物悉备"命题在中医理论建构中的运用，认为《内经》运用"天覆地载，万物悉备"这一哲学命题，建构了人类起源理论、肺脾脏腑气机运动理论、气血津液的生成机制理论、十二经脉流注次序理论和寸口诊脉理论，由其形成的肺脾并调之治疗方法，具有重要的临床意义。通过对"天覆地载，万物悉备"哲学命题与"土生万物"哲学命题所建构的若干理论进行比较研究，发现脾不仅仅是气血生化之源，肺亦是化源之一，传统的"脾为后天之本"理论不完备，肺脾应共为后天之本。

另外，张再林[3]通过对中国古代宇宙论的研究认为，发端于《易经》的原本意义上的中国古代的宇宙论，既与西方传统的"意识性"哲学不同，也与那些业已"对根的遗忘"的晚出的中国哲学（如"理学""心学"）相异，其实质上是一种旗帜鲜明的根于身体的宇宙论。这种宇宙论的身体性不仅表现在中国古人以一种借用显体的方式把整个宇宙视作是人身体的化身，不仅表现在中国古人通过一种身体的发生学把男女交感视作是宇宙的"原发生命机制"，而且表现在其对作为宇宙之道的"时"这一概念独特的机体主义理解上。显然，这一中国古代宇宙论哲学中的身体性思想的揭示，对于我们来说具有不容低估的理论和现实意义。虽然该文并未涉及中医理论的发生问题，但对中医理论的发生学研究无疑有着重要的启迪意义。

（四）中医学"生"思想的起源研究

徐峰[4]对岩画中的中医学"生"思想的起源进行了研究，认为岩画中已经出现了"生"思想的起源，并且已经形成了一定的思维模式与特点，这对后世文化的发展起到了奠基性作用。岩画"生命"思想是中医学"生"思想的源头活水。岩画"生命"思想随着时间的推移默默地影响着先秦哲学与中医学。中医学与岩画在生命观上一脉相承，进而走出一条中医学的"生"思想之路。中医学"生"思想传承了岩画的取象比类的思维方式；在岩画

1. 邢玉瑞. 论天人合一观与《内经》理论的建构[J]. 陕西中医学院学报，2003，23（5）：1-6.
2. 李静洁. "天覆地载，万物悉备"命题在中医理论建构的运用[D]. 杭州：浙江中医药大学，2010.
3. 张再林. 中国古代宇宙论的身体性[J]. 西北大学学报（哲学社会科学版），2007，36（4）：10-17.
4. 徐峰. 岩画中的中医学"生"思想起源研究[D]. 北京：北京中医药大学，2011.

"生命观"的基础上形成了鲜明的基于"天人关系"认识的"生命观";在岩画探讨"星相岩画与万物生存关系"的基础上形成了自身的关于"生命存在方式"的思想。中医学很多关于"生"的思想都可以在岩画中看到其雏形与早期形态。从岩画研究中医学"生"的思想起源,可谓开辟了一条全新的路径。

七、中医理论发生与先秦诸子的比较研究

先秦时期是中国文化形成的"轴心时期",先秦诸子典籍确立了中国传统文化的基本范式及发展路径,而中医学理论的发生深深地植根于中国传统文化的土壤中。因此,研究先秦诸子与中医理论形成的关系,自然就成为中医理论发生学研究的重要一环。林琳[1]分析了《黄帝内经》与《淮南子》文字表述异同、医学思想的相关性以及大文化哲学背景对二者的影响,包括宇宙发生及万物形成论、天人观、地人相关、气论、阴阳学说、五行学说、形神观、养生观等。结果认为先秦两汉时期的大文化背景是《黄帝内经》与《淮南子》成书的基原,受其影响这两部著作的写作风格、文字特点、学术思想都非常接近。可以证明《黄帝内经》与《淮南子》之间确有亲缘关系;可以推论《黄帝内经》与《淮南子》成书时间相近,其内容相互阐发,且从其学术思想的成熟程度考察,《黄帝内经》的成书年代应略晚于《淮南子》。此比较研究为研究《黄帝内经》成书时代及背景进行了有益的探索,可以为多学科特别是从文化哲学角度研究《黄帝内经》提供新思路、新方法。潘秋平[2]较为系统地分析和总结了《淮南子》的医学思想,对《淮南子》医学哲学思想(包括阴阳五行学说、天人合一的整体观)、藏象学说、病因病机学、治疗学、养生学等进行了详尽剖析。在阴阳五行学说方面,《淮南子》全面探讨了阴阳关系、五行关系,第一次明确提出了五行壮老生囚死学说,实现了阴阳五行学说结合的定型。《淮南子》明确提出"精气为人"的观点,第一次将形、气、神三者并提,全面探讨了形气神三者的关系,强调"天地宇宙,一人之身也;六合之内,一人之制"的整体全息观,建立了以气为中心的天人感应理论,明确提出"人与天地相参"的天人合一整体观。在藏象学说方面,《淮南子》提出"有病于内者必有色于外"的观点,第一次记载了两种五行—五脏配属方法,全面论述了五脏中心的生理功能。在治疗学方面,《淮南子》提出了"治无病""知病之所从生"的观点。在病因病机学方面,《淮南子》提出"人二气则成病""邪与正相伤"的观点。在养生学方面,它提倡"体道返性"的养生总则,明确提出"太上养神,其次养形"、形气神三者共养的养生主张。潘秋平认为《淮南子》为《黄帝内经》成书年代的研究提供了一些新的资料。王红玉[3]通过对《内经》与《道德经》的比较研究认为,二者在理论上有诸多相同点,如"道"含义类同,皆以"虚元"为要,皆崇尚自然,均以阴阳(道)为万物之纲纪,强调"和"的思想。另外,潘秋平[4]通过对《淮南子》与运气学说的研究认为,《淮南子》包含了丰富的原始运气学说的内容,包括气化学说、五运周期节律、六气周期节

1. 林琳.《黄帝内经》与《淮南子》比较研究[D].沈阳:辽宁中医学院,2003.
2. 潘秋平.《淮南子》医学思想研究[D].北京:北京中医药大学,2008.
3. 王红玉.《黄帝内经》与《道德经》的几点相通之处[J].河南中医,2011,31(8):835-836.
4. 潘秋平.《淮南子》与运气学说[J].中华中医药学刊,2008,26(2):348-349.

律、干支周期节律等，还包含丰富的天文学、医学地理学等内容。

另外，杨昉等[1]从《史记·扁鹊仓公列传》研究《内经》的理论源头，认为历史上存在过一个具有很高理论与临床价值的医学理论体系，这个理论体系是大量医学实践的总结与集体智慧的结晶，保留在《脉书上下经》《揆度阴阳》等医学典籍之中。这个医学理论体系流传了很长时间，到汉代，这些医书以秘传的方式传播，与汉初流行的医学理论有一定差异。淳于意凭借秘传的医术成为"国工"，受到政府的高度重视，于是将这些医书公诸于世，使这些医术成为汉代医学的主流。《内经》的成书受到了这一医学理论体系的深刻影响，在充分吸收《脉书上下经》《揆度阴阳》等古医书内容的同时又有所阐释发挥。该研究也启示我们研究中医理论的发生问题，必须重视对《史记》等记载的医学内容的挖掘。

八、诊法、方药理论的发生学研究

中医诊法、方药理论的发生学研究，是中医理论发生学研究中最为薄弱的环节。关晓光[2]从文化发生学角度探索脉诊的产生，认为脉诊产生于古代针灸等治疗实践，但由于其根植于传统文化土壤之中，又不可避免地受到传统文化观的巨大影响。"水"与人类息息相关，为脉诊产生的真正文化源头。元气论作为古代万物本原说的主导思想，深刻地影响着脉诊体系演化的主体方向，在它的影响下，脉诊终于实现从《内经》遍身诊法到《脉经》"独取寸口"脉法的过渡；"道德观"在脉诊形成和演化过程中，也起着不可忽视的作用，《脉经》及其后世诊脉独取手太阴寸口，与传统道德观的制约关系更为密切。阴阳说从总体上规范了脉诊体系的分类原则，"三才观"则对脉诊体系具体部位和结构的影响更大，二者在脉诊发展各个阶段的体系结构建构上，均起着至关重要的作用。因此，从本质上讲脉诊主要是一种文化现象，故对脉诊进行研究，尤其是进行现代客观化研究，如果不了解脉诊历史、脉诊文化，其研究一定难免具有相当的盲目性。杨桂华等[3]探讨了证候的文化发生问题，认为元气本体论从不可分割的整体出发去认识世界，这一本体论决定了在对生命与疾病的认识中，中医不能以西医的方式去认识病因和病理，也不能以西医的方式去认识生命的载体和生理，这就是证候认识的最基本制约因素；中国传统重道轻器的学术价值取向与重实用的价值取向，从不同侧面影响了中医学对疾病的认识；元气本体论的化生性、连续性和无限性，没有实体结构的规定性，使得中医认识疾病不能从实证结构方面去揭示疾病的本质，这是中医证候认识的强力限定因素；中国传统的观物取象的认识方式，对中医证候认识过程产生了直接的作用，是其认识论导向。鲍艳举等[4]对《伤寒论》三阴三阳位序形成的研究认为，古人总结经方的过程即先认识到表、里，后认识到半表半里，三阳证先认识到表阳证太阳和里阳证阳明，后认识到半表半里阳证少阳，故三阳的排序是太阳→

1. 杨昉，包小丽. 从《史记》"仓公传"看《黄帝内经》的理论源头[J]. 江苏中医药，2009，41（11）：57-58.
2. 关晓光. 脉诊文化发生学研究[J]. 大自然探索，1996，15（4）：120-125.
3. 杨桂华，常存库，张天奉. 证候的文化发生学探讨[J]. 医学与哲学，2003，24（7）：55-57.
4. 鲍艳举，孙婷婷，吕文良，等. 从《伤寒论》三阴三阳位序看六经实质及经方发展史[J]. 中华中医药杂志，2011，26（9）：1924-1927.

阳明→少阳；三阴证先认识到里阴证太阴和表阴证少阴，后认识到半表半里阴证厥阴，故三阴的排序是太阴→少阴→厥阴。这也是事物发展的自然规律、客观规律，半表半里的形成标志着六经辨证的成熟。考证及临床研究发现，《伤寒论》中三阳三阴排序"太阳→阳明→少阳→太阴→少阴→厥阴"不是简单的编写问题，更与经络相传无关，而正是标志着经方发展的历程。

李硕[1]对《内经》药食气味理论的发生研究认为，《内经》药食气味理论的形成有多种发生因素的参与，其中先人觅食活动形成的"滋味说"是药食气味理论产生的萌芽，古代哲学阴阳五行学说是构建药食气味理论的基础，长期的生活实践和大量的临床实践使药食气味理论逐渐转化为"五味说"，元气论作为古代哲学的重要范畴之一，与阴阳五行学说相结合，阐释了药食精-气-形-味的化生过程，"天人相应"对《内经》药食气味理论的形成产生了重大影响，并确立了"三因制宜"的用药规律。在多种因素的共同作用下，《内经》形成了内容丰富、结构严谨、体系完善的药食理论体系。年莉等[2]对先秦时期复方的产生进行了研究，认为复方产生的原因有多种，其中单味药物应用实践经验的发展、疾病的复杂性与疾病种类的增多是促进方剂产生的重要原因。复方产生于战国早期至中期，《五十二病方》集中体现了先秦时期复方发展的水平与成就，但至战国后期，复方发展水平仍然不高，复方药味较少，结构简单，还没有能够取代单味药成为临床治疗的主体，应用水平不高，以"辨病用方"为主。

九、对中医理论发生学研究的评价

中医理论发生学研究历经 20 余年的发展，可以说取得了以下几个方面的成绩：一是对一些中医理论的发生演变过程、方法、规律有了初步的认识，在诸如肾藏象、命门学说等个别领域的发生学研究方面，取得了较大的成果；二是中医理论发生学的研究引起了越来越多有识之士的关注和重视，已经成为中医理论研究实践的自觉选择，逐渐形成了以中医学为主，多学科参与的局面；三是通过中医理论发生学的研究，锻炼了相应的研究队伍，逐步形成了相对集中的研究团队。但不可否认的是，中医理论发生学研究作为一种相对较新的研究方法与研究领域，尚存在许多亟待解决的问题，主要可归纳为以下几点。

（一）缺乏总体规划，研究很不均衡

时至今日，中医理论发生学研究基本还处于自发、散在的状态，缺乏总体规划，各自为战，难以形成合力，表现在具体问题的研究上，一是研究的低水平重复，二是研究的布局很不均衡。如就总体的研究状况而言，大多集中在中医基础理论的研究方面，而中医应用理论的研究极少；单就中医基础理论而言，藏象方面的研究论文最多，其中肾藏象与命门学说的发生学研究为热点，而肝、肺、心、脾胃的研究甚少。中医相关哲学理论的发生

1. 李硕. 《黄帝内经》药食气味理论的发生学研究[D]. 沈阳：辽宁中医药大学，2009.
2. 年莉，于铁成. 谈先秦时期复方的产生及其特点与成就[J]. 天津中医药大学学报，2007，26（4）：171-175.

学研究也较多，而经络理论、病因病机的发生学研究较少。由此可见，中医理论发生学研究有待做好总体规划和顶层设计，合理布局，加强中医应用理论、经络理论、病因病机学说等薄弱环节的发生学研究。

（二）研究水平不高，创新急需加强

中医理论发生学研究的目的，在于通过发生学研究达到中医理论的归真——揭示概念的本义、理论的原貌，规范——包括概念的合并、分化、重新界定、提出，理论的创新——创建新概念、提出新学说，提出科学问题——为开展现代科学研究与创新提供依据。同时，发生学研究本身也是一种跨学科的比较研究，需要医学、哲学、科学史等多学科综合性人才的参与。中医理论发生学研究开展仅仅 20 余年，整体上人才匮乏，研究水平不高。具体表现为一是研究层次参差不齐，低水平的重复在所难免；二是对理论发生过程的研究相对较多，深入揭示其发生要素、规律、特点的研究较少；三是从哲学思想、社会文化探讨中医理论发生的研究较多，而在科学技术、医疗实践、日常生活经验等方面研究较少，如中国古代天文学知识、方法在传统哲学、医学理论的形成中都具有重要影响，但目前看此方面的研究还比较薄弱；四是理论的归真性研究多，规范、创新性研究少，而提出科学问题的研究几乎没有。为了解决研究中存在的上述问题，亟待加强研究人才的培养，开展多学科的合作研究，以提升研究水平，强化创新能力。

（三）逻辑思维混乱，推理过程错误

发生学研究是一种跨学科的比较研究，需要缜密的逻辑思维，而中医理论发生学的研究常呈现出逻辑推理方面的混乱或错误。如有学者研究脏腑阴阳属性的发生学原理，认为人必须从自然界不断摄取饮食水谷以化生精微之气，才能维持生命活动，由于气源自胃，而气为阳，属于天，故在形态上与胃相似的小肠、大肠、膀胱、三焦皆象天而为阳，心、肝、脾、肺、肾具有固定的形状，是因为"气生形"，而形为阴，属于地，故五脏象地而为阴[1]。如果依此类推，人必须从自然界不断吸入清气而生存，清气入于肺，气为阳属天，就会推出与肺形态上相似的其他脏皆象天而为阳的结论。既然说五脏为阴，是因为"气生形"，难道说六腑不属于"形"的范畴？由此可见逻辑推论的混乱及矛盾。另有学者研究《内经》藏象理论的发生，认为文字的发生确立了所指脏器的特定功能与形态[2]，或说是文字学影响了藏象理论的建构[3]，或认为心与小肠表里配属关系受到了古文字学的深刻影响[4]。这些认识恰恰是倒果为因。一般说来，语言是在有对象存在，并且获得了关于它们的认识、思想的前提下产生出来的，换言之，是按照实在→思想→语言的顺序发生的，即使是心理语言的产生，也是先有对象，然后有相应的观念，最后才是心理语言。因此，只能是先有对脏器形态与功能的认识，后又有相应的文字表达其思想，而不可能因文字学的渗透形成藏象的有关理论，很明显是逻辑推论中的因果倒置。又如在"肺与大肠相表里"

1. 张效霞. 脏腑阴阳属性及其发生学原理索解[J]. 山东中医药大学学报，2002，26（6）：450-453.
2. 鞠宝兆.《内经》藏象理论的发生学研究[D]. 沈阳：辽宁中医药大学，2002.
3. 王颖晓. "心主神明"的发生学思考[J]. 时珍国医国药，2008，19（9）：2174-2175.
4. 张晨.《内经》心藏象理论发生学研究[D]. 沈阳：辽宁中医药大学，2006.

发生学研究中，有学者通过对肺病证候与大肠腑病证候的比较，发现两者共同证候有咳、喘、上气、鼽衄、泄、腹胀满、肠鸣等。由此说明肺与大肠是通过经脉的相互络属而相表里[1]。这一推理过程明显缺少具体的论证环节，而呈现出无据推理。还有个别以发生学研究为名的论文，其名与实并不相符。

（四）理论诠释错误，文献引证不准

对中医理论的发生学研究，必须基于原有历史背景下对中医理论的正确理解，否则，一旦理论诠释错误，所有工作将全盘皆错。如有学者从发生学观点探讨营卫之气产生的演进轨迹，认为营气多偏重味，卫气多偏重气。味，可尝而不可闻；气，可闻而不可尝。营为味，为阴，有形质，为谷之清柔之体，故可尝之而不可嗅；卫为气，为阳，无形质可辨，为谷之悍烈之气，故可嗅之而不可尝。正合"阳为气，阴为味"（《素问·阴阳应象大论》）之意。并提出有形之营气与无形之卫气的概念，认为营卫二气在脉中共同运行，只有在毛细血管末端血管壁很薄的地方，卫气才能逸出脉外成为独立之气。或云白天在末端毛细血管薄壁处，卫气方能逸出与营气相离而行于脉外；夜晚卫气又从末端毛细血管薄壁处入脉中，与营气相合，周游全身[2]。这里很明显有两个错误：一是对传统中医理论作出了错误的诠释，因为《内经》等中医经典著作中并没有营为有形可尝，卫为无形可闻之说，《素问·阴阳应象大论》"阳为气，阴为味"的论述本身也与营卫之气无关，营卫有有形、无形之分，也与其上位概念气的无形形成了难以调和的逻辑矛盾。二是以西解中，以现代解释古代之发生，违背了发生学研究的基本要求，即回置到其发生、发展的特定历史条件下，放在当时特定的文化、科技背景下进行研究。

对引用文献的正确理解，是所有论证得以成立的基本前提。中医理论的发生学研究常常是以大量的古代文献为依据进行的，因此，对古文献的正确理解自然是发生学研究的重要环节。有学者研究命门学说的发生，认为医家的命门学说脱胎于道家的"玄牝学说"，而道家的"玄牝学说"则肇始于春秋时期的《老子》[3]。但考《老子》第六章"谷神不死，是谓玄牝。玄牝之门，是谓天地根。绵绵若存，用之不勤"，其中玄牝，即微妙的母性，指天地万物总生产的地方，是用以形容"道"的不可思议的生殖力。陈鼓应解释说："本章用简洁的文字描写形而上的实存之道：①用'谷'来象征'道'体的'虚'状。用'神'来比喻'道'生万物的绵延不绝。②'玄牝之门''天地根'，是说明'道'为产生天地万物的起源。'绵绵若存，用之不勤'，是形容'道'的功能，孕育万物而生生不息。"[4]可见"玄牝之门"是对"道"的形容。因此，如果将命门学说的发生溯源于《老子》，应该说脱胎于"道"的学说更为合理与明了，由此也可避免因玄牝一词后世指道家衍生万物的本源（即太极）、口鼻、练功中真意发生之处、心、肾间空窍、天根、地根[5]等含义演变而产生歧义的影响。

1. 倪新强，韩新民. "肺与大肠相表里"发生学研究[J]. 安徽中医学院学报，2010，29（5）：1-3.
2. 孙冬梅. 从发生学观点探讨营卫之气产生的演进轨迹[J]. 江西中医药，2006，37（7）：10-12.
3. 张敬文，鲁兆麟. 命门探源[J]. 辽宁中医杂志，2007，34（1）：31-32.
4. 陈鼓应. 老子注译及评介[M]. 北京：中华书局，1984：86.
5. 胡浮琛. 中华道教大辞典[M]. 北京：中国社会科学出版社，1995：1169-1170.

综上所述，发生学方法作为一种多种研究方法综合的跨学科比较的研究方法，真正引入中医理论的研究领域只有短短的 20 余年时间，虽说取得了一定的成绩，但存在的问题也不少，其作用尚未在中医理论的研究中得到充分的发挥，因此，我们应该加倍努力，尽可能地让中医理论研究回归中医本源，厘清中医理论的概念体系、结构框架、思维模式，揭示中医理论的发生、发展规律，为中医理论的规范、建构、创新提供前提保障。当然，我们也要清醒地认识到，中医理论的发生学研究仅仅是中医理论研究的一个方面，它并不能替代中医理论的创新研究，而应该与之紧密结合，以促进中医理论的现代发展。

（此部分内容曾以"中医理论发生学研究述评""七情学说的发生学研究述评"分别发表于《陕西中医学院学报》2012 年第 5 期、2013 年 1～6 期与《中国中医药图书情报杂志》2014 年第 4 期，本次修改补充了 2013 年以来发表的研究成果。）

第二章

哲学思维篇

科学哲学认为，方法是学科体系中最深层、最本质的内容，它决定着学科的众多特点。中医学理论体系的建构及其后世的发展与演变，植根于中国传统文化的土壤之中，与中国古代哲学及思维方法有着密不可分的联系，有必要从多方面加以研究。

一、现代科学语境下气的诠释思考

气概念可谓建构中医理论大厦的基石，如果将气概念从中医理论中剔除，则中医理论的大厦必然会轰然倒塌，中医临床思维与交流活动也将无法进行。由此可见，气概念即使在现代中医理论中，仍然居于无可替代的重要地位。但是在现代科学语境下，中医学常常会遇到"气是什么"的考问，而且至今仍然无法获得满意的答案。况且对这一问题的求解，涉及对中医理论乃至整体中医学的准确理解，对中医思维方法的认识，乃至中医学的研究方法和发展趋势等重大问题，故有必要深入研究。

（一）"气是什么"问题产生的根源

众所周知，人类最初尝试对自然界进行理解时，哲学与科学是一同发生、互相交织在一起的，哲学最初是作为人类的知识总汇而出现的，各种自然科学逐渐从哲学的母体中一个一个地独立出来。张岱年[1]曾说："在中国哲学中，注重物质，以物的范畴解说一切之本根论，乃是气论。中国哲学中所谓气，可以说是最细微最流动的物质，以气解说宇宙，即以最细微最流动的物质为一切之根本。西洋哲学中之原子论，谓一切气皆由微小固体而成；中国哲学中之气论，则谓一切固体皆是气之凝结。亦可谓造成一种对照。"气与原子，可谓东西方古代最具代表性的对自然界进行说明的哲学范畴，它们不仅影响东西方各自关于物质本原和结构的理论，而且影响到东西方科学的形成与演变，分别反映着东西方科学思维类型的基本特点，如果要追究中、西医学的本原性差异，也非气与原子概念莫属。因此，对气与原子概念的共时性与历时性比较，有助于解答"气是什么"问题产生的根源。

从共时性的角度而言，虽然气与原子都是对宇宙本原的一种认识，但二者之间有很大的差异。元气论认为宇宙的本原是气，气至精无形、连续无间，具有透达性、能动性、化生性等，通过阴阳二气的相互作用生成万物。原子论认为宇宙的本原是原子，原子是不可再分的最小的物质微粒，数量无限，性质相似，只有形状、大小、位置和次序、重量的差

---

1. 张岱年. 中国哲学大纲[M]. 北京：商务印书馆，2015：108.

异，原子通过相互碰撞而结合成万物。进而体现出东西方哲学对事物矛盾形式认识上阴与阳、原子与虚空的差异，动力源泉上内在矛盾与外力、发生机制上分化与组合、关注重心上关系与实体、整体观念上元整体与合整体、认识方法上直观体悟与抽象思辨的诸多差异。谢少波[1]认为元气论与原子论图式的功能差别主要有整体有机性与机械个体性、质的把握与量的分析、直觉思维与逻辑分析思维、意向性思维与认知型思维等方面。如果说中国古代科学如天文、历法、音律、农学、医学等，都是建立在元气论基础之上的，那么近现代科学则主要是建立在原子论基础之上的。

从历时性的角度而言，在科学史上，原子的意义发生过两次重大的转换，第一次是 19 世纪道尔顿在《化学哲学新体系》中，将原子解释为构成物质的最小微粒，同一元素的所有原子的性质和重量完全相同，不同元素的原子的性质和重量不同，原子的重量是元素的基本性质，原子在所有化学变化中都能保持自己的独特性质。由此原子由一个哲学范畴转换为一个化学概念。第二次是 20 世纪之后，人类又进一步认识到原子可以分为原子核与核外电子，原子核又由质子和中子组成，质子和中子还可以继续再分。由此可见，原子已由哲学上具有本体论意义的抽象概念，转换成为科学领域中关于物质结构的具体概念。但纵观中国哲学气概念，则从来没有发生相应的转换，仍然带有自然哲学的色彩，因此，在以原子论为主要基础的现代科学语境下，关于"气是什么"的问题也就自然而然地产生了。

（二）现代科学语境下气的科学诠释

为了解决"气是什么"的问题，在现代科学知识背景下，人们总是试图从现代科学知识的角度揭示气的本质，其实质是对中医气的一种科学诠释。概括而言，有学者从生物学角度研究气的实质，提出气的实质与细胞及细胞通讯、生物能、新陈代谢、线粒体、基因、免疫功能、神经系统、蛋白质组、脂联素、纤联素、Ca^{2+}、气体信号分子等相关；从物理学角度研究气的实质，认为气的实质与生物电、场、量子、微粒流、中微子、暗物质等相关；从现代系统科学角度研究气的实质，又认为气的实质与熵理论、序参量、信息、多物质集合体、系统功能等相关[2]。

在唯科学论及中医现代化思潮的影响下，上述气的研究无疑走上了西化的道路，人们试图通过实验室研究或比附现代科学的某些成果，来揭示气的实质。如果这些研究只是对气客观性的验证，似乎无可厚非。但如果用此方法来研究气实质，就可能犯方向性错误，因为气不是分析方法得来的，也不可能用分析方法还原回去。我们必须清醒地认识到"中医理论研究久攻不破的关键不在实验室这个环节，而在于进入实验室之前的解读、分解、提炼、转换诸环节，也就是说我们必须加强实验室之前的史学研究和理论分析"[3]。因此，在对气实质进行实验研究之前，首先应当在理论上正确解读气的概念内涵，在符合中医思维的前提下，将其转换为实验研究可以理解和操作的方法和指标。由于东西方文化存在差异，认识事物的途径和视野各不相同，中西医的研究者均未能正确理解和诠释气，在这种情况下，用西学的方法和视角来认识一个东方色彩鲜明的概念范畴，得出的结论有可能与

1. 谢少波. 元气论图式与原子论图式的功能差别及其对科学思想的影响[J]. 广东社会科学，1992，（5）：55-61.
2. 邢玉瑞，王小平，鲁明源. 中医哲学思维方法研究进展[M]. 北京：中国中医药出版社，2017：26-42.
3. 任秀玲. 《黄帝内经》建构中医药理论的基本范畴——气[J]. 中华中医药杂志，2008，23（1）：53-55.

实际情况南辕北辙，况且这种科学诠释随着现代科学的发展，也有难以穷尽之嫌，恐怕最终的结果也是永远无法揭示其"实质"。

（三）现代科学语境下气的表述

《老子》一章云："道可道，非常道；名可名，非常名。"道不可言说，不可用概念界定，但老子仍免不了要反复说"道"。而气与道在中国古代哲学上本就相通，刘长林[1]提出气道合一说，认为气作为实在同时就是本质和规律，道作为本质和规律同时又是实在之气。在现代科学语境下，人们对气概念的认识，犹如道之不可言说而又不得不说一样，尽其所能探讨如何更为合理、全面地加以表述，试图用现代思维和语言揭示气概念的内涵，由此而有气概念的物质说、功能说、物质与功能统一说，以及物质、功能、信息合一说、思想模型说、生命活动之象说等[2]。

现代对气概念的内涵认识之所以分歧较大，其根源乃在于气概念本身就是一个多相性的概念，需要通过多个判断从不同角度、不同层面来规定，而不是从一个方面或侧面加以界定。如李志林[3]认为气主要可分为自然常识之气、人生性命之气、精神状态和道德境界之气、客观存在的物质之气和能动的实体之气。张立文[4]则将气概念的内涵理解为六个方面，即气是自然万物的本原或本体，是客观存在的质料或元素，是具有动态功能的客观实体，是充塞宇宙的物质媒介，是人生性命，是道德境界，它是一个涵盖自然、社会、人生的范畴。刘长林等[5, 6]对古代文献中的"气"涵义梳理指出，气的涵义有三：气态物质之气，生化之本之气，符号-关系模型之气。作为宇宙万物唯一本元的气，既是物质，又是功能；既是规律，又是信息；既是本体，又是现象。王小平[7]针对60年来关于"气"概念内涵研究的问题，总结认为中医气概念的基本内涵应包括：气是客观实在，气是生命流转，气是运动之象，气是人的精神活动状态及道德修养素质等人文状态。

这里需要特别指出的是，全国高等中医药院校教材《中医基础理论》基本承袭了气的物质说，认为气是自然界极细微的物质，是构成世界的物质本原，也是构成和维持人体生命活动的最基本物质。这样的定义至少存在两大问题，一是难以与西方哲学中原子的概念区别开，如果把教材中的气换成原子，也完全成立；二是以物质定义气，可以说是对气概念的一种阉割，例如人参大补元气，如果说是给人体补充一定的物质，那么针刺补气难道也是给人体补给某种物质吗？另外，还有正气、邪气、神气等，恐怕都难以用纯粹的物质概念加以说明。之所以会造成如此局面，一是受当代国内辩证唯物主义哲学思想的影响，二是因为缺乏对气概念特性的深刻认识。刘长林[8]对元气论与唯物论的研究认为，所有形式的唯物论，它们所说的物质不包括、也不可能包括"无形之气"。无形之气"其小无内，

1. 刘长林. 气道合一是中国象科学的哲学根基[N]. 中国中医药报, 2017-8-24-003.
2. 邢玉瑞, 王小平, 鲁明源. 中医哲学思维方法研究进展[M]. 北京：中国中医药出版社, 2017：11-18.
3. 李志林. 气论与传统思维方式[M]. 北京：学林出版社, 1990：13.
4. 张立文. 气[M]. 北京：中国人民大学出版社, 1990：4.
5. 刘长林, 张闰洙. 中国哲学"气"范畴的现代认识[J]. 太原师范学院学报（社会科学版）, 2005, 4（1）：6-11.
6. 刘长林, 胡奂湘. 《管子》心学与气概念[J]. 管子学刊, 1993, （4）：2-10.
7. 王小平. 论中医气概念的内涵[J]. 陕西中医学院学报, 2015, 38（2）：1-5.
8. 刘长林. 中医哲学是具原创性的科学哲学[N]. 中国中医药报, 2005-9-28-003.

大无外"，不存在二元对立，不存在任何边界。唯物论强调物质与精神、客观与主观的对立，就必定远离"气"而与"气"无缘。其次，唯物论认为精神是有形物质的"属性"，物质第一性，精神第二性。元气论却认为精神是无形的实在，其直接的承担者是"气"，精神与有形之物皆为一种实在的存在形式，不存在第一性和第二性的对立。因此，如果用唯物论来解释和框定元气论，势必会抹杀无形之气的存在，而将"气"说成是某种物质元素或物理场，或以各种说辞否定视精神为"气"的元气论观点。

从逻辑学的角度而言，概念是反映事物对象本质属性或者特有属性的思维形式，内涵和外延是概念的两个基本逻辑特征。概念的内涵是指对事物对象本质属性或者特有属性的反映，外延是指具有某种本质属性或者特有属性的事物的对象范围。因此，要揭示气概念的内涵，首先必须明确气概念的特性。一般而言，气是指化生天地万物的本原，是至精无形、充盈无间、连续的、可入的、能动的、无限的物质存在，与西方原子论自然观相比较，表现出整体性与个体性、连续性与间断性、无形性与有形性、功能性与结构性、化生性与组合性、辩证性与机械性、直观性与思辨性诸多方面的差异。曾振宇[1]研究认为，中国古代哲学概念的特点为"泛心论"色彩比较浓厚、兼摄价值本源、经验性色彩比较明显、多义性特点比较突出。从多义性特点来看，中国古代哲学概念大多不存在相对确定的逻辑内涵与外延，逻辑多义性、模糊性特征比较突出。气概念实质上没有确定的逻辑内涵，也缺乏确定的逻辑外延，它可以诠解自然、生命、精神、道德、情感、疾病等一切认知对象的起源与本质。若想在西方概念库中寻求一个在内涵与外延上都和气概念十分吻合的对应词，绝对是不可能的。但鉴于不可言说而又不得不说的情况，可以认为哲学之气是指构成宇宙万物的实在本原，也是构成人类形体与化生精神的实在元素。中医学之气在当代科学语境下，可以认为是指构成人体、维持人体生命活动的物质、能量、信息的总称。

（四）元气论方法的价值评价

胡志强等[2]认为，在自然科学研究中，一些关于自然的总体模型往往构成科学家共同体深刻的信念背景，决定了作为总体的科学研究的基本方向、基本方法、基本机制和基本概念。气概念无疑决定了中国古代哲学和包括中医学在内的古代科学的思维方式、研究方法及发展趋势。

大概基于元气论思想在近现代科学中的弱势地位，以及强调中医学优势的需要，人们对元气论方法价值的阐述多强调其优点，而容易忽视其缺点。如刘长林[3]认为，气的主要特征在显示功能动态。以气的观点看世界，人们往往着眼于万物在气化流行过程中呈现出来的动态之象，而不是以构成材料为核心的静态之体。这就使中国哲学和艺术所描摹的世界主要是一个"象"的世界，而不是"体"的世界。笔者[4]讨论了气概念在中医理论中的方法论意义，认为以气概念为基础的整体思维、取象思维、变易思维方式决定了中医学研究人体的基本路向，促进了中医理论的建构，是中医理论体系整体观、功能观、运动观特

1. 曾振宇. 思想世界的概念系统[M]. 北京：人民出版社，2012：2-21.
2. 胡志强，肖显静. 科学理性方法[M]. 北京：科学出版社，2002：119.
3. 刘长林. "气"概念的形成及哲学价值[J]. 哲学研究，1991，（10）：56-64.
4. 邢玉瑞. 气范畴在中医理论建构中的方法论意义[J]. 陕西中医学院学报，2003，26（3）：1-5.

点形成的哲学基础。何凯文[1]认为中医之气本体乃非实体性、有象无形、非对象性的存在，这决定了中医方法论是一种生成整体论，其中，思维形式表现为象思维，实验方法表现为内证和外证相结合，观察方法表现为主客统一观照下以及理论渗透下的观察。路永照[2]认为以中医和道教理论为主干组成的中国传统气论是现代人体系统论的"近亲"。它把人看作是一个不可分割的"活结构"，在整体观、联系观、恒动观等多方面与现代系统论对生命规律的认识论有高度的一致性。孟庆岩等[3]认为气一元论为中医元整体观念的产生奠定了哲学基础，通过研究气一元论的演变并结合现代科学的生成整体论、混沌理论、耗散系统等内容阐释中医元整体观念的哲学基础并分析其科学性，以丰富中医理论体系内涵，为中医现代化研究开启新的研究思路。

原子论方法不仅在近代科学的产生和发展中起到了相当大的作用，而且在现代西方科学界仍然居主导地位，并且在一些方面有新的发展。由此提示我们对元气论方法不仅要看到其优点，同时对其缺点也要有清醒的认识。如气概念有很大的直观想象性，气无形、无状、无物质构成元素，也无物质结构形式，它既没有量的特征，也没有质的规定性，而是一种混沌未分的存在状态。因此，气概念不可能从事物的量及结构层次方面来把握事物质的区别，也不能从质的规定性方面对事物进行分类归纳的认识，不能将事物分解成最简单的因素，从事物的内在结构来分析、解释事物存在和变化的宏观现象；当讲到循环变化时，并没有揭示其由低级向高级、由简单到复杂的上升发展过程，忽视了对具体事物运动的特殊规律、细节和原因的探究。由此，人们对尚不清晰的世界图景，往往用感性经验或内涵含混、具有极大包容量的命题加以填补，作为解答自然、社会、人类思维等一切问题的方程式。而在哲学与逻辑学意义上，如果一个概念能够解释说明一切认知客体，那么它实质上什么也解释不了，什么也说明不了[4]。这种诉诸朴素的、整体直观的猜测，使人们对自然万物的存在和自然现象变化的认识和解释处于两端：气本原与表象描述，即猜测性思辨和感性经验材料的结合，一端是十分具体的应用，另一端是十分抽象的哲学思辨。在中医学中，则表现为脱离了具体的生理结构和生理过程来解释各种生理、病理现象及其联系变化，使医疗经验被一种成熟、完备的思维框架和解释系统包容，形成了一种早熟、发育不全的理论，阻碍了中医学向解剖分析、定性定量研究、实证判断方向发展的可能性。

19世纪以来，随着东西方文化和科学技术的广泛交流，气论与原子论思想进入了相互渗透、相互融合的时期，同时由于受到19世纪一系列新的科学发现的猛烈冲击，连续、整体和进化的观念日益引起人们重视。20世纪之后，元气论方法对现代科学才开始有了直接影响，在物理学领域，有些物理学家开始对东方一些传统学说的物质观发生兴趣，力图寻找现代物理学与所谓"东方神秘主义"的平行性，或者从老庄学说那里寻求思维方式上的启示，代表性著作如卡普拉的《物理学之"道"——近代物理学与东方神秘主义》以及汤川秀树的《创造力和直觉》。这种影响，是在旧有的原子论模式难以解释新的科学事实的背

1. 何凯文. 略论气本体论对中医方法论的影响[J]. 医学与哲学（人文社会医学版），2009，30（10）：56-58.
2. 路永照. 试论传统气论的系统论意义[J]. 系统科学学报，2014，22（1）：44-47.
3. 孟庆岩，相光鑫，颜培正，等. 从气一元论分析中医元整体观及其科学性[J]. 中国中医基础医学杂志，2017，23（4）：445-446，452.
4. 曾振宇. "气"作为哲学概念如何可能[J]. 中国文化研究，2002，（4）：53-62.

景下，给予的一种哲学方法论指引，对此应该有清醒的认识，诚如刘大椿[1]所言：每当科学的概念出现危机、科学面临重大突破之际，哲学家和科学家常常是紧密合作的，科学的实证方法与哲学的思辨方法之间会出现难分难解的局面……在科学的常规发展阶段，当一门科学的概念处于相对平静期间，科学家和哲学家之间的合作就减少了，像各干各的。因此，我们应当在正确认识元气论方法优缺点的基础上，吸收原子论方法的优点，彼此取长补短，有机结合，才能适应未来科学的发展，取得理论和技术上的突破性进展。

辜正坤[2]指出："不懂得中国的气功就难以真正懂得中国的古代哲学。"由此也说明气概念是基于体验的对宇宙及生命本原、事物之间关系的一种哲学说理工具或假说。气是包含着特殊性的一般性概念，既是形上又是形下，既是存在又是作用，具有多相性的特点，难以用逻辑方法确定其内涵与外延，而只能从功用的角度进行描述和分类。对中医气的研究，可以借用现代诠释学方法，在理解气概念发生、演变的文化背景的基础上，准确把握不同语境下中医气概念的具体所指，借用现代语言加以较为准确的表述。同时，要特别注意气概念的自然哲学特色，即哲学与科学的双重属性，重视与西方哲学原子概念的比较研究，从中把握气概念的特点以及方法论的现代价值，克服其不足之处，融合两种方法的优点，以指导中医药学术研究。另外，我们还要清醒地认识到哲学是一种富有特色的理解形式，它的贡献不是人类对实在的认识，或者说哲学的认识不是优越于或等同于科学的认识。因此，我们期待气概念能有如西方哲学原子概念的历时性转换，或者说能够有哲学与科学相对清晰的区分，而不仅仅是气类似于场论、波象、统一场之类的诠释性说明，从而使中医所论述的气能够进入科学实证研究的视野。

（此文发表于《北京中医药大学学报》2019 年第 6 期）

二、中国古代分类方法与《内经》理论建构研究

对自然秩序与社会秩序的探索、认识与把握，可谓人类生存的必然要求。只有把握了相关秩序，人们才能确立集体生活所依据的框架，并可通过其预测功能，使这种生活进入某种可以调适的有序状态。而分类是人类建构世界秩序的最基本方法，每一种分类都包含着一套登记秩序，同时分类也是归纳、演绎、类比等推理的前提条件。因此，探讨中国古代有关分类的认识，对于进一步理解中医理论的本质，促进中医理论的现代化研究，无疑具有重要的现实意义。

（一）中国古代分类方法的发生与演变

人类的认识总是从混沌走向有序，"类"概念即形成于人的"感性直观→知性分析→理性综合"的智力形成与发展过程中，古代逻辑科学三大源流的最初产生与发展，都与反映客观世界类属联系的思想观念的形成具有直接的依赖关系。"类"概念的形成，总与人类对事物相似性的认识有关，《说文解字·犬部》曰："类：种类相似，唯犬为甚。"段玉裁注：

---

1. 刘大椿. 科学哲学[M]. 北京：中国人民大学出版社，2006：4.
2. 辜正坤. 中西文化比较导论[M]. 北京：北京大学出版社，2007：87.

"说从犬之意也。类本谓犬相似，引申假借为凡相似之称。"《广雅·释诂四》云："类，象也。"《集韵·术韵》说："类，似也。"然事物之相似，有本质之相似与物象之相似的不同。同时"分类绝不是人类由于自然的必然性而自发形成的，人性在其肇端并不具备分类功能所需要的那些最必不可少的条件……分类图式不是抽象理解的自发产物，而是某一过程的结果，而这个过程是由各种各样的外来因素组成的"[1]。受历史文化以及认识发展阶段等诸多因素的影响，中国古代分类方法的发生与演变，呈现出其特有的旨趣，表现为基于事物本质的种属分类与基于事物之"象"的关联分类两种不同路径。

1. 基于事物本质的种属分类

基于事物本质的种属分类，以墨子、公孙龙特别是后期墨家与荀子为代表。墨子提出"知类""察类"的思想，并把"类"与"故"作为不可分离的逻辑范畴并列而提，认为"知类"必须以"明故"为根据，从而使"类"范畴成为一个比较科学的逻辑范畴。如《墨子·非攻下》载："好攻伐之君，又饰其说，以非子墨子曰：'以攻伐之为不义，非利物与？昔者禹征有苗，汤伐桀，武王伐纣，此皆立为圣王，是何故也？'"墨子回答说："子未察吾言之类，未明其故者也。彼非所谓攻，谓诛也。"这里，墨子从"明故"以"知类"，提出"攻"与"诛"同样是用兵，但征无罪为"攻"，讨有罪为"诛"，二者是性质截然不同的战争，属于完全不同的"类"，不能混为一谈。

公孙龙从正名的角度，阐述了"类"的外延、内涵问题。《公孙龙子·名实论》云："其名正，则唯乎其彼此焉。"即要求用某名称称谓某实时，只能用该名称称谓该实，不能用它称谓其他的东西，也就是说属于一类的实才能用同一类的名。公孙龙还提出："物以物其所物而不过焉，实也。实以实其所实而不旷焉，位也。"这就是说，物使某种东西成为物时，都具有自己确定的对象和范围，不能人为地任意超过，此即是对"类"的外延的揭示。同时，实与被看作的物应当一致，具有确定的内涵和位置，不可空旷无内容，此则是对"类"的内涵的说明。另外，《公孙龙子·通变论》载："羊与牛唯异，羊有齿，牛无齿，而羊牛之非羊也、之非牛也。未可。是不俱有，而或类焉。羊有角，牛有角，牛之而羊也，羊之而牛也。未可。是俱有，而类之不同也。羊牛有角，马无角；马有尾，羊牛无尾：故曰羊合牛非马也。"对此段文字各家看法并不一致，田立刚[2]认为此乃公孙龙从"正名"的要求出发，初步揭示了在属与种两个层次上，类同、类异的区别。陈道德等[3]从符号学的角度认为，"羊牛"之类的东西，纯粹是公孙龙本人所虚拟的，借此以喻兼名。兼名是不同单名之间的一种重新组合，其符号形式也是一个不可分割的有机整体，构成兼名的单名并不作为一种独立的符号形式存在，而只是构成兼名的一部分，是组成兼名的元素。兼名与任一单名之间是彼此独立的，都不存在类包含关系。因此，"羊牛之非羊也、之非牛也"，"羊牛"与"马"之间就更是一种完全排斥的相非关系，所谓"羊合牛非马"，正是对本篇有关兼名与单名关系的"二无一"的辅助论证。上述解释虽不同，但总与分类有关，故周云之[4]认为兼名与别名似乎就是为了说明"名"的大类和小类之区别和包含关系，可以被看作是对

1. 爱弥儿·涂尔干，马塞尔·莫斯. 原始分类[M]. 汲喆译. 北京：商务印书馆，2012：7-8.
2. 田立刚. 先秦逻辑范畴研究[M]. 北京：中国社会科学出版社，2012：59-60.
3. 陈道德，曾祥云. 符号学视野下的先秦名辩学研究[M]. 北京：人民出版社，2017：163-171.
4. 周云之. 先秦明辩逻辑指要[M]. 成都：四川教育出版社，1993：114.

"名"的种属关系的一种模糊的认知。劳思光[1]则认为此论"类"的关系，其主旨在说"羊"与"牛"之合类，则非"羊"，非"牛"，亦非他类。就逻辑问题言，不外类与类之关系如何，以及一类之分子之决定条件为何而已。

荀子特别是后期墨家可谓先秦"类"范畴的集大成者。荀子强调知类，目的是阐明"道"，涉及名家及墨辩在思辨方面的理论，然其实践旨趣在于政治与伦理。荀子提出了"同则同之，异则异之"的制名分类原则，包含了简单的分类思想。继则考察了制名和用名的逻辑方法，明确"名"的属种递相包含关系，以及这种关系的相对性和层次性。《荀子·正名》指出："万物虽众，有时而欲遍举之，故谓之物。物也者，大共名也。推而共之，共则有共，至于无共然后止。有时而欲偏举之，故谓之鸟兽。鸟兽也者，大别名也。推而别之，别则有别，至于无别然后止。"这里即揭示了"大别名-别名-共名-大共名"这一"名"的类包含关系的链条。

后期墨家根据"名"指称对象的范围，将"名"划分为"达名""类名"与"私名"三种，所谓"名，达、类、私"（《墨子·经上》）。《经说上》云："名：物，达也，有实必待之名也命之。马，类也，若实也者必以是名也命之。臧，私也，是名也止于是实也。"这里，"达名"即外延最广的普遍概念，"类名"即一般类概念，"私名"即单独概念。在对"类名"界定的基础上，考察了类同、类异的问题，认为"类"是一种同，是"有以同"，事物要有相同或相似的性质才能归为一类，而"不类"就是一种"异"，是"不有同"，没有相同的性质的事物，就不是一类。正由于同类有相同的属性，人们就可以根据类的相同性或相似性进行类推，所谓"类以行之，说在同"（《墨子·经下》）；反之，异类的属性不同，事物赖以建立的标尺不同，就不能相通相推，所谓"异类不比，说在量"（《墨子·经下》）；而且推类一定要考察类的大小，明确概念的外延及其之间的关系，所谓"推类之难，说在类之大小"（《墨子·经下》）。《墨子·小取》则明确提出了"以类取，以类予"的逻辑思维原则，要求遵循"类"的关系和法则来归类、推类。后期墨家还将"类"与"故""理"两个范畴联系起来，建立起中国逻辑史上第一个比较完善的以"类""故""理"为核心范畴的逻辑体系。《墨子·大取》指出："三物必具，然后足以生。夫辞，以故生，以理长，以类行者也。立辞而不明于其所生，妄也。今人非道无所行，虽有强股肱，而不明于道，其困也，可立而待也。夫辞以类行者也，立辞而不明于其类，则必困矣。"孙中原[2]认为此相当于西方传统逻辑的充足理由律。沿此逻辑路径，必然导向对事物间因果关系的追问，因为"故"代表着推理所依据的前提或论证所依据的论据，反映的就是事物的因果关系。如《墨子·经上》云："故，所得而后成也。"《墨子·经说上》云："故：小故，有之不必然，无之必不然。体也，若有端。大故，有之必然，无之必不然，若见之成见。"这里不仅提出并概括了客观事物因果联系的普遍性，指出了因（所得）与果（后成）相互作用的一般形式，还通过对小故、大故的分析，阐明了必要条件和充分必要条件不同的逻辑性质，为假言判断和假言推理提供了理论依据。因此，基于事物本质的种属分类，自然会导向形式逻辑思维的方法。当然，由于文化的总体特征和需求对逻辑的制约，墨家逻辑在目的任务、逻辑特征、主导的推理类型、推理成分的分析等方面，与亚里士多德逻辑又不尽相同[3]。

1. 劳思光. 新编中国哲学史（一）[M]. 北京：生活·读书·新知三联书店，2015：236，282-283.
2. 孙中原. 墨学与中国逻辑学趣谈[M]. 北京：商务印书馆，2017：229.
3. 崔清田. 墨家逻辑与亚里士多德逻辑比较研究[M]. 北京：人民出版社，2004：155-168.

如上所述，在墨家看来，"类"是由事物性质所决定的同和异的界限和范围。然需要关注的是，墨家对"同"或"异"的划分，《墨子·经上》云："同：重、体、合、类。""异：二、不体、不合、不类。"《墨子·经说上》谓："同：二名一实，重同也。不外于兼，体同也。俱处于室，合同也。有以同，类同也。""异：二必异，二也。不连属，不体也。不同所，不合也。不有同，不类也。"这里所言"体同""合同"似乎又为基于事物之"象"的关联思维预留了存在与发展的空间。

2. 基于事物之"象"的关联分类

西方汉学家对中国古代思维的研究认为，关联性思维是中国古代思维最主要的特征。关联性思维的原意就是分类，涉及的是两类及以上的物事，在一定的规则下将之分类或者各就其位。关联的要旨在于"秩序"，其目的、方式、结果都指向一个倾向于严谨的秩序。如李约瑟[1]说："在'关联式的思考'，概念与概念之间并不互相隶属或包涵，它们只在一个'图样'中平等并置；至于事物之相互影响，亦非由于机械的因之作用，而是由于一种'感应'……在中国思想里的关键字是'秩序'和（尤其是）'图样'。符号间之关联或对应，都是一个大'图样'的一部分……所以万物之存在，皆须依赖于整个'宇宙有机体'而为其构成之一部分。它们之间的相互作用，并非由于机械性的刺激或机械的因，而是由于一种神秘的共鸣。"这种思维方式是根据"相似律"对事物进行分类，偏重对事物之间外在相似性进行考察，而对事物内在因果逻辑则显得相对淡漠。张东荪[2]在《知识与文化》一书中，也反复阐述了中西思想的区别，认为西方思想重视本质或本体，本体、因果与原子是其三个最重要的范畴，其背后则为"同一"范畴通贯之。西方人的哲学总是直问一物的背后；而中国人则只讲一个象与其他象之间的互相关系。例如一阳一阴一阖一辟。总之，西方人是直穿入的，而中国人是横牵连的……中国向来就不注重于万物有无本质这个问题，中国人的思想以为有象以及象与象之间有相关的变化就够了。中国逻辑是一种"相关律名学"。萧延中[3]提出，按照张东荪的说法，"关联性思维"的核心不是按照"本质"进行分类，而是以"功能"为分类标准，而这个"功能"的发出"主体"是人自身。这里有关"象""功能"与分类关系的认识，一定意义上反映了关联分类的特征。

"象"是中国传统文化特有的重要范畴，内涵十分丰富，各家认识分歧较大。如从人类认识事物的发展过程而言，有所谓物态之象、功能之象、共性之象、规律之象[4]或原象、类象、拟象和大象之别[5]；从人类思维要素的构成与结果的角度，象又可分为客体之象、工具之象、认知之象。概而言之，象是客体整体信息及其在人大脑中的反映与创造，贯穿于思维的全过程，涉及思维的客体、主体及认知目的各个方面，总体上可分为自然物象与人工意象，后者包括符号意象与观念意象。"象"具有主客交融性、自然整体性、时间有序性、功能动态性、多义流动性、象数互换性等特点。象思维即是以客观事物自然整体显现于外的现象为依据，以物象或意象为工具，运用直觉、比喻、象征、联想、推类等方法，

1. 李约瑟. 中国古代科学思想史[M]. 陈立夫主译. 南昌：江西人民出版社，1999：325-352.
2. 张东荪. 知识与文化[M]. 长沙：岳麓书社，2011：212、215、218.
3. 萧延中. 中国思维的根系：研究笔记[M]. 北京：中央编译出版社，2020：43.
4. 王前. 中西文化比较概论[M]. 北京：中国人民大学出版社，2005：65-69.
5. 蒋谦. 论意象思维在中国古代科技发展中的地位与作用[J]. 江汉论坛，2006，（5）：25-30.

以表达对象世界的抽象意义，把握对象世界的普遍联系乃至本原之象的思维方式[1]。

象思维与概念思维相对，是从思维工具角度而言的，作为思维工具的"象"，主要着眼于事物的特征、功能，因此，基于事物之"象"的关联分类，大致涉及：①特征同一，即不同事物在感性特征上的相似和一致；②效能同一，指不同事物在功能和行为方式上的相似和一致；③聚合同一，即从时空的角度而言，凡是能够相感、相从、相召、相动，聚集在一起的事物，同气相求，归为一类，类似于《墨子·经说上》所言"俱处于室，合同也"；④关连同一，即通过中间环节的连递而相互联系，《墨子·经说上》"不外于兼，体同也"与此相关。这种分类方法具体体现于阴阳分类、五行分类、八卦分类之中。

基于事物之"象"的关联分类肇源于《周易》，《易经》创立的阴爻、阳爻、八卦、六十四卦符号系统，"奠定了华夏民族推类逻辑的基础"[2]。《易传·说卦传》据八卦所代表的性质和情状对万事万物进行分类谓："乾为天，为圜，为君，为父，为玉，为金，为寒，为冰，为大赤，为良马，为老马，为瘠马，为驳马，为木果；坤为地，为母，为布，为釜，为吝啬，为均，为子母牛，为大舆，为文，为众，为柄，其于地也为黑。"这就是"引而伸之，触类而长之"。《易传·文言》解释其分类方法说："同声相应，同气相求。水流湿，火就燥。云从龙，风从虎……本乎天者亲上，本乎地者亲下，各从其类也。"《易传·系辞上》概括为"方以类聚，物以群分"。这种基于事物之"象"的关联分类，几乎见于先秦两汉各家各派的著作中。如《管子·白心》云："同则相从，反则相距也。"《庄子·渔父》云："同类相从，同声相应，固天之理也。"《荀子·劝学》言："施薪若一，火就燥也；平地若一，水就湿也。草木畴生，禽兽群焉，物各从其类也。"《吕氏春秋·应同》曰："类固相召，气同则合，声比则应。"《淮南子·泰族训》曰："故寒暑燥湿，以类相从；声响疾徐，以音相应也。"董仲舒《春秋繁露·同类相召》指出："百物去其所与异而从其所与同，故气同则会，声比则应……美事召美类，恶事召恶类，类之相应而起也。"这种基于事物之"象"的关联分类，自然会导向取象比类或象思维的方法。

总括上述内容，中国古代对于分类方法的认识，明显存在两种不同的逻辑路径，如劳思光[3]论"名"之理论，在先秦本有两支：一支属于辩者（包括《墨经》所载之墨家后学理论），另一支属于儒学。辩者之说，基本旨趣在于形而上学及逻辑方面；儒者之说，则基本旨趣在道德及政治方面，此乃其根本殊异所在。前者导向形式逻辑的思维方法，重视因果关系的分析，形成逻辑推理；后者导向取象比类的思维方法，重视相关关系的探索，形成模型化的推理。受中国古代哲学重视政治伦理，古代科学重视实用技术而轻视理论等诸多因素的影响，秦汉及其以后，基于事物之"象"的关联分类占据了主导地位。

（二）《黄帝内经》与中国古代分类方法

分类作为一种典型的科学方法，先秦时期，中国人已经开始按照类别来对事物进行知识总结。《尔雅》对生物分类已经达到了较高的科学水平，具有今天分类学"属"与"科"

1. 邢玉瑞. 《黄帝内经》研究十六讲[M]. 北京：人民卫生出版社，2018：226-237.
2. 温公颐，崔清田. 中国逻辑史教程[M]. 天津：南开大学出版社，2000：30.
3. 劳思光. 新编中国哲学史（一）[M]. 北京：生活·读书·新知三联书店，2015：282-283.

的概念[1]。《尚书·禹贡》《管子·地员》的土壤分类，已经与现今的土壤质地分类相符合[2]。那么，作为古代医学科学集大成之作的《黄帝内经》，其理论建构自然离不开分类方法的应用。

1. 种属分类与《黄帝内经》理论的建构

相对而言，重视自然事物的认识，侧重于种属分类；重视社会人事的认识，偏向于相关分类。中医学对人体生命活动的研究，总体上以对自然事物的研究为主，必然运用基于事物本质的种属分类方法，来认识人体的生理、病因病机、病症以及药物等，把握各自的本质特征，以指导对疾病的诊断与治疗等。如就人的分类而言，《素问·上古天真论》在大量、长期的观察和经验积累基础上，发现由于男、女性别差异，导致肾中精气的生、长、壮、老、已的规律不同，科学地区分为男、女两类进行研究。进一步又将女性以七年、男性以八年为一个肾中精气的变化阶段，分别从"一七"到"七七"、"一八"到"八八"分类，来把握各个阶段肾中精气的变化和外在特征。通过这种符合规律的科学分类，人们认识了肾中精气与生长发育及生殖功能的关系。《灵枢·卫气失常》对人的分类，一是根据年龄划分为小、少、壮、老 4 类，即"人年五十已上为老，二十已上为壮，十八已上为少，六岁已上为小"；二是根据体型分为众人（正常体型）与肥胖两类，然后又以脂膏分布作为诊断的主要原则，以人体形体大小及上下称身作为分型标准，将肥胖分为"膏人""脂人""肉人" 3 类。此与现代肥胖学从预后角度出发，以"脂肪分布"作为线索的研究热点相吻合，是世界肥胖医学最早以"脂肪分布"为原则的分型方法[3]。《素问·痹论》对痹病的分类，从病因的角度划分为行痹、痛痹、着痹 3 类；从部位的角度划分为形体痹与脏腑痹，形体痹进一步又分为筋痹、脉痹、肌痹、皮痹、骨痹；脏腑痹又分为肺痹、心痹、肝痹、脾痹、肾痹、肠痹等。《素问·五常政大论》根据药物的毒性，分为大毒、常毒、小毒、无毒 4 类，以指导临床用药等。以上均体现了基于事物本质分类的方法。

2. 关联分类与《黄帝内经》理论的建构

《黄帝内经》的成书植根于中国传统文化土壤之中，受传统文化重视"象"、功能、关系思想的影响，其理论建构也充分运用了基于事物之"象"的关联分类方法，并常常呈现出一种阴阳、三才、四时、五行的模式分类与推理，其中尤以五行分类最具代表性[4]。五行学说对事物的分类，并不是依据事物的本质属性，而是以五行的功能属性为根据，对万事万物的动态之象，即功能特性及事物之间的行为动态联系进行综合，将其归纳为五大类别，作为对世界之象的整体划分，呈现出一种世界图式。与基于事物本质的种属分类相比较，如果说后者是对事物的一种纵向分类，五行分类就是对事物的一种横向分类，它跨越了时间与空间、自然与社会、物质与精神、有机物与无机物、动物与植物、形体与心理等事物自然属性的界限，忽略或抹杀了彼此的本质属性，试图在异类事物呈现的不同表象之间建立起必然联结，难免对表象做出牵强附会的解释。因此，这种以"象"为中介的分类

1. 杜石然，范楚玉，陈美东，等. 中国科学技术史稿（上册）[M]. 北京：科学出版社，1982：101-102.
2. 中国科学院自然科学史研究所地理学史组. 中国古代地理学史[M]. 北京：科学出版社，1984：208-211.
3. 仝小林. 脾瘅新论——代谢综合征的中医认识及治疗[M]. 北京：中国中医药出版社，2018：46-47.
4. 邢玉瑞. 中医模型化推理研究[M]. 北京：中国中医药出版社，2021：235-317.

体系，又具有原始思维的神秘和原逻辑的特征[1]。如列维·布留尔[2]所说："如果单从表象的内涵来看，应当把它叫作神秘的思维；如果主要从表象的关联来看，则应该叫它原逻辑的思维。"美国学者本杰明·史华兹[3]也指出："看来，在中国古代兴起的秩序观念能够包容甚至还能保存鬼神、诸神以及各种各样的'超自然'（在我们的意义上）现象。"中国哲学的这样一种"秩序"观念，与"超自然"或"巫术"存在着紧密的联系，正是古代文明"连续性"的体现。故吾淳[4]将这种五行分类称为比附思维，认为"比附形式的出现可以看作是一种比类思维的返祖现象，它是向比类思维源头的复归，复归到比类思维的哺乳时期。在比附身上我们重新看到了巫术的色彩，这可以说是潜藏在思维深处的原始细胞或野性因子的激活和复萌"。

　　由于《黄帝内经》借助于中国古代哲学思想研究人体的生命活动，中国古代哲学倾向于关联分类，而对具体生命现象的认识又离不开种属分类，因此，《黄帝内经》理论的建构更多是对上述两种分类方法的综合应用，两种方法的应用同时要受到实践效应的制约。以《素问·五脏别论》对人体内脏的分类为例，该篇有五脏、六腑、传化之腑、奇恒之腑之分，基于对内脏解剖与功能的初步认识，将人体内脏划分为心、肝、脾（胰）、肺、肾五脏与胃、大肠、小肠、三焦、膀胱之传化之腑，基本符合基于事物本质的种属分类的逻辑要求。然基于古人"天六地五，数之常也"（《国语·周语下》）的模式推理，五脏、六腑的分类在《黄帝内经》居于主导地位，也为后世医家所遵从，成为中医学对脏腑分类的规范。由于"天六地五"模式只能容纳十一个内脏器官，那么超出此数字模式的胆、女子胞，又与非内脏的脑、髓、骨、脉合并为一类，称为奇恒之腑。这一方面反映了人们当时对内脏器官认识的局限性，另一方面，也反映出将两种不同分类方法混用不可避免的逻辑矛盾，如胆属于六腑，又属于奇恒之腑，明显违背了在同一分类过程中，要根据同一标准进行分类的原则，呈现出界限不清、子项模糊的错误。另外，"脑为髓之海"（《灵枢·海论》），"诸髓者，皆属于脑"（《素问·五脏生成》），故脑也被称为"髓海"。这样，将精微物质与精微物质的储藏之处并列称为奇恒之腑，则明显不合逻辑，可以说犯了"标准混乱"的逻辑错误。

　　爱弥儿·涂尔干等[5]指出："科学分类的历史，就是社会情感的要素逐渐削弱，并且一步步地让位于个体反思的历史。"相对而言，中国传统文化形成了以关系即事物的相关性和相对性为中心的思想。中医学主要是以关系为其研究的对象，而以关系为认识的逻辑起点，势必将人的认识导向关联性思维，而使基于事物之"象"的关联分类处于优势地位。这种方法一方面为中医带来了整体性、辩证性等优势，但也造成了中医学直观性、经验性、模糊性等问题，对此应该有比较清醒的认识，而不能一味地赞美。犹如葛兆光[6]对两汉意识形态的评价所说："从西汉到东汉最终定型的意识形态是一个十分庞大的体系……庞大的体系笼罩与涵盖了一切，它给生存在其中的人们一个印象，即一切都臻于完美，人们只要在它那一套架构中调节自己的生活，补充自己的知识，完善自己的心灵，就一切圆满。于是

1. 邢玉瑞. 阴阳五行学说与原始思维[J]. 南京中医药大学学报（社会科学版），2004，5（1）：1-3.
2. 列维·布留尔. 原始思维[M]. 丁由译. 北京：商务印书馆，2014：80-81.
3. 本杰明·史华兹. 古代中国的思想世界[M]. 程钢译. 南京：江苏人民出版社，2004：31-32.
4. 吾淳. 中国思维形态[M]. 上海：上海人民出版社，1998：277.
5. 爱弥儿·涂尔干，马塞尔·莫斯. 原始分类[M]. 汲喆译. 北京：商务印书馆，2012：102.
6. 葛兆光. 中国思想史（第一卷）[M]. 上海：复旦大学出版社，2001：306.

在过分自足而完整的意识形态笼罩下，思想往往无从发展，而思想者也往往容易在充满了现成答案的思想世界中自甘沉默。"

（此文发表于《中华中医药杂志》2023 年第 9 期）

三、中医象思维中的逻辑问题思考

《中国中医基础医学杂志》2016 年第 12 期刊登了《〈黄帝内经〉象思维中的逻辑问题》一文，对象思维的逻辑问题进行了较为深入的思考，认为由于象思维在物与象的对应关系上，存在"一物多象""一象多物"等现象，由此造成与象思维相伴的象推论在逻辑学上出现推论结果的不唯一和不可逆[1]。该文实际上涉及中医思维方法研究中两个必须关注的重要问题，即象思维与逻辑思维的关系、象思维的逻辑推理方法或逻辑问题。由于该文作者在论述象思维的逻辑问题时，没有从逻辑学的角度加以认真思考，而得出了一些错误的结论，故提出以下商榷意见，以期引起同道的讨论。

（一）中医学领域象思维与逻辑思维的关系

中医学领域象思维与逻辑思维的关系，蕴含着如下三个问题：一是在中医学领域，象思维与逻辑思维分别应用的情况；二是象思维与逻辑思维之间的关系；三是象思维的逻辑规则问题。对于上述问题，由于研究难度等原因，以往关注甚少，有必要加以深入探讨。

从人类思维发展的趋势而言，总是由比较具体、形象的思维向着抽象、概括的方向发展，并且抽象、概括的能力越来越强。因此，象思维早于逻辑思维而出现，逻辑思维是从象思维中产生出来的。从中西方思维的差异而言，西方形而上学理念从亚里士多德以降均为不同实体，显示为实体性、对象性、现成性，把握实体，需要用理性的逻辑的概念思维，如定义、判断、推理等。中国的太极、道、心性、禅则显示为动态整体的非实体性、非对象性、非现成性，把握动态整体或非实体的太极、道等，则需要用悟性的诗意联想的象思维[2]。但象思维与逻辑思维又是密切相关的，从历时性的角度而言，王树人[3]认为在形成新概念、新判断、新推理的过程中，都有象思维的原发创生性参与其中。借助"象思维"发现和提出新问题后，新问题的具体解决，则有赖于概念思维。从空间角度而言，东西方思维虽然有倾向性差异，但都同时具有两种思维能力。故刘长林[4]指出：意象思维并不排斥抽象思维，而且需要与抽象思维合作，并将其统摄在自己的框架之内。杨国荣在对王树人《中国的"象思维"及其原创性问题》[5]一文点评中，更明确地指出："概念思维"与"象思维"是否彼此相分或对峙，似乎仍是一个有待进一步探讨的问题。以概念推绎等形式展开的思维过程，本身显然无法完全离诸如想象等活动，即使抽象如数学，也往往要借助于想象；另一方面，在思维的层面上，与"象""形"等具体形态相联系的意识过程，也总

1. 马作峰，黄密，姜瑞雪.《黄帝内经》象思维中的逻辑问题[J]. 中国中医基础医学杂志，2016，22（12）：1581-1582，1586.
2. 王树人. 中国哲学与文化之根——"象"与"象思维"引论[J]. 河北学刊，2007，27（5）：21-25.
3. 王树人. 中西比较视野下的"象思维"——回归原创之思[J]. 文史哲，2004，（6）：108-114.
4. 刘长林. 中国象科学观——易、道与兵、医[M]. 北京：社会科学文献出版社，2008：56-61.
5. 王树人. 中国的"象思维"及其原创性问题[J]. 学术月刊，2006，38（1）：51-57.

是在不同的意义上渗入了概念性的活动。当逻辑程序、概念推绎成为思维的经典模式时，智慧的多重表现形态往往便容易淡出人们的视野。以此为背景，关注逻辑与概念领域之外的"象""形"等，显然有不可忽视的意义。

中医学理论的建构与临床思维，究其实质，也是象思维与逻辑思维等多种思维方式的综合应用。如程雅群等[1]所提出中医原创思维是经验主义、理性主义、神秘主义的互补、结合和统一，其中的理性主义是重中之重。察类、求故、明理体现了中医原创思维的理性主义，从逻辑科学的角度说，《内经》运用了察类思维，《伤寒论》已经运用求故思维，巢元方《诸病源候论》是中医学求故之典范，张景岳是将明理思维引入中医学的代表性人物。近年来虽然有部分学者关注中医逻辑思维的研究，并取得了一定的成果[2、3、4]，但与过分强调中医特征思维方法的研究相比，应用逻辑方法开展中医学经典、理论以及临床思维的研究还十分薄弱，还远远不能适应中医现代化的需求，亟待进一步加强[5]。

有关象思维规律的研究相对较少，刘长林[6]提出意象思维必须遵守形式逻辑，还应有自己特有的逻辑，意象思维的逻辑规律，一是时行律——"与时偕行"；二是易简律——"易简而天下之理得"。

（二）关于象推论"不唯一和不可逆"的商榷

基于象思维与逻辑思维密切相关，以及中医学领域二者的综合运用，而且如刘长林所说意象思维必须遵守形式逻辑，对中医学象思维中的逻辑问题的探讨，必须紧密联系逻辑思维的相关知识加以考察，否则很容易得出错误的结论。《〈黄帝内经〉象思维中的逻辑问题》一文认为由于象思维在物与象的对应关系上存在"一物多象""一象多物"等现象，造成与象思维相伴的象推论在逻辑学上出现推论结果的不唯一和不可逆，并将此视为象思维的缺陷，提出应该保持清醒认识，需要正确面对。但其论证过程明显存在问题，违背了逻辑思维的基本规则。

首先，就象推论的不唯一性而言，实际上已经涉及事物因果关系的问题。因果联系具有复杂性和多样性，往往会出现一果多因、同果异因，一因多果、同因异果，多因多果、复合因果等情况。如"风胜则动"与"火胜则动"，即属于一果多因的情况。对此情况，如果我们从已经出现的结果出发去追溯其原因，只能得出或然性的结论。例如临床常见的发热，由肺炎会引起发热，推测出"患者可能患肺炎"的诊断可能正确，也可能不正确，因为普通感冒、流行性感冒、急性扁桃体炎、胆囊炎、急性阑尾炎、伤寒、肺结核等多种疾病均可引起发热，并非只有患肺炎才能发热。这是因为前件肺炎是后件发热的充分条件，从肺炎可以演绎出发热，但前件肺炎并不是发热的必要条件，许多原因均可引起发热。肯定前件肺炎可以肯定后件发热，肯定后件发热却不能因此肯定前件肺炎，即从推理形式上

1. 程雅群, 程雅君. 论中医原创思维中的理性主义[J]. 中华文化论坛, 2016, 3（3）：119-124.
2. 邢玉瑞. 中医思维方法[M]. 北京：人民卫生出版社, 2010：66-94.
3. 任秀玲. 中医理论范畴——《黄帝内经》建构中医理论的基本范畴[M]. 北京：中医古籍出版社, 2001.
4. 周山. 中国传统类比推理系统研究[M]. 上海：上海辞书出版社, 2011：41-104.
5. 苗彦霞, 邢玉瑞. 中医逻辑思维方法研究述评[J]. 陕西中医药大学学报, 2016, 39（4）：1-5.
6. 刘长林. 中国象科学观——易、道与兵、医[M]. 北京：社会科学文献出版社, 2008：202-238.

看，溯因推理不符合演绎推理中充分条件假言推理规则，得出的诊断结论具有或然性。

再如该文所举"增水行舟"与"提壶揭盖"，该文认为前者具有推理的唯一性，而后者不具有唯一性。其实此二者都是典型的取象类推，即在观物取象的基础上，发现不同现象或事物之间的相似性，进而采用比喻、象征的方法以说明问题。这种象思维模式只考虑不同现象或事物之间是否具有相似性，而不要求推理的唯一性。如以该文作者认为具有推理唯一性的"增水行舟"而言，不仅可以说明人体大肠津液不足造成便秘，治疗采用润肠通便之法；同样也可以说明阴虚血瘀或血虚血瘀，治疗采用滋阴行血或补血活血等治疗方法。

其次，就象推论的不可逆而言，该文作者虽然也提到逻辑学上推论不可逆本来是非常常见的现象，但又强调如果出现了推论结果不可逆，就会给人以不够严谨的印象，这恰恰是逻辑知识欠缺的表现。以所举《素问·阴阳应象大论》"燥胜则干"为例，该文作者认为根据"燥胜则干"并不能推出干涩一定是燥邪，即由 A 至 B 成立，由 B 至 A 不完全成立。如果人体出现了干涩的病变，也可能是因为瘀血、血虚、火邪或热邪等。此乃该文作者不懂得逻辑学的基本规律，而出现了论述的错误。从逻辑学的角度而言，"燥胜则干"为一充分条件假言命题，即断定事物情况之间充分条件关系的假言命题。充分条件假言推理的有效式有肯定前件式和否定后件式，而无效式为否定前件式和肯定后件式。也就是说，对于"燥胜则干"这一充分条件假言命题，肯定后件并不能肯定前件，犹如我们说"下雨后地面会潮湿"，但不能由地面潮湿推出一定是下雨了。

由此可见，该文作者所提出的象思维推论结果具有不唯一和不可逆的问题，其实是因果关系复杂性的反映，也是逻辑学已经研究明白的问题，而与象思维并无关系。

冯契先生[1]在论中国古代哲学的逻辑发展时指出："不论是人类的认识发展（哲学史、科学史等），还是个体的智力发展，都要经过察类、求故、明理这些认识环节。'察类'就是知其然，'求故'在于知其所以然，'明理'则是知其'必然'与'当然'。由知其然到知其所以然，再到认识必然与当然，是一个认识的深化和扩展的过程。"中医学的逻辑发展也遵循着这一认识发展的历程，因此，在当代重视象思维等中医学特征思维方法的同时，也必须认真研究中医学的逻辑思维及其与象思维的关系，通过不同思维方法的交融，以确保思维结果的准确性，提升中医学术理性发展的水平。

（此文发表于《中国中医基础医学杂志》2017 年第 8 期）

四、论中医象思维与逻辑思维的关系

象思维是近十年来中医思维领域研究的热点，其特点也受到人们的关注。由于对象思维本身认识的混乱，对象思维特点的认识也不一致，如姚春鹏[2]认为象思维的基本特征为有象性、整体动态性、非逻辑性和直觉体悟性。孟庆岩等[3]认为《内经》象思维特点具有有象性、关联性、时空性、可知性。大致上可以将象思维的特点概括为形象性、整体性、

1. 冯契. 智慧的探索（第八卷）[M]. 上海：华东师范大学出版社，1997：229.
2. 姚春鹏. 象思维的基本特点[J]. 中医杂志，2014，55（18）：1531-1534.
3. 孟庆岩，相光鑫，颜培正，等. 《内经》象思维的特点及应用[J]. 吉林中医药，2017，37（1）：1-4.

直观性、全息性、动态性、时序性、创生性、或然性等[1]。《中国中医基础医学杂志》2018 年刊登的《象思维的思维特点探析》[2]一文，从逻辑思维与非逻辑思维的关系角度来探讨象思维的思维特点，可谓独树一帜，颇有启发意义。但文中存在概念不清、逻辑混乱之处，这些地方值得商榷，需要予以进一步辨析。

（一）关于概念不清的问题

国内思维科学研究的兴起，大约始于 20 世纪 80 年代，以钱学森《关于思维科学》（1984 年）的出版为标志。关于象思维的研究，主要兴起于 2000 年以后。由于思维科学研究难度很大，加之相关研究时间相对较短，导致思维领域概念不清甚或错误的现象较为普遍。就《象思维的思维特点探析》一文而言，首先，关于象思维的含义，文章开篇引用了刘长林、王树人对于象思维的定义或认识，其后自己又重新加以定义，这样关于象思维就有了三种不同的解释。刘长林从思维客体的角度定义象思维，简言之，象思维就是研究客体现象层面整体规律的思维方法；王树人主要从思维目标的角度定义象思维，认为"象思维"是借助象的流动与转化，以达到与宇宙整体之象或"道"一体相通的"把握"[3]。而该文作者将象思维定义为借"象"之形式而搭建现象与规律关系的学说，这种将思维方法定义为一种学说的做法，本身就违反了定义的基本规则；另外，由于对定义并没有展开说明，如何借"象"之形式搭建现象与规律的关系，也就不是很清楚了。如此去进一步探讨象思维的特点，就有概念不确定、基础不牢固的问题。

其次，该文提出象思维可以概括为三个层次，即物象、意象、大象，认为当具体的物象被主体感知到就称为意象。这里对意象的定义有将表象与意象混同之嫌。从思维科学的角度而言，表象与意象是有质的区别的，表象只是对物象的摄影、复写，是一种观念性形象，虽然作为感性认识的最高形态，但它仍然是对个别、具体的事物形象的反映，没有超出现象的、表面的、直接的认识阶段。意象是主体以表象为原材料，经过分析、综合、抽象、概括等，按照主体的目的重新构建起来的形象，是一种能动的理性形象，如太极图、河图、洛书、卦象等。与表象相比较，意象更能反映事物的本质，也更深刻、更鲜明，属于认识的高级阶段——理性认识阶段。另外，意象不仅是以往象思维的结晶，同时又是整合、加工新形象的思维结构或模式，通过意象不仅能够对物象特征进行选择、识别、解释，还能从已知进入未知。如太极图即蕴含着太极阴阳衍生律、太极阴阳全息律、太极阴阳对待统一律等哲学思想，成为中医学认识人体生命活动的模型，中医学家据此分别提出了太极动静说（朱丹溪）、太极阴阳说（张介宾）、太极命门说（孙一奎、赵献可、张介宾）、太极脾中宫说（邵同珍、黄元御）、太极衍生三阴三阳说（郑钦安）、草木各得一太极论（吴鞠通）等。由上可见，表象只是感性的观念形象，意象则是理性的观念形象；表象只为象思维提供加工的原材料，而意象作为象思维的细胞，犹如概念之于逻辑思维一样，贯穿于象思维过程的始终。

1. 邢玉瑞，王小平，鲁明源. 中医哲学思维方法研究进展[M]. 北京：中国中医药出版社，2017：275.
2. 张翀，杨化冰，王平. 象思维的思维特点探析[J]. 中国中医基础医学杂志，2018，24（10）：1341-1343.
3. 王树人，喻柏林. 论"象"与"象思维"[J]. 中国社会科学，1998，（4）：38-48.

（二）关于逻辑错误的问题

中医学理论建构与临床思维方法，涉及经验思维、象思维、逻辑思维、辩证思维、直觉与灵感思维等多种，方克立[1]指出：中医思维是一个感性经验思维、理性逻辑思维和悟性直觉思维多种形式互相交织、互相补充的复杂系统。他对钱学森提出的"唯象中医学"概念进行质疑，这个"唯"字是不是用得太绝对了？把中医看作是完全从现象概括、总结出来的理论，从思维方式来说就是经验思维、唯象思维，而看不到察类、求故、明理的逻辑思维在中医理论形成和发展过程中的作用。这与中医学界一些人只讲"象思维"、过分夸大"象思维"的作用和意义有些相似。大概正是由于专注于象思维，而忽略了中医学中的逻辑思维问题，《象思维的思维特点探析》一文在论述过程中出现了明显的逻辑错误或混乱。如文中一方面认为逻辑思维是自然科学最重要的思维方式，自然科学属性应该是中医学最主要的属性，由此得出中医学应该具有逻辑思维；另一方面引用刘长林、周瀚光等学者的研究成果加以论证，如引用周瀚光有关研究中医逻辑学是中医实现现代化的必由之路，中医的逻辑思维方法具有一种辩证逻辑与形式逻辑相统一而以辩证逻辑为主，演绎逻辑与归纳逻辑相统一而以演绎逻辑为主的独特风格[2]的观点，很明显曲解了周瀚光等所强调的中医学要重视逻辑思维方法的原意，以此来论证象思维以逻辑思维为基础的做法，纯属张冠李戴。由此提出的象思维以逻辑思维为基础，以非逻辑思维为主导的观点，自然就值得商榷了，而且基础与主导是什么关系，也难以说清。

再如该文为了强调象思维以非逻辑思维为主导，提出物象、意象、大象层次均有直觉思维，在论物象层次直觉思维中，一方面认为"直觉思维是指对一个问题未经逐步分析，仅依据内因的感知迅速地对问题答案做出判断、猜想"；另一方面又认为"物象层次中人类通过感觉和知觉接触世界万物，从而获得万物的象"，即通过感、知觉认识事物的形象信息。前后论述难以自洽。后文又说"直觉思维虽然是一种无意识的思维活动"，那么有无意识的感觉和知觉吗？其实象思维与逻辑思维都要以感性认识的表象为基础，在对感性认识进行加工时，都要采用比较、分类、分析、综合、抽象、概括等方法。只不过象思维对形象信息进行初步的形象性加工，形成一系列反映一类事物的共同的、一般特性的意象，然后通过想象去推知一个事理。而逻辑思维对形象信息进行抽象性加工，形成一系列反映一类事物的共同的、一般特性的概念，按照概念、命题、推理等方式进行思维。另外，该文所论大象层次中的直觉思维、想象思维和灵感思维，将想象与直觉、灵感并列，也不符合逻辑，因为想象是在认识与改造世界过程中，根据实际需要与有关规律，对头脑中以往储存的各种信息进行重组、改造，形成新的意象的思维活动，一般认为是象思维的一个环节而已，不宜与直觉思维、灵感思维相提并论。其他如将"气"视为大象，也值得商榷，因为气毕竟是古人借助具体物象对宇宙本原的一种认识，并没有完全脱离物质性、经验性，与王树人所言《周易》的卦爻之象、道家"无物之象"的道象、禅宗回归"心性"的开悟之象的大象、原象，有着本质上的区别。

1. 方克立. 要重视研究钱学森的中医哲学思想[J]. 中国哲学史，2018，（1）：42-44.
2. 周瀚光. 论中医学的逻辑思维方法[J]. 中医药文化，2007，24（1）：10-13.

（三）象思维与逻辑思维的关系

　　虽然《象思维的思维特点探析》一文存在上述缺陷，但该文与以往中医学主要关注象思维与逻辑思维的区别相比较，提出了象思维与逻辑思维有什么联系的科学问题，尽管其观点不完全正确，论证过程中存在种种缺陷，但该问题的提出却有一定的启迪作用。关于象思维与逻辑（概念）思维的关系，王树人[1]在提出象思维概念时已有所论述，他认为二者的关系可概括为相反相成，主要表现在两个方面：一是从思维发生学的角度而言，象思维是比概念思维更加基础和本原性的思维方式，概念思维方式一直以象思维为依托，是从象思维中产生出来的；二是象思维的原发创生性所提出的新问题，需要经过概念思维的具体分析和论证，然后在此基础上开展设计和实验，甚至反复论证和实验，才能使所提出的新问题得到解决。此外，象思维与逻辑思维主要按照思维的细胞是以象为主还是以概念为主的方法划分，二者之间尚存在着渗透、包含的关系，并不能截然分开。象思维不仅包含着类比推理的成分，而且包含着逻辑思维中归纳、演绎推理的成分。它往往是先通过归纳提取共象，然后以共象为基础对个象进行演绎推理，阴阳、五行之象的推演就是其典型形式[2]。这是象思维不同于形式逻辑类比推理的重要一点。所以该文认为象思维是逻辑思维与非逻辑思维协同运作的结果，还是有一定道理的。

　　尽管中医思维已成为中医学领域研究的热点之一，近几年来每年发表的相关论文都在100 篇以上，但低水平重复、概念混乱、逻辑错误的现象十分严重。为了促进中医思维研究的发展，特就《象思维的思维特点探析》一文提出一点商榷，由于思维问题的复杂性，也可能有不当之处，仅供大家争鸣而已。

（此文发表于《中国中医基础医学杂志》2020 年第 11 期）

五、中医思维相关概念辨析

　　随着人们对中医思维方法的重视，中医思维一词成为中医学术领域的热点词汇，以中医思维为主题检索，2014～2018 年度可检索到的词条为 841 条，而 2019～2023 年度可检索到 1123 条，增加了约三分之一。然而对于中医思维的内涵、外延的讨论甚少，不同的学者常常在不同语义下使用，相关概念混淆不清，不仅影响学术的交流与传播，也造成了中医思维研究方面的困境，故有必要对有关中医思维的一些概念加以深入研究。

（一）思维是什么

　　要搞清楚中医思维的内涵、外延，首先必须搞清楚什么是思维。思维在日常生活中也被称为"思考"或"想"，尽管我们每个人每天都在思维，但很少有人认真地思考一下"思维"的定义和特点。思维是什么？迄今为止没有任何一个定义可以准确地描述出这一"地球上最美丽的花朵"。怎样准确界定思维？实际上是一个十分复杂的难题。

　　纵观现代中外学者对思维的定义，大致可以概括为以下几种：一是以间接反映论的观

---

1. 王树人. 回归原创之思——"象思维"视野下的中国智慧[M]. 南京：江苏人民出版社，2005：10-12.
2. 邢玉瑞.《黄帝内经》研究十六讲[M]. 北京：人民卫生出版社，2018：243-244.

点来界定思维概念，《心理学大辞典》定义为："认知活动的一种。人脑借助言语、表象或动作实现的、对客观现实的概括和间接的反映。反映的是事物的本质特征和事物之间的内在联系。"[1]间接反映论的思维观体现了反映论的心理观，主要是运用符号语言的逻辑思维概括经验事实，而动作思维、形象思维、经验思维、直觉思维等则被排除在外，以这种定义去概括或反映思维的动态发展，也就难免胶柱鼓瑟。二是从解决问题的思维观出发，基于信息加工的理论，将思维界定为人脑接受、加工、存储和输出信息以指导人的行为的整个活动和过程，包括了感性到理性的全部认识活动。三是基于现代认知科学，认为思维作为一种复杂的认知活动，不仅包括推理、决策和解决问题等理性过程，还应把人在认知过程中与思维相关的情感因素包含在内。周振华[2]认为思维的生理心理基础是记忆，情感是动力和评价修正因素，语言则是内外表征的主要形式。由此可以认为思维是指向问题解决、反映与建构、理性与情感、认识与实践、主观与客观、主体与客体辩证统一的一系列心理活动。上述不同的思维定义，从"种差+临近的属"概念内涵定义的角度而言，只是种差的区别，而临近属概念相同，均指"活动"，也就是说，思维归根结底是人的一种心理活动。

（二）中医思维是什么

关于中医思维是什么，以往也有个别学者进行了研究，其中当以赵文等[3]《中医思维的内涵与外延》一文最有代表性。该文认为中医思维的内涵为整体观念，主要表现在人体的空间整体、天人合一和时间整体3个方面；外延主要应用体现于中医各学科中，如中医基础理论、中医诊断学、中药学、方剂学、中医内科学等。这里首先是对概念内涵、外延认识不清，从逻辑学的角度而言，概念的内涵是指对事物对象本质属性或者特有属性的反映，外延是指具有某种本质属性或者特有属性的事物的对象范围。整体观念严格来讲是中医思维的哲学观之一，并不能完全反映中医思维的本质属性；所述外延则是中医思维方法的应用范围，并不等同于中医思维的外延。该文作者同时又将中医思维界定为中医人在从事医学活动过程中用以认知和解决人体健康和疾病问题的思维现象，这也很不严谨，首先医学活动还包括了西医学活动，其次也不能说中医思维是思维现象，现象如何用来认知和解决问题呢？刘英锋[4]提出中医思维有一静一动两个内涵，动者指中医学主体以中医理论为依据，运用对生命活动相关的感性材料进行加工处理的方法和途径，来进行思考活动的过程……静者指上升为理论的认识，如藏象学说、阴阳学说、五行学说，为固化产物。这里首先将中医思维界定为方法和途径，混淆了中医思维活动与方法的区别；其次是将理论认识如藏象学说等归属于中医思维，混淆了思维与知识的区别。张伯礼[5]认为中医思维分为中医哲学思维方法与临床中医思维方法，认为中医药学充分吸收了古代哲学思想，建立了以直观的综合的整体思维为主线、以象数思维推衍类比为基础、以动而不息的恒动变易思维为把握、以追求中和平衡思维为目的的系统哲学思维方法；中医学将古代哲学思维具

1. 林崇德，杨治良，黄希庭. 心理学大辞典[M]. 上海：上海教育出版社，2003：1185.
2. 周振华. 思维的认知哲学研究[M]. 北京：科学出版社，2018：88-90.
3. 赵文，林雪娟，闵莉，等. 中医思维的内涵与外延[J]. 中华中医药杂志，2020，35（1）：46-49.
4. 刘英锋. 中医思维方法与实训[M]. 北京：中国中医药出版社，2020：15.
5. 张伯礼. 中医思维与实践养成[J]. 中国中医基础医学杂志，2017，23（5）：593-594.

体实用化，衍生了临床中医常用的思维方法，主要包括天人合一、整体观念、养生保健、辩证论治、复方治疗五个方面。这里一方面是将中医思维等同于中医思维方法，另一方面则将哲学观、具体诊疗措施并列，一起隶属于中医临床思维方法，明显逻辑层次不清。张谨枫等[1]认为中医思维的内涵是中国传统文化的集中体现；"中医思维的组成部分及其有机统一，包含了类比、演绎、抽象、归纳、外揣、反证、直觉等，是独特的人文和生命医学模式"。相关表述混乱，对中医思维的定义，更是不着边际。于瑞等[2]认为中医思维是中医师在整个医疗过程中，以中医理论为依据，运用思维工具，分析判断，形成、实施决策和验证结果，以探求疾病本质与治疗规律的思维活动过程。这一定义较为接近中医思维的本质，但概括明显不全，没有涉及中医理论的建构思维等，大致属于中医临床思维的定义。李根林等[3]一方面将中医思维界定为"中医人在运用中国传统文化的知识认识和解决人的健康及疾病的实践过程中，在从事中医医学活动过程中所表现的思考活动"；另一方面又认为"中医思维是通向中医学的桥梁……就是古代中医人创造中医学和现代人学到中医学的认知之路"。这里虽然对中医思维的定义较为准确，但定义显得烦琐；同时，称中医思维是"桥梁"或"路"，明显是指中医思维方法，如此则混淆了中医思维与中医思维方法的区别。

如何界定中医思维，必须回归思维是人脑接受、加工、存储和输出信息以指导人的行为的整个活动和过程这一本质属性。思维活动势必涉及思维的主体、对象（客体）及思维的工具（方式/方法），如此，中医思维可以定义为以中国传统哲学观为指导思想，采用一定的思维工具来认识世界与人体生命活动，构建中医药理论与开展临床诊疗实践的活动。从思维工具的角度而言，中医思维大致可以划分为象思维（象数思维）与逻辑思维（形式逻辑、辩证逻辑）；从思维的表现形式而言，则有经验思维、直觉与灵感、系统思维等。这一分类也从一定程度上体现了中医思维的历史发展阶段。

（三）中医思维方法是什么

中医思维方法的研究可谓十余年来中医研究的热点之一，特别是象思维与隐喻思维，但关于中医思维方法是什么的问题，却很少有学者涉及。要明确中医思维方法的概念，首先应该明确方法与知识的关系。任何门类的科学，其内容都可划分为科学知识与包括思维方法在内的科学方法，二者既有区别又密切相关。就思维方法与理论知识的区别而言，理论知识是过去研究活动的最终成果，它是对已知事物的认识；而思维方法则是进行未来研究活动的手段，它所面对的是未知的事物和领域。如象思维属于思维方法，而借助于象思维建构的中医藏象学说，则属于理论知识。就思维方法与理论知识的联系而言，一方面思维方法决定着理论知识的产生及其性质；另一方面，理论知识一经证明是正确、有效、科学的，那么它在同一知识领域，甚至在不同领域建立其他新理论的过程中，作为出发点和条件，在实质上起着思维方法的作用。但对于一门学科而言，二者又有着明确的区别，思维方法提供关于研究对象客观现实的本质特性和关系的知识，而理论知识是指有关研究对象的本质特性和规律性的知识，故思维方法与理论知识不能画等号。另外，由思维产生应

1. 张谨枫，徐丹，何艺娟，等. 浅析中医思维的培养[J]. 中医药通报，2022，21（10）：23-25，31.
2. 于瑞，朱明军，李彬. 中医临床思维模式的建立及能力培养[J]. 中国中医药现代远程教育，2019，17（3）：13-14.
3. 李根林，禄保平，王海莉. 中医思维学[M]. 北京：中国中医药出版社，2022：18，39.

对环境变化的方案和行为，与中医临床诊疗实践相关，但思维方法属于较高层次的、临床各科共性的方法，不能等同于临床诊疗路径、指南之类。

当然，中医思维方法产生于中国传统文化的土壤中，自然受着天人合一、气一元论、道法自然、恒动变易、中和协调、形神合一、常变相关等哲学观的影响。基于上述认识，中医思维方法可定义为以中国传统哲学观为指导思想，认识世界与人体生命活动，构建中医药理论与开展临床实践活动的手段、方式和途径。其外延包括理论建构、临床实践、科学研究中所采用的基本思维方式、方法，以及运用中医药理论知识指导临床诊疗、科研活动的方法等。由此中医思维方法体系框架可分为哲学观、思维方式与方法、中医临床思维三大板块。其中哲学观主要有天人合一、气一元论、道法自然、恒动变易、中和协调、形神合一、常变相关等。思维方式如经验思维、象思维（象数思维）、逻辑思维（形式逻辑、辩证逻辑）、系统思维、直觉与灵感；思维方法如顺势思维、求同思维、求异思维、逆向思维、溯因思维、决策思维等；而分析、综合、比较、概括、抽象、判断、推理（归纳、演绎）、类比、隐喻、想象、联想等方法当隶属于相应的思维方式之下。中医临床思维是中医师在整个医疗过程中，运用中医药理论知识与思维工具对患者、所患病证或相关事物及现象，进行一系列的调查研究、分析判断，形成、实施决策和验证结果，以探求疾病本质与治疗规律的思维活动过程，实质上是各种思维方式和思维方法的综合运用。

（四）中医原创思维是什么

关于中医原创思维，王永炎[1]明确指出："所谓原创思维，是指特有的、与众不同的、创造性的思维方式。"中医学"是通过与西医学完全不同的视角与思维方式所形成的具有特定概念与理论的医学体系……是真正意义上的原创思维。中医学以形象思维和整体观念为核心，重视临床医学，其原创思维既体现了科学与人文融合，也强调天人相应、调身与调心并重。"王琦[2、3]认为"原创"一词"具有时间第一性及唯我性"，著有《中医原创思维研究十讲》，提出中医原创思维模式是中国传统医学认识自然生命现象、解决医疗实践问题的特有的思维方式，其内涵是"取象运数，形神一体，气为一元"的整体思维模式，即中医学的"象数观-形神观--元观"。这里取象运数即象数思维，无疑属于思维层面的问题。但将"形、神、气"这些属于理论层面的概念纳入思维模式之中，则有思维模式与中医理论混淆之嫌。多数学者则将中医原创思维界定为意象思维或象数思维[4、5、6]。

笔者通过对中医原创思维的问题研究认为，从思维发生与演变的角度而言，中医学具有颇具特色的思维方法体系，但很难说中医学的思维是特有的、与众不同的、独创的思维方式，即所谓中医原创思维；从思维方式与思维结果、创造性思维与原创思维的关系角度而言，应称之创造性思维，而非"原创思维"；在对中医思维的研究过程中，应区分思维科

1. 王永炎. 概念时代应重视中医学原创思维的传承与发展[J]. 中华中医药学刊, 2008, 26（4）: 677-679.
2. 王琦. 关于中医原创思维模式的研究[J]. 北京中医药大学学报, 2012, 35（3）: 160-164.
3. 王琦. 中医原创思维模式的提出与论证[J]. 中医杂志, 2012, 53（6）: 458-460.
4. 郭刚. 意象思维: 中医哲学的原创思维意蕴——兼论其对中国哲学的贡献[J]. 自然辩证法通讯, 2014, 36（1）: 87-91, 127.
5. 马晓彤. 中医原创思维模式的理论与实践特征[J]. 科学中国人, 2012,（23）: 40.
6. 赵中国. 论中医原创思维模式的象思维本质与科学性品质[J]. 中华中医药杂志, 2015, 30（4）: 1004-1006.

学与中医学研究对象的差异，不应将中医理论层面的东西混入中医思维研究范畴之中[1]。从思维发生与演变的角度，可以说不同的思维方式在不同的人类群体中都存在，由于历史、地域文化、研究对象等诸多因素的影响，人们对不同思维方式的运用，自觉或不自觉地有所偏重，长此以往，形成一定的思维定势，造成不同民族、学科思维方式各具一定的特点，并形成各具特色的思维方法体系。或者说不同的人类群体中存在着同样的思维方法要素，只是思维方法要素所形成的结构模式不同而已[2]。今从中医思维方法定义的角度，对以往的认识似乎有修订的必要。由于中医药理论知识具有一定的原创性，因此，运用中医药理论知识解决临床问题的中医临床思维方法，也可以称之为中医原创思维。

综上所述，中医思维概念内涵的核心是主体运用一定的工具作用于客体的一种活动，那么对中医思维工具的认识与研究，即形成中医思维方法，如以象（包括物象、意象）为思维工具者称为象思维，以概念为思维工具者称为概念思维或抽象思维。对中医思维方法的驾驭水平，即为中医思维能力。而对中医思维活动机制的现代科学探索，则涉及中医思维的心理、神经机制等领域。如此，明晰中医思维的相关概念，就可以避免出现笼统地提中医思维，或中医思维培养、中医临床思维培养、中医思维教育、中医思维考核评价体系、古中医思维等似是而非的说法。如崔志林等[3]提出将中医思维切实融入中医药人才培养全过程，构建形成基于中医思维培养的中医药人才系统教育模式，其所言中医思维当指中医思维方法及能力。章美玲等[4]所言"重视学生运用中医思维收集临床病历的能力"，应该是指运用中医思维方法。王兵等[5]所言中医思维培养当指中医思维方法或中医思维能力的训练。周平生等[6]所言中医思维教育、培养中医思维，当指中医思维方法的教育及培养中医思维能力。谢小燕等[7]所言中医思维考核评价体系当指中医思维能力考核评价体系。一个学科，只有概念明晰准确，形成逻辑层次清晰的体系框架，才能更有效地指导学科的发展。上述中医思维相关概念的运用不当，也进一步说明厘清中医思维相关概念内涵、外延的重要价值。

（此文发表于《陕西中医药大学学报》2025 年第 1 期）

六、中医象思维相关概念辨析

象思维可谓近十年来中医思维领域研究的热门议题，甚或被等同于中医思维，相关研究认为象思维包括观象、构象、比象、抽象[8]，或者将中医原创思维界定为意象思维或象

1. 邢玉瑞. 关于中医原创思维模式的再认识[J]. 医学争鸣，2015，6（1）：23-26.

2. 邢玉瑞. 中医思维方法·方法体系卷[M]. 北京：科学出版社，2023：35.

3. 崔志林，郭宏伟，董维，等. 中医思维融入中医药人才培养路径研究[J]. 中医教育，2022，41（6）：5-9.

4. 章美玲，刘英锋，李富，等. 基于临床思维培养的中医专硕培养模式改革实践——以江西中医药大学岐黄国医书院为例[J]. 江西中医药大学学报，2022，34（5）：97-99.

5. 王兵，陈斌，孟璐，等. 基于中医思维培养的"二阶三悟"《内经选读》教学改革与实践[J]. 时珍国医国药，2023，34（4）：981-983.

6. 周平生，熊学平，程仕萍. 留学生中医思维教育的几点思考[J]. 中医临床研究，2011，3（8）：101-102.

7. 谢小燕，徐霄潇，王梅，等. 中医思维考核评价体系探索与实践[J]. 云南中医学院学报，2022，45（5）：88-92.

8. 仝小林，郑玉娇，刘文科，等. 浅谈现代中医思维模式及其临床应用[J]. 中医杂志，2017，58（13）：1104-1107.

数思维[1、2、3]。象思维也被写入全国中医药行业高等教育"十四五"教材《中医基础理论》（新世纪第五版）之中，该教材提出"象思维是以直观的形象、物象、现象为基础，以意象、应象为特征和法则来类推事物的发展变化规律，从而认识生命、健康和疾病的思维方式"，"主要包括形象思维、意象思维和应象思维三种思维方式，以形象思维为根本，以意象思维为特征，以应象思维为法则"[4]。虽然对象思维之"象"、象思维的概念，相关学者多有论述[5、6]，笔者多年前也曾进行过辨析，但至今概念混乱的现象仍然普遍存在，有必要进一步加以梳理厘清。

（一）形象与形象思维

形象，《辞海》解释与思维相关的含义有二：一是指形状相貌；二是指"根据现实生活各种现象加以艺术概括和虚构所创造出来的负载着一定思想情感内容、富有美感特点的具体生动的艺术符号载体"，包括语言、音乐、绘画、形体动作等，并将形象思维仅仅界定为"在艺术欣赏和艺术创作过程中所进行的主要的思维活动和思维方式"[7]。虽然形象思维的研究受到国内外学者的普遍关注，如钱学森将其纳入思维科学的范围，认为"形象思维应该是我们当前研究思维科学的一项最重要的任务""建议把形象（直感）思维作为思维科学的突破口"[8]。国内也出版了不少相关著作，较有代表性的如《形象思维学》（杨春鼎，吉林人民出版社，2010年）、《形象思维史稿》（李欣复，山东教育出版社，1998年）、《形象思维基础》（丁同成等，高等教育出版社，2007年）、《形象思维学原理与应用》（蒋卫东，南京大学出版社，2022年）等。但"形象"是什么？各家认识并不完全一致。在汉语中，形象一词首见于孔安国《尚书注疏》："审所梦之人，刻其形象"。一般认为，形象是事物具体可感知的形态、相貌。宗坤明[9]从形象发生的角度指出："从总体上看，客观世界上的形象可分为两大类：一类是自然物、社会物和人体本身的形象，即具有实在性的形象；另一类是在一般人的心目中都能产生的意象和艺术创造的形象，即意识形态的形象"。田运[10]提出形象的涵义一定要包括三部分："①它是人脑摄取的外界事物的映象；②这种映象在具备适当条件的情况下可以以物化的形式再现出来；③这种再现物可以为人的感觉所把握"，如此将形象分为感觉形象、实践形象和观念形象三类。蒋卫东[11]在罗列出10种形象的定义后，将形象定义为"形象是事物的本体象，形象是事物本体象的反映，形象是事物本体象的再现"，换言之，"形象是物质存在的可视全貌，大脑中的表象，

1. 郭刚. 意象思维：中医哲学的原创思维意蕴——兼论其对中国哲学的贡献[J]. 自然辩证法通讯，2014，36（1）：87-91，127.
2. 马晓彤. 中医原创思维模式的理论与实践特征[J]. 科学中国人，2012，（23）：40.
3. 赵中国. 论中医原创思维模式的象思维本质与科学性品质[J]. 中华中医药杂志，2015，30（4）：1004-1006.
4. 郑洪新，杨柱. 中医基础理论[M]. 新世纪5版. 北京：中国中医药出版社，2021：39.
5. 张其成. 中医哲学基础[M]. 北京：中国中医药出版社，2004：290.
6. 王永炎，张启明. 象思维与中医辨证的相关性[J]. 自然杂志，2011，33（3）：133-136.
7. 夏征农，陈至立. 辞海[M]. 6版. 上海：上海辞书出版社，2009：2569.
8. 钱学森. 关于思维科学[M]. 上海：上海人民出版社，1986：137-141.
9. 宗坤明. 形象学基础[M]. 北京：人民出版社，2000：56.
10. 田运. 思维论[M]. 北京：北京理工大学出版社，2000：107-108.
11. 蒋卫东. 形象思维学原理与应用[M]. 南京：南京大学出版社，2022：3，56-60.

知形知象后的形象，想象出新的心象和意象"，并指出"形象是一个系统，主要有七个方面：客观形象（物象），反映形象（表象），联系形象（联象），想象形象（具象），创象形象（心象），审象（象真象假），改观形象（转化后物象）"。由上可见，形象包括了物象和意象，也可以代替物象和意象来使用；而物象或意象却不能在普遍意义上代替形象来使用[1]。

关于形象思维的定义，中外学者缺乏统一的认识，故《思维科学研究》在对中外形象思维的由来、发展总结的基础上，提出"形象思维又是十分复杂的问题……我们在这里也得说：形象思维是难的"[2]。杨春鼎[3]对形象思维有较为深入的研究，他认为"形象思维是在对形象信息传递的客观形象体系进行感受、储存的基础上，结合主观的认识和情感进行识别（包括审美判断），并用一定的形式、手段和工具（包括文学语言、绘画线条色彩、音响节奏旋律及操作工具等）创造和描述形象（包括艺术形象和科学形象）的一种基本的思维形式"。形象思维由五个过程构成，即形象感受、形象储存、形象识别、形象创造和形象描述。就人类形象思维而言，可分为艺术与科学、显意识与潜意识的形象思维。张平增等[4]将形象思维定义为：把各种感官所获得并储存于大脑中的客观事物形象的信息，运用比较、分析、抽象等方法，加工成为反映事物的共性或本质的一系列意象，又以这些意象为基本单元，通过联想、类比、想象等形式，形象地反映客观事物的内在本质和或规律的思维活动。彭蕾等[5]认为"形象思维是在反映客体的具体形状或姿态的感性认识基础上，通过意象、想象和联想来反映和把握事物的思维形式"。

虽然各家定义不尽相同，但都认为形象思维是以意象（或称形象）为基本单元，通过类比、联想、想象等方法，形象地反映客观事物的内在本质和规律的思维活动或思维形态。所谓意象，是指对一类事物共同性的形象信息进行抽象与概括的结果，是初步概括了事物某些本质特征的观念性形象。犹如概念为抽象思维的细胞，将抽象思维称为概念思维一样，意象为形象思维的细胞，故也有人称形象思维为意象思维，如李继宏等[6]《科学意象》认为意象是指大脑中所保持的对事物的一种映象，从感觉的角度可分为视觉意象、听觉意象、嗅觉意象和肤觉意象等。很明显，其所言科学意象，即指科学形象。

因此，从思维工具的角度而言，无所谓形象思维与象思维的区分，形象思维也不好说是象思维的下位概念，只是从思维的目标与成果角度而言，人们习惯或倾向于将创造文学艺术形象的思维活动及方法，称为形象思维，如蒋卫东[7]言"形象思维开始是象，思维过程是象，思维结束还是象。形象思维开始是表象，思维过程是表象→联想→想象→创象→审象的过程，思维结束是新表象新形象"；而在中国传统文化特别是中医学领域，将非创造文学艺术形象的思维活动及方法称为象思维。换句话说，形象思维倾向于新形象的创造，象思维倾向于借助意象表达一种义理。但这种区分也不是绝对的，二者密切相关，如中华

1. 邢玉瑞. 《黄帝内经》理论与方法论[M]. 西安：陕西科学技术出版社，2005：198.
2. 赵光武. 思维科学研究[M]. 北京：中国人民大学出版社，1999：284.
3. 杨春鼎. 形象思维学[M]. 长春：吉林人民出版社，2010：9，24-30，90-104.
4. 张平增，余炳元，陈国庆. 思维科学论[M]. 广州：岭南美术出版社，2007：71.
5. 彭蕾，唐华. 科学思维方法新论[M]. 西安：陕西人民教育出版社，2020：96.
6. 李继宏，杨建邺，李晓刚. 科学意象[M]. 北京：科学出版社，2007：2-11.
7. 蒋卫东. 形象思维学原理与应用[M]. 南京：南京大学出版社，2022：38.

民族的图腾龙，既是一种艺术形象，又是形象思维的产物；当它被运用于哲学思维中，如《易经》乾卦六爻即以龙为喻，六个爻辞组成一幅图画，即潜龙→见龙在田→或跃在渊→飞龙在天→亢龙→见群龙无首，此则是象思维的体现。

（二）意象与意象思维

何谓意象，不仅不同学科有不同的表述，有时同一学科学者的认识也不尽一致。从心理学和思维科学的角度而言，有学者认为意象就是表象，表象作为心理科学的一个基本术语，英文是 image，有人译为表象，有人译为意象[1]。如罗伯特·H.霍尔特论思维意象说："这种意象，是对感觉或知觉的一种模糊不清的再现，没有多少感性的东西，它只在清醒的意识中呈现，成为思维活动的一部分。它包括记忆意象和想象意象，或许还包括视觉、听觉或其他感觉到的意象，甚至还包括纯粹的语言意象。"[2]《辞海》也认为意象是表象的一种，即由记忆表象或现有知觉形象改造而成的想象性表象[3]。由此也有学者将意象思维等同于象思维，认为"意象思维是指思维主体将物象或拟象（符号、概念、模型等）作为思维工具，运用直觉、比喻、象征、联想、推类、顿悟等方法，来表达对世界认识的一种思维方式"[4]。

要把握思维中意象的内涵，我们也可以从"象"的划分入手。从思维科学的角度而言，人的认知发生发展是从物象即客观事物表露于外的形象、现象开始，物象是客观事物自身的存在形式，它只有内化成人的观念形象才能进入思维过程。一般地说，物象内化要经过知觉形象、表象和意象几种发展形式。知觉形象直接来源于物象，是物象作用于人的感官时，主体内所产生的直觉形象，它直接受物象在主体面前呈现样式的制约。表象是内化的物象，是经过多次感觉、知觉后，为人脑所摄取、留存、反映的客观事物的形象，这种观念性形象使主体摆脱了直接呈现在主体面前的物象的束缚，为形象思维提供了加工的原材料。意象一般认为是指一类事物共同性的形象信息抽象与概括的结果，是由表象概括而成的理性形象，是主体以表象为原料，经过分析、综合、抽象、概括等思维活动，按照主体的目的重新建构起来的形象，是表现主体思想和情感的形象，从这个意义上可以说它是一种赋值形象。在中国传统文化中，意象"是客观的'象'与主观的'意'的自觉结合"[5]，其中象主要是代表某种意义的卦象、图像或物象，具有借喻及象征意义；意则是语言所指称的意义，是象所代表的抽象意义。王前[6]基于人的认识发展过程，将"象"概括为以下几种类型：①物态之象，也可简称为"物象"，指一切可直接感知的、有形的实物形象。②属性之象，指"从各种物态之象中抽象出来的事物某一方面属性的体现"。③本原之象，即"反映各种属性之象的内在联系，揭示事物的本质属性"。④规律之象，也可称为"道象"，指"反映事物的各种本质属性之间的种种必然联系，因而可以作为推断事物发展趋势的根据"。如果从上述"象"的分类而言，大致属性之象、本原之象、规律之象都属于意象的范

1. 周冠生. 形象思维与创新素质[M]. 上海：上海教育出版社，2002：118.
2. 鲁道夫·阿恩海姆. 视觉思维[M]. 滕守尧译. 北京：光明日报出版社，1987：166.
3. 夏征农，陈至立. 辞海[M]. 6版. 上海：上海辞书出版社，2009：2724.
4. 王颖晓，谢朝丹. 意象思维·援物取象比类[M]. 上海：上海科学技术出版社，2020：18.
5. 苗启明，苗聪. 思维哲学探要：思维活动论[M]. 北京：中国社会科学出版社，2021：370.
6. 王前. 论"象思维"的机理[J]. 中国社会科学院研究生院学报，2002，（3）：58-64.

畴。由于中国传统象思维之取象比类，常常也以物象作为思维的工具，如《素问·生气通天论》言："阳气者，若天与日"，即以自然界的太阳作为人体阳气的类比对象，或者说以太阳这一天然模型类比推演人体阳气的生理功能与时间节律变化。因此，中医形象思维或象思维包括物象思维与意象思维，意象思维则属于形象思维或象思维的下位概念。这里需要强调说明的是，表象是认识中由生动的感性形象向抽象思维推进的一个中间环节，是形象思维和抽象思维的共同基础。因此，不能将以表象为加工对象的思维活动，都称之为形象思维或象思维。

《中医基础理论》将意象思维定义为"在形象思维的基础上，运用概念、判断、演绎、推理等方法，从具体事物或现象进行抽象的思维方式"[1]。这里明显有张冠李戴之嫌，因为概念、判断、推理等是概念思维的方法，而象思维以物象、意象为工具，是以直觉、比喻、象征、联想、推类等为方法。而将上位概念推理与下位概念演绎并列，明显不合逻辑要求。另外，"意念之象不可见"的提法，也值得商榷，因为"意象"如卦、爻等象，并不都是不可见的。

（三）应象与应象思维

"应象"一词，首见于《素问·阴阳应象大论》，是指阴阳与自然界、人体之象相应和、对应。"象"是客体整体信息及其在人大脑中的反映与创造，主要是指事物的功能与行为之象，也包括隐含着某种意义的卦象、图像等象征性符号。《灵枢·阴阳系日月》说："阴阳者，有名而无形。"所以，对于阴阳的认识，当借助于其相应的"象"。《素问·阴阳应象大论》认为，无论天地自然，还是人体表里上下、生理病理，都有万千形象与阴阳相应合，体现阴阳的规律。如张志聪《黄帝内经素问集注》所说："此篇言天地水火，四时五行，寒热气味，合人之脏腑身形，清浊气血，表里上下，成象成形者，莫不合于阴阳之道。致于诊脉察色，治疗针砭，亦皆取法于阴阳。"所罗列的相应之象，无不是万物功能和行为的表现。虽然提及一些物质名称，但其内涵主要不是表示它们的形体方面，而是表示其特定的功能和动作方式。如水为阴，是说水的寒凝润下之象与阴相应；火为阳，是说火的热胀升腾之象与阳相应。故原文又明确指出："水火者，阴阳之征兆也。"火性炎热、升腾、轻浮、活动，较集中地体现了阳的特性；水性寒冷、沉静、下降，较集中地反映了阴的特性。总之，"阴阳应象"强调的是阴阳与功能动态之象的联系，而不是与本体、实体的联系。换言之，在阴阳的概念中既包含以阴阳二气的融合构成宇宙万物之本体的一面，亦有注重阴阳不同属性特征之"象"学的一面[2]，因此，阴阳并不是一个纯粹的抽象概念，而是一种观念意象。

吕爱平[3]较早提出了"应象思维"的概念，但只讨论了应象思维的由来和在构建中医理论体系中的作用，并没有说明应象思维是什么。且吕爱平认为应象是关于阴阳在自然和人体有象相对应的理论，象思维包括意象思维、应象思维、法象思维和表象思维，这种观点值得进一步商榷。应象本义是阴阳与自然、人体有象应合，象思维也不宜划分为应象思

1. 郑洪新，杨柱. 中医基础理论[M]. 新世纪5版. 北京：中国中医药出版社，2021：40.
2. 廖育群. 重构秦汉医学图像[M]. 上海：上海交通大学出版社，2012：276.
3. 吕爱平. 论应象思维在构建中医理论体系中的作用[J]. 中华中医药学刊，2007，25（8）：1573-1574.

维、法象思维、表象思维。自应象思维概念提出后，只有个别学者使用此概念，而且大多只讲应象思维的运用或特征，基本不涉及其内涵、外延问题，如郭惟等[1]论中药应象思维，王腾飞等[2]论应象思维在针灸治疗中的应用，从其所论内容来看，与其称为应象思维，还不如称为取象或法象思维。

"应象"，本义是指阴阳与自然界、人体之象相应和、对应。现代人将其理解为"以天地阴阳消长、万物变化之象与人体生命活动之象相参相应"，进而认为"应象思维，是以取象比类为基本方法，根据某类事物的特性，将与其相近、相似、相同特性的物象、现象，归纳为同一类别，同气相求，同类相通，以此证彼的思维方式"，亦称为"法象"，而且是"取象比类"的应象思维方式，同时又是象思维的法则[3]。"应象"只是对阴阳与自然界、人体之象关系的描述，最多也是一种取象比类，应象思维只可视为象思维过程的一个环节，更不可能是象思维的法则，既然言其为象思维的一种思维方式，如何又能成为象思维的思维法则？象思维是以事物之间的相似性为基础的，天人合一，即人与自然同源、同构、同道，才是象思维的原理或法则。

（四）具象与具象思维

具象，一般理解为具体的形象，或具有实象存在，与抽象相对。具象思维的概念，早在1910年约翰·杜威的《我们如何思维》一书已经提出，他将具象思维与抽象相对[4]，但并没有明确的定义，大致相当于形象思维。李和宽[5]认为具象思维就是运用具象的材料和因素为达到认识目的而进行的思维活动，具象形式有直接具象、间接具象和符号具象。朱锋[6]论《周易》与具象思维，认为具象思维是借助于一套参差不齐的元素（象）系列来表达自己的观念（意），不管面对着什么任务，它都必须使用这套元素。吴学飞等[7]认为具象相对抽象而言，指存在于人们观念印象或者实体存在的事物的具体形象，即保留了客观世界各个具体物象的直观状态。具象思维就是具体而形象的思维，它是指依靠脑中不断转换的具体事物的整体形象或映象来观察事物和引导行动的一种思维方法。以上学者所论，都是将具象思维等同于象思维或形象思维。

在中医学领域，刘天君等[8, 9, 10]提出具象思维是"个体对其意识中的映象资料进行有目的加工（构建、运演、判别）的操作活动"。所谓"映象资料"，是指意识中可以察知的各种各样因反映形形色色的事物而形成的主观信息，它们是思维活动赖以进行的媒介或凭借。具象思维是直观动作思维的延伸发展与超越，作为一种独立的思维形式，根

1. 郭惟，徐可心，黄珊珊，等. 论中药应象思维[J]. 世界最新医学信息文摘，2017，17（34）：167-168.
2. 王腾飞，王伟志. 应象思维在针灸治疗中的应用[J]. 中医学报，2022，37（4）：697-699.
3. 郑洪新，杨柱. 中医基础理论[M]. 新世纪5版. 北京：中国中医药出版社，2021：39-40.
4. 约翰·杜威. 我们如何思维[M]. 王文印译. 上海：东华大学出版社，2021：156-165.
5. 李和宽. 论认识过程中的具象思维[J]. 云南教育学院学报，1989，（3）：7-12.
6. 朱锋. 《周易》与具象思维[J]. 周易研究，1992，（4）：41，42-49.
7. 吴学飞，黄大鹏. 中国古代思想世界中的具象思维传统与象形文字[J]. 群文天地，2011（6）：2，4.
8. 刘天君. 具象思维是中医学基本的思维形式[J]. 中国中医基础医学杂志，1995，1（1）：33-34.
9. 张海波，刘天君. 具象思维的概念及其意义探讨[J]. 北京中医药大学学报（中医临床版）：2011，18（5）：43-45.
10. 魏玉龙，夏宇欣，吴晓云，等. 具象思维与具身心智：东西方认知科学的相遇[J]. 北京中医药大学学报，2013，36（11）：732-737.

据意识中物象资料自身属性的不同，又可以划分为感觉思维、情绪思维和动作思维 3 个分支。具象思维的初级阶段即直观动作思维，高层次具象思维的操作是主动构建物象、运演物象和判别物象。这里"物象不同于形象思维的表象，也不同于抽象思维的语言，它是感知觉本身，是具象思维区别于形象思维和抽象思维的本质特征"。以"我的左脚泡在温热的水中"这一主题为例，默念这句话（词语符号）是抽象思维，想象其画面（表象）是形象思维，体会左脚温热的感觉（物象）是具象思维。这种具象思维，主要体现于气功活动之中，是在意识中对相关感觉、动作的运演，本质上也隶属于象思维或形象思维。

另外，尚有取象思维、法象思维等名称，都是强调以"象"为思维工具，是象思维的不同称谓而已。

总之，象思维与形象思维均是以物象、意象为思维工具的思维活动与方法，只是从思维目的与成果倾向于新形象的创造而称为形象思维，倾向于借助物象、意象表达一种义理则称为象思维，二者也常常不加区分地使用。从象思维的工具的角度，可以将其划分为物象思维与意象思维两大类，犹如科学方法论中的天然模型与人工模型。由于意象思维的工具有气、太极、阴阳、五行等观念意象与太极图、河图、洛书、卦象等符号意象之分，故意象思维又可分为观念意象思维与符号意象思维。"应象"只是对阴阳与自然界、人体之象关系的描述，应象思维只可视为象思维过程的一个环节。一般意义的具象思维等同于形象思维，中医气功研究中的具象思维，也可视为象思维的一种类型。

（此文发表于《中医杂志》2024 年第 18 期，略有修改）

七、中医原创思维研究之争鸣探讨

中医原创思维，可谓近年来中医思维领域研究的热点。2005 年 6 月王永炎院士在天津召开的"中医药学一级学科门类学科建设研讨暨中医药发展论坛"上，首先提出"中医原创思维"的概念[1]。他认为"所谓原创思维，是指特有的、与众不同的、创造性的思维方式"，中医学"是通过与西医学完全不同的视角与思维方式所形成的具有特定概念与理论的医学体系……是真正意义上的原创思维。中医学以形象思维和整体观念为核心，重视临床医学，其原创思维既体现了科学与人文融合，也强调天人相应、调身与调心并重。"[2]在这里，王院士主要是从中、西医学比较的角度，提出中医思维及其知识的原创性与独特性。该概念自提出以后，在中医界得到了广泛应用与深入研究，但也反映出深层次的分歧与争鸣，主要观点可概括为以下几个方面。

（一）整体思维模式论

中医原创思维的研究，被列入 2011 年国家重点基础研究发展计划，首席科学家王琦对中医原创思维模式有深入的研究，发表了系列文章，相关研究成果汇总为《中医原创思维

1. 张伯礼，李彦，马英，等. 中医药学一级学科门类学科建设研讨暨中医药发展论坛会议发言摘编（一）[J]. 天津中医药，2005，22（4）：349-352.
2. 王永炎. 概念时代应重视中医学原创思维的传承与发展[J]. 中华中医药学刊，2008，26（4）：677-679.

研究十讲》（科学出版社，2015 年）一书。他认为中医原创思维模式是中国传统医学认识自然生命现象、解决医疗实践问题的特有的思维方式，其内涵是"取象运数，形神一体，气为一元"的整体思维模式，即中医学的"象数观-形神观-一元观"[1、2]。取象运数即象数思维，是以司外揣内、多维视角、定性定量、旁推比类为特点，以象数结合、以象为主、以数为用、归纳演绎为主要内涵的思维方式。中医取象的思维过程分为活体取象、取象测藏、据象类推三个阶段。"数"包括定量之数和定性之数，中医学对人体组织器官的实际测量之数、脉数、呼吸之数、血气运行度数等，还有阴阳五行、五脏六腑、六淫七情、三部九候、灵龟八法等，都给了"数"的规定，这些都是运数思维的体现[3]。形神一体观具体表现在形神构成、形神体用、形神存亡三个方面，反映了中医学的整体观念[4]。气为世界万物的本原、气的物质性、气的运动联系性等气一元论内涵体现了直觉体悟认知思维方式的内在特点，是中医理论体系整体观、功能观、运动观特点形成的哲学基础，并由此产生了整体思维、取象思维、变易思维等思维方式[5]。王琦认为"象数-形神-气"中医原创思维模式是三位一体、密不可分、呈现模式要素的构建关系，是认识渐次深化的递进关系以及实践运用的整体关系[6]。他指出：中医原创思维模式的特质表现在蕴含了知识结构、思维方式、价值观念和情感结构等思维要素；反映了认知起始于现象，深入于事物，寻求于规律，归结于一气，由现象到本原的一个认知过程；体现了整体论的认知特点，具有整体、连续、动态、有序的特征，体现了主客一体，定性定量相结合，天人合一的关系；走向了思维科学前沿[7]。中医原创思维以中国传统文化和古代哲学思想为基础[8]，在认识论上，中医学以整体关联的视角，以虚实互见、多态模式的思维，以关系求衡的思维认知自然生命。在方法论上，中医学主要包括司外揣内、活体取象，实体求证以及内求体悟的认知方法，从而形成了中医学独特的自然观、生命观和健康观[9]。当代对中医原创思维模式的研究具有重要的意义，可以阐明中医理论认知特点，明确医疗实践活动的思维模式，实现理论飞跃；可以回应文化质疑，建立文化认同，并为当代思维科学的发展提供借鉴[10]。对中医学术的研究，必须始终把握中医理论思维主体，同时广泛开展多学科协作研究，只有坚持主体发展与开放兼容相结合，在多元的文化世界里确立自己的位置，才能引导中医学未来发展的根本方向[11]。

郭刚等[12]进一步解析该模式的内涵，指出在中医原创思维模式中，"取象运数"是一个思维过程，象为意义符号的承载者，数具有生命律动的意涵，而贯穿于临床实践之中；"形

1. 王琦. 关于中医原创思维模式的研究[J]. 北京中医药大学学报，2012，35（3）：160-163，168.
2. 王琦. 中医原创思维模式的提出与论证[J]. 中医杂志，2012，53（6）：458-460.
3. 王琦. 取象运数的象数观[J]. 中华中医药杂志，2012，27（2）：410-411.
4. 王琦. 形神一体的形神观[J]. 中华中医药杂志，2012，27（3）：652-654.
5. 王琦. 气为一元的一元观[J]. 中华中医药杂志，2012，27（5）：1353-1354.
6. 王琦. "象数-形神-气"关系探讨[J]. 中华中医药杂志，2012，27（6）：1604-1606.
7. 王琦. 中医原创思维模式的特质[J]. 中华中医药杂志，2012，27（7）：1865-1867.
8. 王琦. 中医原创思维的文化背景与哲学基础[J]. 中华中医药杂志，2012，27（8）：2120-2122.
9. 王琦. 中医原创思维的认识论与方法论[J]. 中华中医药杂志，2012，27（9）：2355-2358.
10. 王琦. 中医原创思维研究的意义[J]. 中华中医药杂志，2012，27（1）：140-141.
11. 王琦. 中医原创思维的路向[J]. 中华中医药杂志，2012，27（11）：2877-2879.
12. 郭刚，王琦. 中医原创思维模式内涵析理[J]. 中华中医药杂志，2015，30（6）：2017-2019.

神一体"指的是形与神不可分离的相互关系，蕴含着形神合一、心神合一的生命健康信息；"气一元论"是指气在本体论、生成论和存在论上是一元性的。指出中医原创思维模式是一元性的，不是多元性的；其内涵是相对稳定性的，思维方法虽多样，但非流质易变。并从不同角度对该模式进行阐释，认为这种模式内含以非线性为主要特征的象思维、以不确定性为主要特征的数思维、以非线性和不确定性为主要特征的取象运数、以整体性为主要特征的形神一体以及以模糊混沌性为主要特征的气一元论，是以象数思维、类比方法、整观联系、直观悟性、辩证析理等思维形式为载体，来呈现中医学的系统性、非线性、不确定性、不可计算性、动态性、随机性、模糊性、混沌性等复杂性特征，从而滋养和承载中医自身的发展[1]。或者说该模式是基于一种"整体子思维"之上的内含着自组织性、非线性、整体性、动态性、模糊性等复杂性系统的存在[2]。内蕴着整体动态性、模糊性、非线性、不确定性等复杂性思维特质，却以临床实践为客观标准，通过与逻辑思维互补的形式上升为相对稳定的抽象化解释性系统[3]。该模式具有高度的解释力和表达力，内蕴有确定性与不确定性的统一、模糊性与整体性的统一、常与变的统一、不可计算与算法的统一、普适性与具体性的统一、简易与复杂的统一等复杂性表现形式，并以解读中华民族生命健康的特殊形态和精神表达方式为途径引导着中医学的发展[4]。

（二）思维要素构成论

对中医原创思维的认识，一些学者则从思维结构要素或思维方法体系构成要素的角度加以考察。陈曦[5]通过对中医原创思维定义存在的问题、基本要求、中医原创思维的结构性要素及定义的表述等内容进行探讨，指出中医原创思维是基于中国文化"天人合一、道法自然、天下随时"的核心观念，综合了思维者主体信息和环境信息，以"象"为主要符号和基本思维单元，在理论诠释和临床实践中，按照气-阴阳-五行规则和辨证论治规则，去发现和构造人体生命活动与现象的秩序，规范和评价临床实践操作的意识活动。中医原创思维同其他思维活动一样，都具备符号-语言、秩序-规律、程序-规则 3 个最主要的结构性要素。陈曦在强调思维的认识论意义的同时，也充分肯定了思维对实践的指导价值。程稚君等[6]认为中医原创思维分别表现为"取象""运数""察类""求故""明理""意会（心悟）"六种思维方式。这六种思维方式从哲学角度而言，分别源于中国哲学中的经验主义（取象、运数）、理性主义（察类、求故、明理）、神秘主义（意会心悟）。中医原创思维从本质而言，是中国哲学中经验主义、理性主义和神秘主义的互补、结合和统一，由此使得中医原创思维成为一种富含中国哲学智慧的经得起时间、实践检验的动态、系统、整体的辩证思维。

笔者[7]从思维的发生与演变的角度，提出中医学具有颇具特色的思维方法体系，但并

1. 郭刚，王琦. 从复杂性视角看中医原创思维模式[J]. 北京中医药，2014，33（9）：668-670.
2. 郭刚，王琦. 中医原创思维模式中的人体复杂性适应系统[J]. 中医杂志，2014，55（23）：1985-1987.
3. 郭刚，徐丽，郑燕飞，等. 中医原创思维模式的复杂性解读[J]. 北京中医药大学学报，2015，38（5）：293-298.
4. 郭刚，吕雅郁，郑燕飞，等. 中医原创思维模式的复杂性致思向度[J]. 中医杂志，2015，56（13）：1081-1084.
5. 陈曦. 中医原创思维的界定及其结构要素[J]. 广州中医药大学学报，2013，30（1）：112-114.
6. 程稚君，程雅群. 中医原创思维的哲学意蕴[J]. 哲学研究，2014，（1）：44-49.
7. 邢玉瑞. 关于中医原创思维模式的再认识[J]. 医学争鸣，2015，6（1）：23-26.

非中医所原创；从思维方式与思维结果、创造性思维与原创思维的关系角度而言，应称之为创造性思维，而非"原创思维"；在对中医思维的研究过程中，应区分思维科学与中医学研究对象的差异，不应将中医理论层面的东西混入中医思维研究范畴之中。笔者认为如果说中医有其原创思维模式，那么也不能将其局限于一两个要素上，而应视为一个思维方法体系更为合理。中医学具有特色鲜明的思维方法体系，具体而言是基于日常生活世界认识人体生命规律、解决人类健康问题，以中国古代"天人合一"的哲学观为认识论基础，以"关系"为认识的逻辑起点，以整体性为根本特征，以"象"或具象性概念为思维要素，以模式推理为主要方法，重视直觉体悟、富有辩证思维特点，追求天人、形神和谐的方法系统[1]。另外，王乐[2]对中医思维方式一词的解读认为，中医思维方式具有情感思维的升华、经验思维的总结以及形象思维的智慧。

（三）意象思维论

意象思维或象思维，是中医界近年来讨论的热点之一，部分学者认为中医原创思维的本质是象思维或意象思维。赵中国[3]即认为王琦所阐发的"中医原创思维模式"，从思维方法、形神关系、天人本质3个角度归纳了中医理论体系的核心思想，是中国传统象思维在中医领域的具体化和发展，它具有中国传统象思维的一般性特征，同时又体现了中医的基本思想内容。郭刚[4]指出意象思维是中医哲学的原创思维意蕴，由此形成了直观认识、类比方法、整观联系、辩证析理等思维形式，从而滋养和承载着中医哲学的发展。中医哲学的意象思维积淀出认识论的综合性经验直观和悟性判断、知识论的功能性"真实关系"和价值论的境界性"意义实现"等智慧，成为中国哲学强有力的精神支柱之一。马晓彤[5]认为中医原创思维模式的基本特征是意象思维。其概念通过主客相容的意象方式形成，通常内涵小、外延大，不易长线条推理；推理方式为取象比类与取类比象，其间多有逻辑缝隙，需要通过直觉与经验类比跳转与跨越；由此思维模式融合哲理与临床经验建构而成的中医理论体系是多元结构的柔性统一体。解读中医文本，需要结合主体状态、文字与语境；从事临床诊疗，可在基本模式基础上，结合医家自身的思维弹性，选择适用与顺手的具体方法，不必拘泥于刻板的规范，而强调实践优位与价值至上的原则。中医原创思维模式的优点是易于处理复杂系统问题，有利于个体化诊疗实践；缺点是难以标准化，不利于现代社会条件下的传播与发展。

纵观中医原创思维的研究状况，至今尚有不少争议与分歧，有些基本问题亟待深入研究加以解决。诚如马晓彤[6]所指出：中医原创思维模式研究需要回答三个基本问题：一是何谓中医原创思维模式，即要对"中医""原创""思维"和"模式"清晰界定；二是为何研究中医原创思维模式，目的在于阐述中医学知识属性、中医的科学性以及中医理论体系的特征；三是如何研究中医原创思维模式，要分别从医学、哲学和史学角度讨论中西医思

1. 邢玉瑞. 关于中医原创思维方法体系的初步研究[J]. 中医杂志，2012，53（1）：8-11.
2. 王乐. 关于"中医思维方式"一词的解读[J]. 中国科技术语，2012，（5）：50-52.
3. 赵中国. 论中医原创思维模式的象思维本质与科学性品质[J]. 中华中医药杂志，2015，30（4）：1004-1006.
4. 郭刚. 意象思维：中医哲学的原创思维意蕴——兼论其对中国哲学的贡献[J]. 自然辩证法通讯，2014，36（1）：87-92.
5. 马晓彤. 中医原创思维模式的理论与实践特征[J]. 科学中国人，2012，（23）：40.
6. 马晓彤. 中医原创思维模式研究需要回答的三个基本问题[J]. 中国中医基础医学杂志，2014，20（11）：1482-1484.

维模式的差异、中医界认识个性化倾向、中医认识论基础的中国哲学体现、中医原创思维模式的一般形式、中医原创思维模式的存在状态以及西方医学传统中类似中医原创思维模式的相应形态等。总之，需要厘清中医原创思维模式所包含的几个关键词的内涵，进而明确中医原创思维模式之所指；要划分清楚方法论与知识论的界限，明确中医思维模式、方法与理论知识之分界；应着眼于全球不同科学、文化类型（包括中、西医学）的比较，并进行不同历史时期的比较研究；借助中西哲学、科学哲学、认知学、逻辑学以及现代系统科学等知识与方法，开展多学科的深入研究，明晰中医原创思维的优势与局限性，综合新知，扬长避短，促进中医思维方法论的发展。

（此文发表于《中医杂志》2016 年第 16 期，略有修改）

八、关于中医原创思维模式的再认识

任何科学问题都有其相对清晰的研究对象、范围、方法等，中医原创思维模式的研究也不例外，其涉及的范围从理论上来说，当是中医学范畴内的、原始创新的思维模式。鉴于当前对中医原创思维模式的高度重视，以及学术界认识的分歧较大，为进一步促进该问题的研究，笔者认为当务之急是厘清"中医原创思维模式"这一命题，特从以下三个方面加以辨析。

（一）中医原创

从检索到的文献看，"中医原创思维"概念的提出，首见于 2005 年 6 月在天津召开的"中医药学一级学科门类学科建设研讨暨中医药发展论坛"，王永炎院士提出："目前中医学发展需要自顶而下，自底而上的连接，顶就是中医原创的思维，原创的成就，原创的优势，就是中医的理念。"[1] 但对什么是中医原创的思维并未展开论述。有趣的是几乎同一时间，《中国京剧》发表的文章中也直接提出了"原创思维"的概念[2]。其后在《概念时代应重视中医学原创思维的传承与发展》一文中，王永炎对中医原创思维的内涵进行了阐述，指出："所谓原创思维，是指特有的、与众不同的、创造性的思维方式"，中医学"是通过与西医学完全不同的视角与思维方式所形成的具有特定概念与理论的医学体系……是真正意义上的原创思维。中医学以形象思维和整体观念为核心，重视临床医学，其原创思维既体现了科学与人文融合，也强调天人相应、调身与调心并重。"[3]

如果要进一步探究原创思维概念形成的渊源，与王树人先生有关"象思维"的论述有关。20 世纪 90 年代，王树人先生在对中西思维方式比较的基础上，提出了"象思维"的概念，并发表了系列文章进行阐述，他认为象思维是对中国传统思维方式基本内涵和特征的概括，象思维的基本性质是创造性或具有创生机制[4]，而提出象思维的主要目的，

1. 张伯礼，李彦，马英，等. 中医药学一级学科门类学科建设研讨暨中医药发展论坛会议发言摘编（一）[J]. 天津中医药，2005，（4）：349-352.
2. 周好璐. 对原创思维京剧《天地一秀才》的思维[J]. 中国京剧，2005，（6）：12-13.
3. 王永炎. 概念时代应重视中医学原创思维的传承与发展[J]. 中华中医药学刊，2008，26（4）：677-679.
4. 王树人，喻柏林. 象思学论纲[J]. 中国社会科学院研究生院学报，1997，（4）：65-66.

就是回归原创之思，因为在西方中心论的阴影下，把逻辑的概念思维方式的研究当作唯一的研究方式，而把象思维这种富于原创的思维方式完全遮蔽起来甚至几乎忘记，则是今天特别值得中国思想文化界关注的大事[1]。进而指出："中国缺乏人才的问题，其本质可以归结为原创性思维的淡薄与缺失。造成这种淡薄与缺失的原因有多种，但是根本原因之一，乃是中国人在思维方式全盘西化之时，把自己独具原创性的'象思维'完全遮蔽，甚至'集体失去记忆'"[2]。在这里，王树人先生把具有创新性的思维方式，又表述为"自己独具原创性的'象思维'"，很容易造成创新性思维方式与原创思维方式的混淆。

诚如王树人先生所言，象思维是中国传统思维方式的基本特征，而中医学是中国古代科学唯一现存并还在不断发展的学科，中医思维只是中国古代哲学与科学思维方式的现存代表。因此，不能将中国传统的思维方式仅仅说成是中医原创的东西，更重要的是从思维发生的角度而言，人类思维的差异性是在共性的基础上逐步发展而来的。维柯在《新科学》中说，埃及人把以往的整个世界分成三个时代：神的时代、英雄的时代和人的时代，分别对应于三种语言，即象形符号的或神的语言、象征的或比喻的语言（英雄的语言）和书写的或凡俗的语言（人的语言）。人类最初各民族都用诗性文字来思维，用寓言故事来说话，用象形文字来书写[3]。这一认识体现了历史与逻辑相统一的原则。如果按照张光直先生的认识，与西方的突破式的文明演进相比较，以中国为代表的世界式的文明演进是连续性的[4]，无疑也是说中国文化及其思维方式更多地具有人类早期思维的特征，因而也更多地具有人类思维的共性特征。王树人先生也认为，象思维乃是人类共有的始源性的思维方式，也即最根本的思维方式。世界各民族，在其作为初民之时，都处于这种思维方式之中[5]。象思维的本原地位不仅表现为概念思维是在象思维基础上发展起来的，而且表现为即使在概念思维发展的成熟阶段，例如形式逻辑、数理逻辑、辩证逻辑、模糊逻辑等诸多体系建立以后，它们本身的运用与发展仍然是以象思维为基础的[6]。以上所论，都清楚地告诉我们，如果把中医思维的研究放置于人类历史思维发展的整体中，而不是仅仅局限于中医与西医或现代科学思维的比较，那么就很难说中医学的思维是特有的、与众不同的、创造性的思维方式，即所谓中医原创思维。

（二）原始创新

从上述讨论中有关具有创新性的思维方式与独具原创性的象思维的表述，又可引申出原始创新所界定的对象是什么的问题。严格地讲，具有创新性的思维方式，是就一种思维方式的价值、作用而言，即某一思维方式具有创新知识的作用；而独具原创性的象思维，则容易引起理解的歧义，造成该思维方式是原创性的，即所谓特有的、与众不同的、创造性的思维方式的误解。这样就牵扯到认知与知识的关系问题，也就是人类认识客观事物、

1. 王树人. "象思维"与原创性论纲[J]. 哲学研究, 2005,（3）：32-36.
2. 王树人. 中国的"象思维"及其原创性问题[J]. 学术月刊, 2006, 38（1）：51-57.
3. 维柯. 新科学（上册）[M]. 朱光潜译. 北京：商务印书馆, 1989：112, 213.
4. 张光直. 考古学专题六讲[M]. 北京：文物出版社, 1986：17-18.
5. 王树人, 喻柏林. 象思学论纲[J]. 中国社会科学院研究生院学报, 1997,（4）：69-78.
6. 王树人, 喻柏林. 论"象"与"象思维"[J]. 中国社会科学, 1998,（4）：38-48.

获得知识的活动与认识的成果或结晶的关系问题，换言之，即思维方式与思维结果、创造性思维与原创思维的关系问题。

王永炎院士认为，"只有具备了原创思维的学科，才能拥有原创性的成果与原创性的优势，才会不断地发展与完善"。中国传统文化和中医学的原创思维主要是形象思维与整体综合[1]。这里有两个问题需要加以辨析，首先，从认知与知识的关系角度而言，知识具有原始创新性，而思维方式往往具有人类共通性，虽然原创性的思维方式可以产生原创性的思维结果，但原创性的知识体系，是否一定具有一种固定的原创性的思维模式？就原创思维方式与原创性知识体系的关系而言，前者为后者的充分条件、必要条件还是充要条件，尚需进一步研究。有些原创性的知识体系，也可能是几种常用思维方法的组合运用而已。其次，作为具有创造性的形象思维与整体综合，也并非中国传统文化和中医学所独有。以中医五行体系的综合思维而言，法国人类学家爱弥儿·涂尔干曾记述，祖尼人将自然中的一切存在与事实，连同所有非生物体、植物、动物和人，都划分、标注和指定到一个单一而整合的"体系"的固定位置上；在这个体系中，各个部分根据"相似性程度"或平起平坐，或有所隶属。这种分类形式的原则是把空间划分成七个区域：北、南、西、东、上、下、中。宇宙中的每样事物都被分配到这七个区域的一个当中，包括自然界的事物、季节、社会功能、颜色等，如火和夏天属于南，夏天和火都是红色的，故南方是红色；南方又是温热、农耕和医疗的区域等[2]。其思维方式与五行思维何其相似。而就具有创造性的形象思维而言，可以说是古今中外著名科学家常用的思维方式，美国学者米勒在对多位著名科学家等发明创造研究的基础上，指出："听觉模式、感觉模式和视觉模式的心理意象在创造性思维中占中心地位。莫扎特基于听觉意象，听到了一部新交响乐的'整体效果'。法国伟大的数学家、哲学家庞加莱的'感觉意象'引导他'一眼看出'数学证明的全过程。爱因斯坦的创造性思维则产生于视觉意象，而用词语形式表示这种创造性思维则是'第二阶段艰难的任务'。"[3]李继宏等所著《科学意象》一书，也有众多相关案例记载，并引述爱因斯坦的话说："想象力比知识更重要，因为知识是有限的，而想象力概括着世界上一切，推动着进步，并且是知识进化的源泉。严格地说，想象力是科学研究中的实在因素。"[4]由此可见，所谓原创思维的提法，大多是将知识与思维方式的创新相混淆的结果，中国传统或中医学原创思维的提法，似乎有伪命题之嫌。

（三）思维模式

所谓思维模式，是指对思维方法集成的概括，属于思维科学层面。思维科学是研究人的思维的规律、方法和应用的综合科学。研究内容包括：思维的自然属性和社会属性；思维的生理机制；思维的历史发展；社会思维、灵感思维、形象思维、抽象思维的具体规律；思维规律在不同领域的应用等[5]。以此推演，中医思维当指有关思维规律在中医学领域的

1. 王永炎. 概念时代应重视中医学原创思维的传承与发展[J]. 中华中医药学刊，2008，26（4）：677-679.
2. 爱弥儿·涂尔干，马塞尔·莫斯. 原始分类[M]. 汲喆译. 北京：商务印书馆，2012：49-51.
3. 米勒. 科学思维中的意象[M]. 李继宏，龚明，肖润喜，等译. 武汉：湖北教育出版社，1991：215-216.
4. 李继宏，杨建邺，李晓刚. 科学意象[M]. 北京：科学出版社，2007：37.
5. 夏征农，陈至立. 辞海[M]. 6版. 上海：上海辞书出版社，2009：2130.

应用，包括中医理论建构以及临床诊疗活动中的思维方式及方法。那么，中医原创思维的研究，也应属于思维科学的分支领域，研究的对象是中医理论建构以及临床诊疗活动中的思维方式及方法。

但在中医原创思维的研究中，往往出现将思维科学与中医理论研究对象混杂的现象。如王琦先生对中医原创思维模式的研究发表了系列文章，相关研究成果亦收入其所著的《中医理论与临床思维研究》一书中，其中不乏创见，如提出在认识论上，中医学以整体关联的视角，以虚实互见、多态模式的思维，以关系求衡的思维认知自然生命。在方法论上，中医学主要包括司外揣内、活体取象、实体求证以及内求体悟的认知方法，从而形成了中医学独特的自然观、生命观和健康观[1]等。但他认为中医原创思维模式是中国传统医学认识自然生命现象、解决医疗实践问题的特有的思维方式，其内涵是"取象运数，形神一体，气为一元"的整体思维模式，即中医学的"象数观-形神观-一元观"[2、3]。这里取象运数即象数思维，是以司外揣内、多维视角、定性定量、旁推比类为特点，以象数结合、以象为主、以数为用、归纳演绎为主要内涵的思维方式[4]，无疑属于思维层面的问题。但将"形、神、气"等属于理论层面的概念纳入思维模式之中，认为气为世界万物的本原、气的物质性、气的运动联系性等气一元论内涵体现了直觉体悟认知思维方式的内在特点，奠定了中国古代哲学和包括中医学在内的古代科学理论思维的基调，是中医理论体系整体观、功能观、运动观特点形成的哲学基础，并以此产生了整体思维、取象思维、变易思维等思维方式[5]，则有思维模式与中医理论混淆之嫌。因为形神一体观（中国传统称为形神合一）、气为一元作为一种哲学观，应该是高于中医思维与理论层面，并对二者都有指导价值的东西，似乎不应完全归属于思维模式。犹如西方的原子论强调个体性、间断性、有形性、结构性、组合性、机械性、思辨性，它作为一种世界观和方法论，曾对古希腊的自然哲学和欧洲近代科学理论思维产生了巨大影响，那么，中国的气论所强调的整体性、连续性、无形性、功能性、化生性、辩证性、直观性观念，为中国2000多年的哲学理论思维和古代科学定下了基调。但我们不能由此将原子论带来的抽象思辨的认识方法与元气论带来的直观体悟的认识方法，等同于原子论与元气论本身。

综上所述，从思维发生与演变的角度，可以说不同的思维方式在不同的人类群体中都存在，由于历史、地域文化、研究对象等诸多因素的影响，人们对不同思维方式的运用，自觉或不自觉地有所偏重，长此以往，形成一定的思维定势，造成不同民族、学科思维方式各具一定的特点，并形成各具特色的思维方法体系[6]，而不宜提倡所谓"中医原创思维"；从思维方式与思维结果、创造性思维与原创思维的关系而言，应称之创造性思维，而非"原创思维"；同时，在对中医思维的研究过程中，应区分思维科学与中医学研究对象的差异，不应将中医理论层面的东西混入中医思维研究范畴之中。

（此文发表于《医学争鸣》2015年第1期）

1. 王琦. 中医原创思维的认识论与方法论[J]. 中华中医药杂志，2012，27（9）：2355-2358.
2. 王琦. 关于中医原创思维模式的研究[J]. 北京中医药大学学报，2012，35（3）：160-164.
3. 王琦. 中医原创思维模式的提出与论证[J]. 中医杂志，2012，53（6）：458-460.
4. 王琦. 取象运数的象数观[J]. 中华中医药杂志，2012，27（2）：410-411.
5. 王琦. 气为一元的一元观[J]. 中华中医药杂志，2012，27（5）：1353-1354.
6. 邢玉瑞. 关于中医原创思维方法体系的初步研究[J]. 中医杂志，2012，53（1）：8-11.

九、中医思维方法研究值得关注的三个问题

近年来，中医思维方法的研究得到了中医界的广泛关注，获得了国家重大基础专项、国家社科基金重大项目的支持，虽然取得了不少成果，但也存在着比较普遍且严重的问题。本文主要根据 2020 年与 2021 年中医思维方法研究发表的论文、著作情况进行梳理，以期引起同道的关注并展开商榷。

（一）概念的准确性

任何一个学科体系都是建立在基本概念基础上的范畴体系，概念是逻辑思维的最基本单位，是科学思维必不可少的工具，也是科学研究认识成果的最后结晶。因此，概念的准确、清晰也是中医思维方法研究的必然要求。

纵观中医思维的研究，在概念的准确性、清晰性方面存在着诸多问题。首先，表现为有关逻辑学概念知识的欠缺与使用错误。如赵文等[1]《中医辨证的内涵与外延》一文，显示出对于概念、内涵、外延等基本知识理解的错误。概念作为反映事物对象本质属性或者特有属性的思维形式，是名词词项指称的对象或代表的事物。概念的内涵是指对事物对象本质属性或者特有属性的反映，外延是指具有某种本质属性或者特有属性的事物的对象范围。"辨证"，即认证、识证的过程，为一个动宾结构的术语，而非名词概念。在这里，我们可以讨论"证""辨证方法"乃至"辨证思维"概念的内涵与外延，却无法说"辨证"有所谓内涵、外延的问题。该文认为辨证的内涵"为整体、动态、个性化的辨析机体状态"，这里"整体、动态、个性化"实为辨证方法的特征，而"辨析机体状态"又不局限于辨证，如对体质状态的辨识也是"辨析机体状态"，因此犯了"定义过宽"的逻辑错误，即定义项的外延大于被定义项。赵文等[2]提出中医思维的内涵为整体观念，主要表现在人体的空间整体、天人合一和时间整体 3 个方面，其外延主要应用体现于中医各学科中，主要为中医基础理论、中医诊断学、中药学、方剂学、中医内科学。这里对内涵、外延的理解与应用也明显是错误的，对中医思维的界定以及文中"中医思维是中医人在从事医学活动过程中的思维现象"或"一类独特的传统思维现象"等表述自然也是错误的。这里整体观念是中医思维的哲学基础而不是其内涵。关于中医思维，人们主要关注的是思维方法而不是思维过程，应该比较准确地表述为中医思维方法，其内涵是指以中国传统哲学观为指导思想，用以认识世界与人体生命活动，构建中医药理论与开展临床实践活动的手段、方式和途径。外延包括理论建构、临床实践、科学研究中所采用的基本思维方式、方法，以及运用中医药理论知识指导临床诊疗、科研活动的方法等。当然，也可从方法的角度将中医思维方法划分为经验思维、象思维、逻辑思维、系统思维等。另外，该文认为中医思维的形成引用西汉董仲舒的"天人相应"观、借用西周《周易》的阴阳学说、运用《尚书·洪范》的五行学说等表述也极不严谨。因为董仲舒的"天人相应"重点是天人比附，对中医学的负面

1. 赵文，林雪娟，周常恩，等. 中医辨证的内涵与外延[J]. 中国中医基础医学杂志，2021，27（11）：1689-1693.
2. 赵文，林雪娟，闵莉，等. 中医思维的内涵与外延[J]. 中华中医药杂志，2020，35（1）：46-49.

影响更大，而采用"天人合一"更为合适；西周《周易》当指《易经》，此时阴阳学说并未形成；《尚书·洪范》成书于五行学说的发生时期，其中并不涉及五行生克等内容，不能说此时已经形成了中医所引用的五行学说。郭盛楠等[1]论中医气理论对针刺治疗的指导作用，将气理论称为"气"的思维，也属此类。

其次，表现为自造概念。如李爽姿等[2]对五运六气学说的逻辑思考，认为唯物的自然逻辑概念构成了运气学说的基本形式内容；朴素的辩证思维方式体现在对人体生理活动、病理变化与自然界多种因素重要的关联认识中；运气学说的逻辑思维方法是古代归纳与演绎两种逻辑思维方法的密切结合；观其象，识其数，推其类，是中医理论认知自然因素与人体疾病变化相关的逻辑认识方法。其中提到"唯物的自然逻辑概念"，以"唯物的"界定"自然逻辑概念"即为该文作者自造的概念。自然逻辑，也称为"自然语言逻辑""语言逻辑"，与以人工语言为对象的符号逻辑相对而言，美国学者乔治·莱考夫认为自然逻辑是为自然语言建立的逻辑，其目的在于表达所有可以用自然语言表达的概念，刻画出所有可以用自然语言作出的有效推理的特征，并且将它们与所有自然语言的适当语言描写相配合[3]。由此可见，该文作者所言"自然逻辑概念"，似乎用"自然语言概念"人们更容易理解，如此也没有必要加以"唯物的"界定。同时，运气学说中使用天干、地支符号为推演工具，如此又不能不说运气学说中同样存在着以人工语言为对象的初始的符号逻辑。范冠杰等[4]基于长期诊疗经验，提出了"动-定序贯八法"的诊疗思路。在对"动-定序贯八法"之"定律观"的探讨中，笔者发现相关研究在概念界定、理论论证和成果评价等方面仍有进一步完善的空间。如自创"理思维"的概念，其指称"理性思维"即逻辑思维的表述，尚存可商榷之处。定律观作为一种定律理论，旨在为科学定律提供形而上学基础，"动-定序贯八法"是否达到定律层次仍需深入探讨，"定律观"是否被"动-定序贯八法"赋予了中医理论的涵义仍需仔细推敲。此外，关于动态变化与静态规律的关系表述，在逻辑严谨性方面可以更加完善；从评价的合理性来说，认为"动-定序贯八法"不仅是现代中医思维模式，更重要的是具有形成现代中医思维方法体系的雏形，有待后续研究进一步深化和验证。

最后，科学哲学术语引用的错误。张建等[5]提出辨证论治是中医基础理论与临床医学的重要桥梁，其属性应该是抽象的逻辑思维而不具物质性，这种特性使中医不具可证伪性，但仍具有可检验性。这里对可证伪性、可检验性的理解就值得深入商榷。众所周知，可证伪性是卡尔·波普尔提出的科学哲学思想，是区分科学假设与伪科学的标准。简单地说，在波普尔看来，科学的理论换言之，是"目前未被证伪的理论"，相对地，一切形而上学、迷信和伪科学都是不能证伪的。当然，不可证伪的并不等于是没有意义的，在一个时期是形而上学的东西，在另一个时期可能发展成为科学的理论。那么笼统地说"中医不具可证伪性"，则将中医学划归到形而上学、迷信和伪科学的范围，肯定是与现实不相符合的。同

1. 郭盛楠，陈晟. 中医"气"的思维对针刺治疗的指导作用[J]. 中华中医药杂志，2021，36（1）：373-375.
2. 李爽姿，王勤明. 对五运六气学说的逻辑思考[J]. 中华中医药杂志，2021，36（10）：5750-5753.
3. 张惠民. 语言逻辑辞典[M]. 西安：世界图书出版公司，1995：99.
4. 吴明慧，范冠杰，符宇，等. "动-定序贯八法"之"定律观"[J]. 中华中医药杂志，2020，35（7）：3406-3408.
5. 张建，周荣易，翟文生，等. 以方确症思维对辨证论治的补充及校正作用[J]. 中华中医药杂志，2021，36（10）：5792-5796.

时，从抽象的逻辑思维不具物质性，推演出中医不具可证伪性，本身就不符合实际。因为理论总是思维的产物，如牛顿的万有引力定律等，如果按照该文作者的推论，难道这些科学理论因为是逻辑思维的产物，不具有物质性，就都不具可证伪性吗？该文作者所谓的"以方确症"思维可以从证-效关系对辨证论治的内容进行修正和补充，也就成了空中楼阁。另外，可检验性原则是指科学假说所揭示的研究对象的本质和规律及其所反映的自然事物和自然现象具有可直接观测性，以便通过科学观察和科学实验进行检验和证明，或者是从科学假说中逻辑地演绎出具有可直接观测性的有关个别的科学事实的推论来，以便通过科学观察和科学实验进行检验和证明。对科学假说检验的结果，又无非证伪与证实两种情况。因此，可检验性与可证伪性都是科学活动的标志，二者相互联系，不可分割，不存在一种科学理论具有可检验性而不具备可证伪性。

（二）逻辑的自洽性

科学理论是具有一定逻辑结构的理论体系，其内部必须在逻辑上自洽，不能自相矛盾，同时应与公认的科学理论具有一致性。也就是说要遵循同一律、矛盾律、排中律和充足理由律等逻辑基本规律以及相关规则。逻辑的自洽性意味着追求知识的统一性、兼容性，这也是科学理论评价的重要标准之一。

概念不清自然会导致逻辑的混乱，在对思维方法以及相关理论的论述中亦多有反映。如赵文等[1]认为辨证的外延体现在以探求主要矛盾为目的的八纲辨证、病机辨证、气血津液辨证、病因辨证，以空间为主要视角的脏腑辨证、经络辨证，以时间为主要视角的六经辨证、卫气营血辨证、三焦辨证，以及以微观辨证、态靶辨证、证素辨证、数字化辨证等为代表的新一代中医辨证方法。这里不仅"辨证"外延的提法错误，而且以主要矛盾、空间、时间、新方法划分辨证方法，明显犯了"多标准划分""子项不当并列"的逻辑错误，自然相关的分类也不尽合理。赵文[2]提炼《伤寒论》的中医诊疗思维，分为汤方辨证思维、平脉辨证思维、症状辨证思维、动态辨证思维以及状态辨识思维，则违反了子项的外延必须为不相容关系的划分原则，犯了"子项相容"的逻辑错误。如状态辨识是否包括症状、脉象？另外，平脉辨证一词出于《伤寒杂病论》张仲景原序，其本义为脉、症合参，误解为依靠脉象辨证而单列，是否还应该有辨舌或舌诊思维？从1995年《中医诊断学》教材开始至今，总结中医诊断的基本原理为司外揣内、见微知著、以常衡变、因发知受[3]。原理是指具有普遍意义的最基本的规律或道理，上述诊法原理明显是将方法作为原理看待。因为司外揣内是方法，其原理是"有诸内者形诸外"（《丹溪心法·能合色脉可以万全》）；见微知著是方法，其原理是"微"可以显示、预测"著"；以常衡变是方法，其原理是常变相关；因发知受，本意是通过对发于外的临床表现的分析，以推求所感受的病因，是一种由果推因的诊断方法，而且是在西医病原学检测方法建立以前，中、西医均采用的方法。陈谦峰等[4]对此进一步阐发，认为因发知受还包含了认识发病，辨识状态，又体现了司外揣

1. 赵文，林雪娟，周常恩，等. 中医辨证的内涵与外延[J]. 中国中医基础医学杂志，2021，27（11）：1689-1692，1695.
2. 赵文. 基于中医状态辨识的《伤寒论》诊疗思维与逻辑及智能诊疗模型研究[D]. 福州：福建中医药大学，2021.
3. 朱文峰. 中医诊断学[M]. 上海：上海科学技术出版社，1995：2-3.
4. 陈谦峰，李灿东. "因发知受"是中医诊断思维的体现[J]. 中医杂志，2020，61（11）：1004-1006.

内的诊断原理。这种过度诠释，混淆了审证求因与辨证的区别，同时司外揣内与因发知受相互包含，同作为诊法原理，则又犯了划分时"子项相容"的逻辑错误。夏淑洁等[1]认为"因发知受"的内涵主要包括司外揣内和审证求因，其运用离不开整体观念、辨证思维、恒动思维等中医思维的指导。这里一方面将因发知受视为一种方法过度诠释，与陈谦峰等犯了同样的逻辑错误；另一方面，又认为中医状态辨识以"因发知受"为原理，则是原理之上又出现了原理；再者，因发知受等本为中医诊断辨证的思维方法，那么又如何受辨证思维的指导？辨证思维与因发知受到底是指导与被指导的关系，还是一种包含关系？洪建勋等[2]论述辨人、辨症、辨证、辨病、辨机的"五辨"中医诊断模式的内涵与应用，认为"五辨"诊断模式是中医整体观念的必然要求。其中也存在一些逻辑问题，如五辨中病机与证、病等关系，按照中医病机理论，可以有疾病病机、证病机、症状病机的不同，如果说"证是对疾病过程中所处一定阶段的病位、病性等所做的病理性概括……是对疾病当前本质所做的结论"[3]，那么，辨证与病机之间的关系又当如何？

另外，马冠军[4]对辨证论治理论的形成、演变历史缺乏深入研究，误认为《黄帝内经》并存辨病、审因、对症、因天、因地、因人治疗六大辨治模式，而《黄帝内经》中未言及辨证论治。又将凸显"天人相应"特色的三因治疗概称为辨证论治，将其与辨病、审因、对症治疗相结合，称为四维一体的辨治体系，恰恰抽去了辨证论治的核心——"证"。卢健棋等[5]讨论以中医思维认识心力衰竭，运用形象思维、天地人一体思维、辨证思维以及类推思维，从不同角度、不同层次去认知和剖析心力衰竭的发生发展机理及治疗原则。张朝臻等[6]探讨中医思维在池晓玲教授创立的肝病多维立体系列疗法体系"话疗"技术中的应用技巧，提到整体思维、顺势思维、辨证论治思维、恒动思维、中和思维等。将辨证思维或辨证论治思维与其他思维方法并列，均存在逻辑混乱的问题。

（三）视角的多样性

思维作为人类区别于其他动物的本质特点之一，自古以来，就是人类生存和发展最为关注的问题之一，现已成为哲学、逻辑学、心理学、认知科学、脑或神经科学、语言学、信息学，乃至人工智能等众多学科共同感兴趣的问题。近年来中医思维方法的研究，也借鉴了相关学科的知识与方法，并取得了一定的成果，特别是模型化推理、隐喻思维方面的研究成果甚为丰硕，以《中医模型化推理研究》《中医隐喻研究》《〈黄帝内经素问〉隐喻研究》的出版为标志。另外，桂欣然等[7]运用具身认知理论阐释中药知识概念域的形成及发展，以社会文化认知方法研究中药五味文化的知识系连方式，深度挖掘中药

1. 夏淑洁，李书楠，林雪娟，等. 从"因发知受"到中医状态辨识[J]. 中华中医药杂志，2020，35（1）：27-31.
2. 洪建勋，周微红，邓棋卫，等. "五辨"中医诊断模式发微[J]. 中华中医药杂志，2021，36（11）：6846-6848.
3. 李灿东. 中医诊断学[M]. 北京：中国中医药出版社，2016：4.
4. 马冠军. 四维辨治论[J]. 中华中医药杂志，2021，36（1）：296-298.
5. 卢健棋，唐梅玲，朱智德，等. 以中医思维认识心力衰竭[J]. 中医学报，2021，36（8）：1600-1603.
6. 张朝臻，陈沿任，萧焕明，等. 中医思维在肝病多维立体系列疗法体系"话疗"技术中的应用探析[J]. 中华中医药杂志，2021，36（8）：4507-4511.
7. 桂欣然，申俊龙，魏鲁霞. 具身认知视域下传统中药五味文化认知理论建构探析[J]. 中华中医药杂志，2021，36（7）：3887-3889.

五味文化知识域的建构机制。吴彤等[1]首次提出了一个基于认知神经科学的五行推理研究工作假说：五行推理分为同行归类推理和五行生克推理，其本质是"推类"，其认知过程是"个别→普遍→特殊"，包含复杂的分类机制和类比机制。应用事件相关电位和功能性磁共振成像技术，测试大脑进行各类五行推理任务时产生的神经生理活动，揭示其时空变化，将五行推理的大脑神经生理活动转变为可视化存在，借此揭示五行推理所蕴含的中医特异性思维机制。刘玉良[2]提出现象学与中医思维结合研究，将现象学和先秦哲学相交融，运用对比分析的方法从中提炼总结出与中医思维方式相关联、相启发的素材，更为客观、深刻地探究中医学思维方式的起源、特点、优缺点，深化与完善中医思维方式理论的研究。

虽然中医思维研究已经涉猎其他学科，但相对而言，中医思维的多学科研究薄弱，由此进一步造成中医思维研究的创新性不足，难以取得重大成果。因此，中医思维的研究，亟待不同学科专家的参与，或中医学人自觉地应用多学科的知识与方法来研究。

另外，需要说明的是中医学人常借用《周易》思维方法以说明中医问题，如李洪海等[3]针对八卦—脏腑对应关系存在的争议及不完整之处，采用文献梳理与理论探讨相结合的研究方法，运用取象比类、取数联象的思维方法，依据后天八卦的卦辞、卦形、卦象、卦性等方面，将其与各个脏腑的生理性质和功能特征相联系，总结八卦—脏腑体系的对应关系，并将对应关系细化到了各脏腑具体的功能上。丁彤晶等[4]从《周易》既济、未济卦象入手，论述火水未济的基本概念、病因病机、临床表现、中医辨治。钟兴腾等[5]试图以《周易·损卦》象数思维解析溃疡性结肠炎的病机与治疗。对于此类研究，可借用董光璧[6]对于易学与科学关系的论述加以评述，他指出："在现代自然科学发展趋势似乎在某种程度上要求回到中国古代人的自然观的情况下，为了促进自然科学的发展，我们面临一个'重新创造'真理的任务。重新创造真理需要严肃的科学态度，绝不是把古典著作中的某些概念和现代自然科学的术语作简单的比附所能做得到的。尽管许多人付出了不少心力，易学科学至今尚无一成功之例。"在中医学领域也是如此。因为《周易》仅仅为古代中医理论的建构提供了思维方法及说理工具，现代如果还试图将八卦等与脏腑、西医疾病等相匹配，不仅有牵强附会之嫌，也容易将医学问题的研究导向歧途。

除上述所论外，中医思维方法研究还存在着象思维的泛化、研究结果的玄虚化倾向，脱离中医临床实际，也无助于对中医认知方式的真正把握。针对上述存在问题，中医思维方法的研究应该补上逻辑学基础知识这一课，夯实研究的基础；积极追寻哲学、逻辑学、心理学、认知科学、脑或神经科学、语言学、信息学等学科研究的前沿与热点，开阔视野与思路，借鉴其他学科的知识与方法，不断提升中医思维方法研究的水平。

（此文发表于《中医杂志》2022 年第 17 期）

1. 吴彤，黄慧雯，贾春华. 基于认知神经科学的五行推理研究及工作假说——中医思维研究的新动态[J]. 中华中医药杂志，2021，36（10）：5787-5791.
2. 刘玉良. 现象学与中医学思维方式结合研究的概况与思考[J]. 医学与哲学，2021，42（3）：17-20.
3. 李洪海，韩琦，马月香. 基于易象思维探析八卦-脏腑体系[J]. 北京中医药大学学报，2021，44（7）：585-590.
4. 丁彤晶，程培育，王笑民. 基于象思维浅析"火水未济"病机及其应用[J]. 天津中医药，2021，38（12）：1557-1561.
5. 钟兴腾，安耀荣，朱向东，等. 以《周易·损卦》象数思维解析论治溃疡性结肠炎[J]. 陕西中医药大学学报，2020，43（5）：40-43.
6. 董光璧. 易学科学史纲[M]. 武汉：武汉出版社，1993：294.

十、再论中医思维方法研究中存在的问题

近十年来，笔者一直追踪中医思维方法的研究状况，曾指出中医思维方法研究中存在着基本概念不清、逻辑混乱、夸大象思维价值、顶层设计欠缺、低水平重复、创新不足以及临床思维方法研究薄弱等诸多问题[1、2]，提出中医思维方法的研究应高度重视概念的准确性、逻辑的自洽性、视角的多样性以及成果的创新性与实用性，应加强逻辑学基础知识的学习与普及，借鉴多学科知识与方法，夯实研究基础，拓宽研究视野[3]。然纵观 2022～2023年度中医思维方法研究状况，可谓老问题依然存在，又出现了一些新的问题，特此梳理探讨如下。

（一）基本概念不清，论述逻辑混乱

概念是逻辑思维的细胞，对概念内涵、外延的准确把握，是逻辑思维的基本要求，否则势必造成逻辑混乱。如郭松伟等[4]提出"气象思维"的概念，认为"气象思维是对天地生化之道的归纳"，具有整体宏观、恒动变化、气象相应的三大特征，结构表现为"元气-阴阳-四时-五行"的元整体。其对气象思维与象思维关系的论述中，象思维概念采用了第五版《中医基础理论》教材的观点，认为主要包括形象思维、意象思维和应象思维 3 种思维方式，其中以形象思维为根本，以意象思维为特征，以应象思维为法则[5]。气象思维是以天地合气为核心，重在展现天地合气的化生、贮藏、施泄与运动机制。象思维是以形象或现象为根本，重在运用概念、判断、演绎、推理等方法，对具体事物或现象进行抽象提炼，最终把握事物的本质。这里所论值得商榷之处甚多。首先，思维指什么？若是一种活动/过程，或是一种方法，都不可能是对"道的归纳"，除非是指知识，知识又不能称之为思维，只能是思维的产物。其次，第五版《中医基础理论》教材象思维的论述本身可商讨之处甚多，有关形象、意象、应象的概念及其关系并没有理清。再次，气象思维的结构"元气-阴阳-四时-五行"，本质上是对元气论宇宙观的描述，隶属哲学思想的范畴，不好说是一种思维方式；况且气至精无形，具有体用一源、显微无间的特性，因此，对气的认识，只能着眼于"用"，而不能着眼于"体"，如《素问·气交变大论》说："善言气者，必彰于物。"即通过"象"去认识。因此，元气论自然导致象思维，但不好叫气象思维。最后，象思维重在运用概念、判断、演绎、推理等方法的表述，则明显是张冠李戴。象思维与概念思维相对而言，以思维的工具不同而划分。前者以物象、意象为思维的工具，运用直觉、比喻、象征、联想、推类等方法；后者以概念为思维的工具，运用定义、命题（判断）、推理等方法，推理包括类比、归纳、演绎等，该文作者将下位演绎概念与上位推理概念并列，明显不合逻辑要求。彭超群等[6]提出中医象思维的内涵和原理包括以下三个方面：第一，同源

1. 邢玉瑞，胡勇，李翠娟. 当前中医思维方法研究亟待解决的几个问题[J]. 中医杂志，2020，61（3）：189-192.
2. 邢玉瑞. 中医思维方法研究存在的问题探讨[J]. 中华中医药杂志，2020，35（4）：1663-1665.
3. 邢玉瑞. 中医思维方法研究值得关注的三个问题[J]. 中医杂志，2022，63（17）：1616-1619，1637.
4. 郭松伟，张庆祥，孟庆岩，等. 律历时空观与气象思维[J]. 中华中医药杂志，2023，38（8）：3627-3630.
5. 郑洪新，杨柱. 中医基础理论[M]. 新世纪 5 版. 北京：中国中医药出版社，2021：39-40.
6. 彭超群，黄岩杰，刘福贵，等. 象思维在中医儿科学中的应用[J]. 时珍国医国药，2022，33（8）：1944-1946.

异构是中医象思维的根本依据。第二，气应相感是中医象思维的内在机理。第三，以小见大、触类旁通是中医象思维的基本模式。这里将内涵与原理并列论述，说明其对内涵与原理两个概念缺乏正确认识，内涵是指对事物对象本质属性或者特有属性的反映，是对概念质的规定；而原理通常指某一领域、部门或科学中具有普遍意义的基本规律，也指具有普遍意义的道理。从其所论三方面来看，根本没有涉及象思维的内涵，一些内容也并非象思维的原理。象思维的基本原理一是天人合一，即自然万物包括人在内，有着同源、同道、同构的关系，尤其是事物之间的相似性，现象、功能的相似是其推理的前提；二是异级同构，即不同层次上的事物可以有相同的空间或时间结构形式，如阴阳、三才、五行等结构，由此也不能说同源异构是中医象思维的根本依据。张谨枫等[1]认为中医思维的内涵是中国传统文化的集中体现；"中医思维的组成部分及其有机统一，包含了类比、演绎、抽象、归纳、外揣、反证、直觉等，是独特的人文和生命医学模式"。同样也是对概念的内涵缺乏正确认识的反映。王卫明等[2]认为"象"具有普遍性，中医之"象"作为思维工具有其独特性、指导性、可靠性、启示性。中医之"象"特性为神秘性与杂合性（具体物象、时空之象、感觉之象与情绪的杂合），并言"象"是头脑中的图像，是对世界真实的、虚幻的、错误的反映。这里将"象"的多维性理解为杂合性，但象不可能既是真实的又是虚幻的反映，如果象是虚幻的、错误的反映，那么不知如何能够指导人的临床诊疗活动，"象"作为思维工具的指导性、可靠性、启示性又从何说起？何惠昌等[3]将"象"的"运动"称为运象思维，自造概念，定义也不妥。

黄兆涵等[4]探讨中医原创思维"形神一体"观的临床应用，一方面言名老中医基于"五神脏"的中医思维方法，另一方面又说"形神一体"观落实到人体，最核心的理论基础是中医的"五神脏"理论，呈现出理论与思维方法混淆不清的现象。翟双庆[5]认为自西学东渐，中医学在界定学科内涵的过程中，不断地自省，形成了以中医学独特的思维形式界定学科内涵的模式，并将这种思维形式概括为《内经》核心观念。这里明显混淆了哲学观与思维方式的关系，故翟双庆又言"《内经》核心观念是中医思维模式的核心部分，也是思维模式中最具中医特点的部分"，如此则造成表述的不一致。肖雯等[6]提出虚静思维的概念，认为虚静思维指认识主体在观察、分析事物时，通过虚"心"静"神"的方式进入"无念""无欲"状态，从主观层面上恢复事物的本真，从而完成对客体事物的感知。然通过调养神气使之进入虚静状态，是中国古代提出的诱发灵感的一种方法，应属于灵感思维的范畴。

（二）概念划分标准不一，逻辑层次不清

划分是依据一定的标准，将一个属概念的外延分为若干个种类，以进一步明确该概念

1. 张谨枫，徐丹，何艺娟，等. 浅析中医思维的培养[J]. 中医药通报，2022，21（10）：23-25，31.
2. 王卫明，徐红，刘亮. 论中医之"象"[J]. 中华中医药杂志，2022，37（11）：6234-6237.
3. 何惠昌，谢露，毛圭耀，等. 以运象思维浅述六经病之基本"生-传-治"[J]. 中医临床研究，2022，14（20）：29-31.
4. 黄兆涵，杨凤，钱会南，等. 基于名老中医访谈与扎根理论的中医原创思维"形神一体"观的临床应用[J]. 浙江中医药大学学报，2022，46（12）：1354-1358.
5. 翟双庆. 论《黄帝内经》核心观念[J]. 北京中医药大学学报，2022，45（9）：913-918.
6. 肖雯，杨立红，李新军，等. 试析虚静思维在中医学中的体现[J]. 江西中医药大学学报，2023，35（1）：8-12.

的外延的逻辑方法。如果划分标准不统一，势必造成逻辑混乱。如纪舒馨等[1]试图根据意象思维的不同层次对《素问》中"象"字进行分类，将征象、脉象、星象、形体等归属物象，效仿、类似以及星之情态归属于具象，藏象理论、阴阳相应的脉象、法象符号、现象等归属于意象。中医脉象严格来讲应该属于意象，效仿、类似为动词，如何归属于具象？藏象理论作为一种知识体系，如何又归属于意象？可见其物象、具象、意象的层次划分，在概念及逻辑方面存在较为明显的错误。李志勇等[2]认为中医"象思维"的历史沿革可概括为"应象""法象"和"辨象"3个阶段。其中"应象"是指自然万物之征象与人体生命之征象相通应，体现了古代中国哲学的"天人相应""天人合一"观念。"法象"一是指自然界的一切现象，二是指效法和模仿，是古人认识世界的方式，文中所论主要是法象药理。"辨象"即对"象"的辨析，既有对药材传统形、色、味、质及产地、生长环境、习性等的分析，也包括了药材化学成分组成、药理活性、基因表型等的共性统计。并认为"辨象"思维为当代和未来中医药领域开展生命本源探索和创新研究提供了一种可以实现"象思维"向科学研究转化的思维路径。这里对象思维历史沿革的划分则存在着严重的逻辑混乱。首先，划分的标准不统一，如按该文作者的理解，应象不是方法，更类似于象思维的原理，由于天人合一，具有相同的本源、结构、规律，即具有现象、功能的相似性，所以才有象思维产生的可能。其次，辨象存在于象思维发展演变的始终，只是由于科学技术的发展，人们辨析"象"范围、层次的能力有所不同而已，没有对"象"的辨析，就不可能形成象思维。因此，不能说"辨象"提供了一种可以实现"象思维"向科学研究转化的思维路径。第三，象思维的过程可概括为观物取象→取象比类→据类推演→体象悟道，法象是这一过程的基本方法，法象药理只是在中药学领域应用的一种特殊情况，而不是象思维发展沿革的一个历史阶段。另外，潘婉婉等[3]将李可基于中医理论诊治慢性荨麻疹的思路，名之曰"古中医思维"，不知古、今如何划分，同时也泛化了中医思维的概念。

（三）强调咬文嚼字，解释牵强附会

我国著名文字学家戴震[4]在《古经解钩沉序》中说："经之至者，道也。所以明道者，其词也。所以成词者，未能外小学文字者也。由文字以通乎语言，由语言以通乎古圣贤之心志，譬之适堂坛之必循其阶而不可以躐等。"清代医家缪希雍[5]《本草经疏·续序例上》也指出："凡为医师，当先读书；凡欲读书，当先识字；字者文之始也，不识字义，宁解文理？文理不通，动成窒碍。"均强调了文字语义研究对明道的重要性。但在近年中医思维方法乃至中医理论的研究中，呈现出另一种极端，即咬文嚼字，牵强解释经典字词，为"六经注我"服务。如赵芸慧等[6]认为"揆度奇恒"当以"揆奇恒之度"为正解，"揆度"即判断、揣测奇与恒之间的各种"度"，并从时度、温度、湿度、向度、位度、色度、脉度、制

1. 纪舒馨，张贤一，徐胤聪.《素问》中"象"字所含的意象思维[J]. 中国民间疗法，2023，31（5）：10-13.
2. 李志勇，唐仕欢，杨滨，等. 论中医象思维的形成与发展[J]. 中国中药杂志，2022，47（22）：5991-5996.
3. 潘婉婉，李爱武，周振红. 李可古中医思维治疗慢性荨麻疹[J]. 内蒙古中医药，2022，41（5）：78-80.
4. 戴震.《东原文集》卷十《古经解钩沉序》，见《戴震全书》（六）[M]. 合肥：黄山书社，1995：378.
5. 缪希雍. 神农本草经疏[M]. 北京：中国医药科技出版社，2011：19.
6. 赵芸慧，史光伟，安冬，等.《黄帝内经》"揆度奇恒"思维方法建构与再探[J]. 时珍国医国药，2023，34（4）：951-954.

度等 8 个方向对揆度思维展开思考。但其诠释缺乏文字学以及诠释学的基本理据，不符合《黄帝内经》的基本语义。如《素问·玉版论要》明确指出："揆度者，度病之浅深也。"张介宾注："揆度，揣度也。"《素问·病能论》亦云："所谓揆度者，方切求之也，言切求其脉理也。"揆度，即揣度、估量之义。安丽娟等[1]通过对"方""员"文字的考据，探讨《素问·八正神明论》"泻必用方，补必用员"的象与理，认为"泻必用方，补必用员"指出运用补泻时应把握补泻的时机，并将其与季节、气候等外界因素相联系。然补泻方员前人已有很明确的考释，赵京生[2]对补泻方员之说进行了系统深入的考证，他认为补泻方员当以《灵枢·官能》"泻必用员，补必用方"为正确，比喻和概括补泻刺法的操作特点，即泻法操作以动为特点而称员，补法操作以静为特点而称方。杨上善注说："员，谓之规，法天而动，泻气者也；方，谓之矩，法地而静，补气者也。"而安丽娟等的考据并没有抓住"方""员"动静补泻的精义。李强等[3]通过缕析"冰""水""黄""坼""辛"字形意象，旁及坎卦、坤卦等卦象，探析古人对"燥"现象发生之内在机理的认识，并对《黄帝内经》中关于阳气属性、功能与人体水液代谢等中医理论以及《伤寒杂病论》以辛治燥诸方方义进行探索，也有咬文嚼字之嫌。而任巧生等[4]提出"病脉证并治"思维模式，即临床诊疗首先辨病，对病名进行分类，再经过辨脉平脉进一步分类，在辨脉基础上加以析证，对分类进行补充或修正，最后定治，随证治之。明显是对张仲景"脉证并治"的误解，即将脉象与症状（体征）结合辨析病证，理解为通过脉象来辨证。因此，对于中医经典的文字考证应该慎重，不能纠缠于语言文字游戏而无法自拔。

（四）论证证据不足，推演随意有误

江启煌等[5]以干支象思维、五行学说以及中医藏象为基础，探索干支及其组合与中医气血津液、脏腑、病因、病机之间的映射关系，以此建立一种在推理算法上有别于五运六气的新型中医时间医学推理模型，并阐述其应用示例、意义及优缺点。他将干支之象视为时空对应的事象表征，干支配五行采用方位说，不同于运气学说推演方法，又人为提出地支隐藏五行，即每个地支对应一个主象，包含一个或者多个象，如"辰"主象为土，包含癸水、乙木、戊土 3 个象，按五行理论推演干支与气血津精、常见病因、脏腑器官的藏象关系，则"辰"与"湿、寒、气、风、血、津液、病气"等存在藏象关联。但干支犹如数字是古代表示时间、空间等的符号，且具有多义一体、属性相递性，可以进行时间、方位、所指代事物间的相互转换，上述推演不知其理据何在。弓雪峰等[6]以"取象运数"分析肺藏象居高清虚之象，推演肺金行河图洛书之数，认为西方金行对应河图洛书的四、九之数，"四"代表肺藏清虚娇嫩之体，"九"代表肺象宣降不息之用；以"形神一体"阐释肺间质

1. 安丽娟，魏连海. 浅议泻必用方　补必用员的象与理[J]. 光明中医，2022，37（9）：1543-1545.
2. 赵京生. 针灸关键概念术语考论[M]. 北京：人民卫生出版社，2012：375-377.
3. 李强，白卫国，范逸品. 基于象思维以传统小学方法探索"以辛治燥"的深层原理[J]. 中医杂志，2023，64（11）：1185-1188.
4. 任巧生，陈健，陶晓华，等. "病脉证并治"思维模式在脑卒中临床辅助决策中的应用[J]. 中西医结合心脑血管病杂志，2023，21（16）：3078-3082.
5. 江启煌，孙晓生. 基于干支象思维的新型中医时间医学推理模型探微[J]. 中华中医药杂志，2023，38（2）：484-488.
6. 弓雪峰，崔红生，陈秋仪，等. 国医大师王琦院士"象数形神气"中医原创思维在肺间质纤维化诊治中的应用[J]. 中医学报，2023，38（1）：1-6.

纤维化的渐进性转化，认为影像学体现"形"的特点，肺功能反映"神"的功能。这里以河图之数"四""九"解说肺体清虚娇嫩，肺用宣降不息，缺乏充分的理据；而将神的心理含义转换成肺功能，则有偷换概念之嫌。彭柳莹等[1]从象思维角度，对背俞指针疗法的藏象理论构建、手法之象、节奏频次之象及四时之象等进行系统的整理分析。但其将不同手法与五行配属，以八卦象数与人体脏腑经络配属确定针刺的节奏、频次等，如"揉擦手法五行属金，'2'为兑卦金，作用于肺（金）俞，5 min为巽卦开散之象，共奏宣肺、缓其从革之功"等论述，明显有取象附会之嫌。

（五）思维概念泛化，乱贴思维标签

由于近十年来中医界对思维方法研究的重视，中医思维的提法似乎成了中医圈的一种时尚，造成思维概念泛化，乱贴思维标签的现象。洪鑫森等[2]基于取象比类法，探讨痰瘀生成的不同时期及血管内皮损伤不同阶段的相关性，认为痰瘀与糖尿病大血管病变内皮损伤具有紧密的相关性。如痰瘀互结期，痰瘀黏附于脉内后，脉道多处增厚，似沟壑起伏、凹凸不平，这与内皮损伤后血小板及凝血功能异常相似。这里其实是对中医痰瘀互结的现代病理学改变的揭示，与取象比类方法并无本质联系。肖准等[3]采用取象比类法将肝细胞铁死亡与中医理论结合，提出肝纤维化中医基本病机"正虚血瘀"的现代分子生物学机制可能与铁过载诱导肝细胞铁死亡有关。李萍等[4]基于象思维解析中医对慢性萎缩性胃炎"炎癌转化"的认识，推演出核心病机以胃阴亏虚逐渐加重为主，兼有气滞、血瘀、痰毒等病理产物。王浩等[5]论高血压病的辨证论治，认为运用中医取象比类的思维可以发现，高血压病的常见病机有寒凝经脉、痰饮水湿、实火旺盛、阳气虚衰、阴虚火旺。张春辉等[6]基于中医象思维探析六味地黄丸防治糖尿病肾脏病的机制，认为六味地黄丸全方由湿化成、燥降收类药物构成。诸如此类，不借助象思维或取象比类也可以完全理解。对于中医原有的经验事实及其理论，如果不用新的术语、观点或方法加以解释，本身就能够自圆其说，自成体系，那么就没有必要进行重新解读，否则有可能使原有的理论体系更加混乱，而不利于中医学术的发展。

上述五方面的问题，说明中医界学人虽然对中医思维方法的研究兴趣很高，但已有的知识结构以及研究态度、方法明显难以实现研究的目标，急需弥补思维科学、逻辑学、认知科学、心理学、中国古代哲学、系统科学等基础知识的不足，秉持理性、严谨的科学精神，静下心来开展深入持续的研究工作。

（此文发表于《中医杂志》2024 年第 15 期）

1. 彭柳莹，谢胜，张丽敏，等. 基于象思维分析背俞指针疗法[J]. 中医药导报，2022，28（6）：163-166.
2. 洪鑫森，黄承武，陈奇炜，等. 基于取象比类探讨痰瘀与糖尿病大血管病变内皮损伤的相关性[J]. 福建中医药，2023，54（8）：41-43.
3. 肖准，杨芳明，代静慧，等. 基于"取象比类"法探讨肝细胞铁代谢紊乱与肝纤维化中医病机的关联[J]. 世界科学技术—中医药现代化，2022，24（3）：1090-1096.
4. 李萍，李园，苏泽琦，等. 基于象思维解析中医对慢性萎缩性胃炎"炎癌转化"的认识[J]. 吉林中医药，2023，43（10）：1142-1145.
5. 王浩，梁忠，刘雁云，等. 高血压病中医象思维辨治[J]. 光明中医，2023，38（4）：778-781.
6. 张春辉，吕静，邹吉宇，等. 基于中医象思维探析六味地黄丸防治糖尿病肾脏病的机制[J]. 中医学报，2022，37（12）：2501-2506.

附：逻辑方法是中医理论重构的基本遵循

——读《新古典针灸学大纲》有感

大约 20 年前，在书店偶然购得黄龙祥教授《中国针灸学术史大纲》一书，由于与我从事的《黄帝内经》教学、研究工作有关，拜读后收获颇丰，从此即关注黄龙祥教授的相关研究工作，先后拜读了他的《经脉理论还原与重构大纲》《中国古典针灸学大纲》等著作，有些内容还多次阅读，对他的治学精神、方法、能力甚为敬佩。近读其新作《新古典针灸学大纲》，颇有感悟，特谈自己的几点想法。

（一）遵循大科学研究的通则

科学发展的历史告诉人们，科学研究从问题开始，同时问题推动、指导着科学研究，自然科学发展的历史，就是它所研究的问题发展的历史，是问题不断展开和深入的历史。爱因斯坦明确指出："提出一个问题往往比解决一个问题更重要。因为解决一个问题也许仅是一个数学上的或实验上的技能而已。而提出新的问题，新的可能性，从新的角度去看旧的问题，却需要创造性的想象力，而且标志着科学的真正进步。"数学家希尔伯特说："只要一门科学分支能提出大量的问题，它就充满生命力；而问题的缺乏则预示着独立发展的衰亡和终止。"从某种角度而言，希尔伯特之言对当代中医学术研究也具有警示意义。诚如黄龙祥所说："如果针灸学不能超越本学科的小圈子，不能向现代主流医学提出具有前瞻性、挑战性的问题，其存在价值就很难真正体现出来。"因此，《新古典针灸学大纲》全书彰显了明显的问题意识，开篇即提出"新古典针灸学"这一路径是否真真切切地存在，如果存在，又是一种怎样的存在，最终它能延伸多远，能否成为通往未来医学的大流量干道，什么是中医针灸乃至整个医学的发展规律，"守正创新"，何为"正"，"传承精华"，何为"精华"。而第一篇以"提问与解题——路基"为题，涉及各类问题 20 余个，不仅追问古典以寻找新起点，而且提出促使现代主流医学发现自身盲区和误区的科学问题，以获得新视域。该书作者正是围绕这一系列科学问题，经过严密的逻辑论证，提出自己的答案。

另外，遵循大科学研究的通则，也涉及针灸学乃至整个中医学与其他自然科学的关系及其研究方法的问题。该书作者从"学科是研究'规律'的科学，每个学科都有支撑其理论框架的基本规律"认识出发，提出要发掘针灸学的基本规律，同时，基于未来医学的目标是"揭示生命的本质和疾病发病的规律，预防与治疗疾病，增进人类健康"，"新古典针灸学"还致力于探索疾病的规律，乃至人体构造及功能的基本规律。全书揭示的重要规律包括 4 个方面：①适用于地球万物的普遍规律；②适用于生物的生物学规律；③适用于人体生命活动的医学规律；④适用于中医、针灸学的专科规律。该书作者正是将针灸学置于大科学的背景之下，借助其他学科已经取得的规律性知识与研究方法，遵循大科学研究的通则，来开展针灸学的研究。也正是由于基于大科学的视角，该书作者的研究取得了独具特色的研究成果。

（二）逻辑方法为基本的遵循

逻辑方法是科学研究与理论建构的基本方法之一。概念、命题和推理是逻辑思维最重要的思维工具。概念是反映事物对象本质属性或者特有属性的思维形式，是逻辑思维的最基本单位；命题是概念的展开形式；推理则是从一个或者一些已知的命题得出新命题的思维过程或思维形式，是基于命题之间关系的推论。中医学植根于中国传统文化的土壤之中，由于受中国传统思维方式的影响，中医人的逻辑思维能力较弱，在概念的准确性、清晰性及逻辑的自洽性方面存在较多问题，对此笔者也在多篇论文中有反复陈述。

黄龙祥的《新古典针灸学大纲》以及《中国古典针灸学大纲》，则充分利用了逻辑方法的思维工具，提出古典针灸学最底层的概念为"气血"，以"气血"为理论原点，度量血气的"色脉"和运行血气的"经脉"，以及通过刺灸的方式调控血气的脉及脉俞、气穴，构成一个环环相扣的知识整体和理论体系。"气血"

概念的实质，借用细胞学说的语言可以表述为：气血作为人体有形结构和无形结构的共有基础，相当于细胞学说的细胞及其微环境；气血作为人体的体液及循环控制系统，相当于细胞学说的机体内环境及其调控系统。基于"气血"这一针灸学基石性概念，进而提出"气血行于虚空""俞穴为气血出入之会""气血不和乃百病总病机""调血气令和为治疗总则"等命题。相关命题之间，又构成了如下的推理关系："人之所有者，血与气耳"→"血气不和，百病乃变化而生"→脉为血气之府→"凡将用针，必先诊脉"→"必先知经脉，然后知病脉"→"经脉者，所以决死生，处百病，调虚实，不可不通也"→"以微针通其经脉，调其血气"→"是故守经隧"。同时，基于气血概念的本质为人体内环境的认识，进而推理提出"从根本上说，针灸学是一门诊察、调节机体内环境以防病治病的学科"。

在第二章"规律与原理——导航"中，该书作者进一步彰显了逻辑推理的价值。如万物第一性原理——相反一体，相异互补，是万物存在和运化的普遍规律，简称为"相反互补律"，由这一原理可以推导出生物第一性原理——生物与环境是相反而立又相互依存的统一体，且以环境为主动一方。后者是相反互补律在生物界的具体体现。由生物第一性原理则可直接导出"人体-环境相关律""人体结构功能基本单元""人体是由生物体与生命环境共成的统一体，是形神合一的整体"，进而可以导出"内环境优位调控律"。由万物第一性原理还可导出"实体-实体关联律"。如此等等，均显示了逻辑推理在理论建构中不可或缺的作用。

（三）基于科学方法的学术创新

通过对概念、命题、推理等逻辑方法的正确使用，以及对中医、西医理论建构的深入比较分析，该书作者也提出了不少新的理论观点、方法，并对中西医学的差异与发展路径提出了明晰的看法。如提出针灸最根本的作用是"调和气血"，即调节内环境的稳衡，凡机体内环境失衡所致的各种病证皆属针灸的基本治疗域。针灸调气血具体可分为补虚泻实、解结通脉、柔筋缓节、针灸预处理四个方面。双向调节是机体固有的自稳机制，而非针灸作用的特有之功。针对细胞学说认为细胞是一切动物、植物结构的基本单元的观点，从历史与逻辑以及医学发展的层面，该书作者论证提出"细胞及细胞外基质是多细胞生物基本结构功能单元"，修正了对基本结构功能单元的认识，认为人体结构可分为膜结构与非膜结构，或实质结构与空间结构，由此衍生出"实体-空间一体律"，该规律包括膜-器一体、神经元-胶质细胞一体、肌肉-筋膜一体、内脏-筋膜一体等。进一步的考察研究，发现人体的细胞、组织、器官的不同层次，在构造上表现出结构的统一性，此即"微-宏通合律"。

此外，该书作者针对中西医疗效评价存在的问题，提出"评价渗透着理论"的观点；针对针刺技术的研究，提出发明"针刺探测仪"。从中西医的关系角度而言，认为医学的最基本模式为"生物-环境模式"，现代主流医学主要着眼于生物实体——实质细胞，古典针灸学主要着眼于虚空环境，二者各有盲区与误区，可以相互转换视角，相互启发，并针对现代对人体空间结构认识的欠缺，提出建构"人体空间解剖学"的设想。该书作者结合对古典针灸学与西医学差异的认识，认为实质细胞与间质细胞并重，细胞与细胞环境并重，应成为实践"生物-环境医学模式"的必由之路。诸如此类，对中医、西医学研究颇有启发的论述甚多，在此也难以一一陈述。

上述三点，又以逻辑方法为核心贯穿始终，充分彰显了逻辑方法的价值与魅力，该书以及黄龙祥的《中国古典针灸学大纲》，可谓运用逻辑方法研究中医学术难得的代表之作，值得中医理论的重构研究借鉴。反观当代中医思维方法的研究，基本集中于象思维、原创思维等方面，逻辑思维的研究与运用反而是中医学术研究十分薄弱的环节。因此，对于中医学人而言，急需补上形式逻辑的课程，充分利用逻辑方法的利器，以促进中医学术的快速发展。

最后，正如该书作者所言，基于不同理论视域观察同一人体，产生了不同的认识，由此形成了中西医学的差异。那么，从不同的理论视域诠释已有理论，也可以产生不同的看法。该书作者认为如果现代主流医学在构建理论体系时受到古希腊哲学家德谟克利特"万物的本原是原子和虚空"的哲学思想影响，则将会显现与古典针灸学天然联系的纽带。这里对问题的阐发并不是很清楚，也容易造成误解。原子论认为原子是充实的"存在"，虚空是为原子提供运动场所的"非存在"，后世道尔顿将原子概念引入化学领域，卢瑟福提出原子太阳系模型，玻尔提出定态跃迁原子模型以及现代的原子量子理论模型，都是基于原子本体的研究，这也是生物学、医学针对实体研究的哲学与科学基础。古典针灸学重视虚空的研究，应该与中国古代哲学的气论有关，宋代哲学家张载明言"虚空即气"。如果要追寻中西医学差异形成的哲学基础，最根本的应该是原子与气（元气）范畴，由此造成了中西医学认识论、方法论、知识论及其发展路径的差异，西医学重视实体结构的研究，而中医学重视关系功能的研究。另外，关于"微-宏通合律"，似可改称为"微-宏异级同构律"，更为容易理解一些。当然，以上也是个人的一些看法，也可能是笔者对《新古典针灸学大纲》的理解不到位，仅供商榷而已。

第三章

理论反思篇

现代人将"传承精华，守正创新"视为中医学术传承发展的原则，一般多强调基于文化自信而产生的对中医学术的坚定信心，相关研究也总是试图证实固有理论的正确性。相对而言，对中医理论及其相关研究的反思严重不足，而从学术创新的角度来说，反思质疑恰恰是创新的前提条件。这里汇集几篇此方面的论文，以供同道商榷。

一、中医藏象理论现代研究的问题探讨

中医藏象理论可谓中医理论的核心，也是中医理论研究的热点、重点，现代学者从文献、理论、实验、临床等多方面开展研究，虽说取得了一定的成果，但与人们的预期尚存在较大差距。故有必要对中医藏象理论现代研究的情况加以回顾，分析研究中存在的问题，以探索正确的研究思路与方法。

（一）中医藏象理论现代研究的概况

中医藏象理论的形成，以《内经》的相关论述为主体内容，历经后世不同时期医家的补充、完善以及系统化，而成为独具特色的中医核心理论。从发生学的角度而言，中医藏象理论是以实体脏器为基础，在中国传统文化及其取象比类、关联性思维方式的影响下，赋予实体脏器以非实体脏器所具有的功能、特性，从而形成的一种混合功能模型。早在《内经》时代，人们已经不大能区别实体脏器与功能模型，时或将二者混为一谈。如《素问·刺禁论》指出："黄帝问曰：愿闻禁数。岐伯对曰：脏有要害，不可不察。"提示五脏作为人体最重要的器官，针刺时当知其部位所在，而避免误刺损伤。但其对五脏部位的描述说："肝生于左，肺藏于右，心部于表，肾治于里，脾为之使，胃为之市。"很明显《刺禁论》的作者错误地将实体脏器的部位答成了五行五脏功能模型，搞混了二者的区别。古今医家在经典权威崇拜的思想影响下，或无视《内经》问答之间的矛盾，或虽然意识到问答之间的矛盾，但又千方百计地为之辩护，由此引起了一场千余年的学术争鸣。随着近代西医学传入中国，开始人们用中医学人体术语进行翻译，而当西医学在近现代科学技术支撑下快速发展，其话语权超越中医时，中医有关人体脏腑的术语反而不被现代人所能理解，更进一步陷入了说不清的境地。从民国时期中西医汇通开始，中医学界一项十分重要的工作，就是试图说清楚中医学脏腑到底是什么，其中恽铁樵可谓代表性人物之一，他面对人们对中医脏腑认识的质疑，在《群经见智录》卷一中明确指出："故《内经》之五脏，非血肉的五脏，乃四时的五脏。不明此理，则触处荆棘。"

[1]又在《生理新语》中说："治医之最要者，非脏腑之形状与位置，乃各脏器交互之关系与功用。明其交互，明其功用，则能知内部之组织，若何便能致病，若何便能健康。继此而推究之，则能知内部患病，则其著于外者当为何状，更验之实验而征信。"[2]这种对中医藏象理论的解释性工作，随着现代医学以及科学的发展而不断深化，时至今日，仍然是中医理论研究的热点之一。

现代对中医藏象理论的研究，基本上承袭了恽铁樵解释性的研究思路，虽然从研究方法的角度，大致可以分为理论文献研究、临床研究与实验研究，但究其实质，大多是一种科学诠释性工作，目的在于阐明中医藏象理论从何而来及其本质。如从 20 世纪开始的中医肾实质研究、脾实质、肝实质研究，乃至进入 21 世纪，国家重点基础研究发展计划（973计划）中医基础理论专项，就藏象理论研究曾布局了"肺与大肠相表里"脏腑相关理论的应用基础研究、基于"肾藏精"的藏象理论基础研究、基于"肝藏血主疏泄"的藏象理论研究、"脾主运化、统血"的藏象理论研究，国家自然科学基金也支持了一些藏象理论研究的项目，但总体来说，其研究成果大多是伴随着现代科学技术（主要是现代医学）发展而产生的，对中医藏象理论进一步的科学诠释，以及指导临床疾病诊治的机理研究，就藏象理论本身而言，很难说取得了较大的进展。

（二）中医藏象理论现代研究存在的问题

由于对中医藏象理论形成及其本质缺乏清晰、理性的认识，在对其研究的过程中，常常出现以下几方面的问题。

1. 脱离原有理论语境的诠释失误

中医藏象理论是在特定的历史条件下形成的，其理论的表述也有其特有的语境，如果不了解文本的背景因素、思维特征等，违背诠释学的对象自主性、整体性、意义符合等原则，常常造成对藏象理论的理解不全面甚或误读。最典型的莫过于李瀚旻等[3]试图借助现代科学的相关研究成果，来论证中医学早就有"髓生肝"的理论，并期望揭示其科学内涵。其本质是对《素问·阴阳应象大论》"肾生骨髓，髓生肝"做出了错误的诠释，将五行学说中肾水生肝木的另一种表述方式，理解成现代科学意义上的骨髓生成肝细胞。再如对肝为"罢极之本"的理解，本应受到文字、原文整体语境以及中医对肝功能认识的历史演进的制约，但在实际的诠释过程中，随意性过度诠释比比皆是。如从文字学的角度而言，王济训等[4]认为"罢"疑为"能"误为"羆"；"极"指四肢。日本学者丹波元坚《素问绍识》说"罢极当作四极……即言四支。肝其充在筋，故云四极之本也。"郭霭春[5]也赞同此观点。上述解释很明显文字学证据不足。另有人将"罢极"解释为疲劳、困倦，明显与其他四脏从生理角度强调在人体生命活动中的重要性不符。屈乐等[6]对此提出质疑，指出中医文献认为疲劳与多脏器有关，涉及五脏六腑与气血的功能正常与否，古代和现代医家多注重从

1. 恽铁樵. 群经见智录[M]. 张家玮点校. 福州：福建科学技术出版社，2006：35.
2. 恽铁樵. 恽铁樵医书合集（上）[M]. 天津：天津科学技术出版社，2010：354.
3. 李瀚旻，高翔. "肾生骨髓，髓生肝"的科学内涵[J]. 中医杂志，2006，47（1）：6-8.
4. 王济训，边海云. "肝为罢极之本"新解[J]. 时珍国医国药，2007，18（3）：733.
5. 郭霭春. 黄帝内经素问校注语译[M]. 天津：天津科学技术出版社，1981：63.
6. 屈乐，邓艳芳，宋亚南，等.《中医基础理论》的"肝为罢极之本"质疑[J]. 中医教育，2015，34（4）：75-77.

心脾肾来认识此病，很少有把肝作为核心来论述疲劳和治疗疲劳的。若就运动而言，非肝主筋独司运动，肾主骨、脾主肌肉也参与，而且肝主运动也难以说是其最主要的功能。上述问题的形成，与不了解诠释学的方法与基本原则也有关。

2. 中西医概念混淆

在对中医藏象理论的研究过程中，中西医概念混淆是十分普遍的现象。如不少学者在对肝为罢极之本的理解中，将中医的肝藏象与西医的肝脏混为一谈。陈列红等[1]认为肝主筋，司运动，耐受疲劳，是运动功能的根本。选择急性黄疸型甲型病毒性肝炎、慢性乙型病毒性肝炎、慢性重症病毒性肝炎、肝炎后肝硬化患者作为研究对象，其中肝胆湿热证31例，肝郁脾虚证25例，肝肾阴虚证11例，脾肾阳虚证14例，检测血清中铜、锌、铁、镁元素含量，试图从微量元素角度探讨肝为罢极之本的机理。结果四个证型均有不同程度的乏力，血清中4种微量元素大多呈逐步下降之势，并与乏力程度基本相一致。这里明显混淆了西医肝脏与中医肝藏象的概念，如14例肝病患者表现为脾肾阳虚证，则与中医肝藏象毫无关系。王辉武等[2]通过对3413例肝病患者的临床症状的分析，证明了疲乏症状的出现及减轻，与肝病的发生及好转关系密切。由此说明了正确理解"肝者，罢极之本"的重要临床价值。顾学兰[3]研究认为乏力症状是肝硬化主要临床表现，临床诊治过程中必须重视。史丽萍等[4]研究发现，小鼠力竭性运动可造成其肝脏的损害，肝糖原、肌糖原的减少，且随着力竭次数的增加其程度加重。认为此从一个侧面证明了中医"肝主藏血""久行伤筋"等中医理论，为"肝为罢极之本"的理论提供了部分依据。朱海峰[5]以西医之肝脏解释中医肝藏象，从肝内能量代谢机制与疲劳、乏力症状的关系，论证"肝为罢极之本"对治疗慢性疲劳症状有重要的指导意义。以上都犯了相同的错误。

3. 以今释古，以西释中

在对中医藏象理论研究中，不考虑科学发展演变的历史进程，将现代科学研究的新成果套用在古人的论述之上，好像新的研究成果都是古已有之。如心藏神、主神明理论的形成，与古人在日常生活与临床实践中对心跳活动与大脑意识的关联性体验有关，由此也引起了后世中医心主神明、脑主神明、心脑共主神明的争议，古人根本不可能认识到心脏内分泌的功能。然现代有学者基于心室合成和分泌脑钠肽（BNP），发现BNP除血管活性作用外，还与脑认知功能障碍呈高度相关，认为这些进一步为"心主神明"理论提供了依据[6]。再如2017年4月 *Nature* 刊登美国 Mark R. Looney 教授团队的研究成果：首次证实肺是一个造血器官，动物体内有一半以上的血小板来自肺部；更重要的是他们还首次发现肺部储存多种造血祖细胞，这些细胞可以用于恢复受损骨髓的造血能力。也有学者试图以此论证中医学"肺朝百脉"的说法。这种以今释古，以西释中的做法，同样混淆了中西医脏

1. 陈列红，潘雪飞，张长法，等. 试从微量元素角度探讨肝为"罢极之本"[J]. 江苏中医，1997，18（3）：46-47.
2. 王辉武，吴行明，邓开蓉.《内经》"肝者，罢极之本"的临床价值——附3413例肝病的临床分析[J]. 成都中医药大学学报，1997，20（2）：9-10.
3. 顾学兰. 75例肝硬化患者乏力量表分析——兼谈"肝为罢极之本"[J]. 江苏中医药，2006，27（4）：20-21.
4. 史丽萍，马东明，解丽芳，等. 力竭性运动对小鼠肝脏超微结构及肝糖原肌糖原含量的影响——"肝为罢极之本"的实验研究[J]. 辽宁中医杂志，2005，32（9）：971-973.
5. 朱海峰. 对"肝为罢极之本"的现代医学诠释[J]. 甘肃中医，2007，20（5）：7-8.
6. 杨涛，赵明镜，王蕾，等. "心主神明"的内涵及现代科学依据[J]. 北京中医药大学学报，2016，39（10）：811-814.

腑概念之间的差异。

　　总体上说，现代对中医藏象理论的研究，可谓投入较大，诠释性成果较多，而理论创新性成果较少，其中的经验与教训都需要认真加以总结。在今后的研究中，首先必须注意借助于现代诠释学方法，正确理解中医藏象理论的本质内涵，把握所要研究的科学问题；其次，保持开放的心态，兼容并蓄，充分借鉴现代科学技术手段以及现代哲学方法等，着眼于理论的创新性研究，而不仅仅是跟随在现代科学发展之后的诠释；最后，重视临床经验的总结，从临床实践总结升华中医藏象理论。

二、气不摄血与肝的关系研究

　　气不摄血，习惯上指气虚不能统摄血液运行而导致各种出血的病理变化。由于脾为气血生化之源，又主统血，因此，从脏腑角度而言，一般将气不摄血的病理变化归之于脾，也称为脾不统血。近年来，随着对肝气虚证研究的不断深入，《中医基础理论》教材及教学参考书的作者，从肝主藏血的角度推论，认为肝气虚收摄无力，可导致肌衄、齿衄、吐血、咯血等出血现象，并引用《丹溪心法·头眩》所言"吐衄漏崩，肝家不能收摄荣气，使诸血失道妄行"为证[1、2]。由于此论出自教材，因此须深入研究，并加以辨析。

　　（一）从气血关系论肝与气不摄血之关系

　　《素问·调经论》早已指出："肝藏血。"《素问·五脏生成》篇云："人卧血归于肝。"唐·王冰注说："肝藏血，心行之，人动则血运于诸经，人静则血归于肝脏。何者？肝主血海故也。"主要强调肝具有贮藏血液，并根据人体生理活动的需要，以调节各部分血流量分配的作用。元代医家始提出肝主摄血的问题，罗天益《卫生宝鉴》曰："夫肝摄血也。"明清医家间有论述，王纶《明医杂著》指出："肝统诸经之血。"王肯堂《医统正脉全书》云："肝本厥阴风木，为纳血之脏。"沈金鳌《杂病源流犀烛》说：肝"其职主藏血而摄血"。然均未明确论及肝主摄血的机理。印会河主编《中医基础理论》统编五版教材首先提出肝主藏血，有防止出血的功能，但未说明防止出血的机理。后来的两版教材对此做了进一步的发挥，认为主要依赖于肝气的收摄，因此肝气虚之收摄无力，可导致吐、衄、咯血或月经过多、崩漏等出血病症。

　　就气血关系而言，气为血之帅，能够生血、行血、摄血。气能摄血，是指气对血液有统摄作用，使其正常循行于脉管之中而不逸出脉外。气对血液的统摄作用的正常发挥，必赖于气量的充沛和气运行的正常，若气虚固摄无力，或气机逆乱，固摄失职，均可导致出血。所以，气不摄血的病理变化，应当包括气虚和气逆两个方面。气虚不摄，由于脾主统血，历代医家多责之于脾；气逆不摄，由于肝主疏泄，调畅气机，肝之疏泄太过，气火上逆，迫血妄行而出血，故历代医家多责之于肝。如唐容川《血证论》论唾血说："实证则由肝不藏血……虚证则由脾不统血。"《丹溪心法·头眩》所言"吐衄漏崩，肝家不

　　1. 吴敦序. 中医基础理论[M]. 上海：上海科学技术出版社，1995：68.
　　2. 孙广仁. 中医基础理论[M]. 北京：中国中医药出版社，2002：89.

能收摄荣气，使诸血失道妄行"，并未明言属气虚抑或气逆，所以不能完全作为肝气虚收摄无力的证据。

清·王馥原《医方简义》云："女人以肝为先天，唯肝用事。"肝与冲任经脉密切联系，冲任经脉起于胞宫之中，冲为血海，任主胞胎，与女性生殖功能密切相关。肝主藏血，是女性经血之本；肝主疏泄，调畅一身气机，冲任经脉的通畅，必赖肝气之条达。因此，肝的藏血功能失职，常病及冲任，导致妇女月经过多、崩漏等，虽有气虚不摄所致者，但临床仍以肝的实证居多。

（二）从临床研究论肝与气不摄血之关系

古今医家对肝气虚病机的认识历程，颇为错综复杂。早在《内经》中，已经对肝气虚有不少论述，如《灵枢·天年》云："五十岁，肝气始衰，肝叶始薄，胆汁始减，目始不明。"《灵枢·本神》曰："肝气虚则恐。"《素问·方盛衰论》也说："肝气虚则梦见菌香生草，得其时，则梦伏树下不敢起。"《诸病源候论·五脏六腑病诸候》则指出："肝气不足，则病目不明，两胁拘急，筋挛，不得太息，爪甲枯，面青，善恐悲，如人将捕之，是肝气之虚也。"唐宋时代，如《千金要方》《圣济总录》等也有所论述。然金元以后，因火热学派兴起，受"六气皆从火化"，"阳常有余，阴常不足"观点的影响，对肝气虚的研究甚少。明·张介宾在《质疑录·论肝无补法》中指出："肝血虚则肝火旺，肝火旺者肝气逆也。肝气逆则实，为有余，有余则泻。举世尽曰伐肝，故谓肝无补法。不知肝气有余不可补，补则气滞而不舒，非云血之不可补也。"李中梓《医宗必读》也说："东方之木，无虚不可补，补肾即所以补肝"，加之《临证指南医案》提出"肝体阴用阳"之说，一般认为在病理情况下，肝阴肝血常不足，肝气肝阳常有余。如清·林珮琴《类证治裁·肝气肝火肝风论治》云："夫肝主藏血，血燥则肝急。凡肝阴不足，必得肾水以滋之，血液以濡之……凡肝阳有余，必需介属以潜之，柔静以摄之。"所以，后世对肝气虚的论述甚少，在历版《中医诊断学》教材中，均未涉及肝气虚证。

虽然张介宾强调"肝气有余不可补"，但对肝气虚的论述仍绵延不断，明·龚廷贤《寿世保元·卷一》即秉承《诸病源候论》之观点，提出肝气之虚则宜补之。清·王旭高《王旭高医书六种·西溪书屋夜话录》提出补肝气之法，张锡纯《医学衷中参西录》论肝气虚的治疗云："愚自临证以来，凡遇肝气虚弱不能条达，用一切补肝之药皆不效，重用黄芪为主，而少佐理气之品，服之复杯即见效验，彼谓肝虚无补法者，原非见道之言也。"秦伯未《谦斋医学讲稿·论肝病》亦谓："故肝虚证有属于血亏而体不充的，也有属于气衰而用不强的……或表现为懈怠、忧郁、胆怯、头痛麻木、四肢不温等，便是肝气虚和肝阳虚证。"20世纪80年代以后，中医学界对肝气虚证从文献、临床、实验等方面开展研究，对其认识更加深入。

肝气虚证的临床表现，综合现代医家所述，主要有抑郁寡欢，意志消沉，少气懒言，头晕目眩，自汗，善太息，胆怯善恐；视物不明，不耐久视；胁肋满闷，或隐痛悠悠喜按，四肢乏力，懈怠不耐疲劳，或头身麻木；纳呆，口苦，妇女月经不调，舌淡，脉弱以左关为甚。金益强[1]提出肝气虚证的辨证标准为：①胸胁隐痛，喜按或胸闷；②精神抑郁，善

1. 金益强. 中医肝脏象现代研究与临床[M]. 北京：人民卫生出版社，2000：242.

太息，善恐易悲；③四肢倦怠，不耐疲劳；④视力模糊，不耐久视；⑤面、舌淡白，脉弦细。陈家旭等[1]对肝气虚证的临床疾病流行病学调查发现，在 520 例气虚证的患者中，肝气虚证有 98 例，占 18.85%，其中分布的病种主要有肝脏疾病、高血压病、神经衰弱、更年期综合征、慢性胃炎等与植物神经功能紊乱相关的疾病。

综观历代医家对肝气虚的认识，以及现代肝气虚证的辨证标准、肝气虚与西医疾病病种关系的研究，可见由于肝气虚不能收摄出血的现象，临床实为少见。

（三）从实验研究论肝与气不摄血之关系

现代对肝气虚证的病理生理做了较为深入的研究，一般认为肝气虚证与现代医学中神经-体液调节、能量代谢、酶的代谢、微量元素及内分泌方面的变化有关，其病理生理改变主要为：交感神经功能活动降低，调节血管平滑肌舒缩功能的活性物质显著变化，微循环障碍，机体能量代谢水平降低，供能不足，酶活性紊乱，微量元素降低，炎症介质增加，组织出现炎性反应。血浆环核苷酸（cAMP、cGMP）、血栓素 B_2（TXB_2）、6-酮-前列腺素 $F1\alpha$(6-KeTo-PGF1α)是调节血管平滑肌舒张收缩功能的活性物质，其中 TXB_2、cGMP 具有收缩血管的作用，6-KeTo-PGF1α、cAMP 具有舒张血管的作用。肝气虚证 TXB_2 及 TXB_2/6-KeTo-PGF1α 增高，cAMP 水平降低，cGMP 水平升高，cAMP/cGMP 比值降低，均提示微血管收缩甚至痉挛，微循环灌注流量减少，而形成微循环障碍[2]。实验结果与中医肝气虚，疏泄无力，导致血瘀的病机相吻合。

脾不统血的实验研究发现，脾不统血证患者血小板结构变异，造成血小板黏附、聚集和收缩功能下降，血小板对毛细血管的支持、营养作用降低，毛细血管脆性增加而出血[3]；或血小板自身抗体产生过多，破坏过多，生存期过短而出血[4]。全血黏度、红细胞压积均明显降低[5]，红细胞 C_3b 受体水平下降，提示红细胞介导的清除循环免疫复合物及免疫黏附功能下降，造成循环免疫复合物增多，沉积于很多组织器官，固定血小板、补体并与其受体发生炎症反应[6]。脾不统血证动物模型凝血酶原时间（PT）、活化部分凝血活酶时间（APTT）均较正常组延长，说明脾不统血证存在不同程度的凝血功能障碍[7]。对紫斑脾不统血患者血小板相关抗体的实验研究发现，脾不统血组 PAIgG、PAIgM 两项指标，明显高于脾气虚弱组，说明脾不统血是脾气虚弱的发展和加重，从免疫学角度验证了脾统血的生理功能是通过气摄血来实现的[8]。此与中医学脾气虚统血无力，导致出血的病机相符。

综上所述，气不摄血应包括气虚无力统摄和气逆统摄失职导致出血两个方面的病机变化，前者应责之于脾，后者当责之于肝。肝气虚收摄无力导致的出血以妇女月经失调为主，临床较为少见，而基本不涉及肌衄、齿衄、吐血、咯血等出血现象。因此，不宜将肝气虚

1. 陈家旭、杨维益、梁嵘. 肝气虚证临床证型的病理生理学初步研究[J]. 中国中西医结合杂志，1995，15（2）：67-70.
2. 金益强. 中医肝脏象现代研究与临床[M]. 北京：人民卫生出版社，2000：189-190.
3. 徐重明、聂天. 脾虚证与血循环关系研究[J]. 河北中医，1997，19（3）：2-3.
4. 朱凌凌、童瑶. 脾统血理论源流及现代研究进展[J]. 中医药信息，2003，20（5）：6-8.
5. 肖理儒、张朝明、余蓉. 脾不统血证的血液流变学研究[J]. 四川中医，1991，9（9）：18-19.
6. 张跃飞、杨明均、黄秀凤. 脾不统血证红细胞免疫黏附作用的测定[J]. 上海中医药杂志，1993，（11）：5-7.
7. 黄雪琪、陈家旭、林海、等. 益气止血方对脾不统血证动物模型的治疗作用[J]. 北京中医药大学学报，2004，27（3）：40-42.
8. 张朝阳、郭勃、杨明均、等. 紫斑脾不统血患者血小板相关抗体的实验研究[J]. 中国中医急症，1996，5（3）：129-131.

收摄无力作为肌衄、齿衄、吐血、咯血等出血的基本病机之一。

（此文发表于《山东中医药大学学报》2006 年第 5 期）

三、中医七情学说研究存在问题探讨

七情学说是中医病因理论的重要内容，从《内经》始，历代医家都非常重视。随着当代医学模式由生物医学模式向生物-心理-社会医学模式的转变，中医界对七情学说的研究亦不断深入。特别是进入 21 世纪以来，对七情学说的研究可谓中医基础理论研究的重点之一，与之相关的各类课题达 140 余项，发表论文 500 篇以上，也取得了一些可喜成果，但在研究中还存在着不少问题，今在对七情学说现代研究系统梳理的基础上，加以分析归纳。

（一）继承有余，创新不足

对于七情学说的研究，犹如中医学的整体研究一样，由于对保持中医特色的重视，七情学说的研究也呈现出继承有余，创新不足的态势，具体体现在以下几个方面。

1. 从研究取向看，过于重视经典研究

论文作为研究成果的展现，往往可以反映在某一领域内学者们的研究取向。通过中国知网和万方等数据库，我们检索到新中国成立以来有关七情研究的论文有近千篇，剔除部分低水平重复的论文，筛选出相关研究论文 670 余篇，其中明确标明为《内经》七情理论研究的论文有 50 篇，而在 2000 年以后发表的 490 余篇论文中，《内经》情志理论研究的论文仍达 38 篇，并无减少之趋势。如果加上对《伤寒论》《金匮要略》等其他中医经典中情志理论及证治的研究论文，有关中医经典七情学说研究的论文占到了总数的十分之一以上。从学科发展的角度而言，过分关注经典，过分重视过去已有的成果，势必造成创新研究的力量减少，低水平重复论文数量增多。

2. 从理论框架看，过于拘泥于传统

中医七情学说发轫于《内经》，确立于宋代陈无择《三因极一病证方论》，后世医家多有所发挥，虽然明代张介宾已明确提出"情志""情志病因"的概念，但由于拘泥于《内经》的经典性以及受《三因极一病证方论》三因学说的影响，时至今日，各版《中医基础理论》教材仍然在病因理论中坚守七情内伤之说。如此一来，第一，犹如乔明琦等[1]所言："把情定为七闭塞了对其他情志的认识，妨碍具体概念向抽象水平的发展，是其陷入困境的根源。"第二，从现代情绪心理学的研究成果来看，人的情绪大致可分为基本情绪与复合情绪两大类，基本情绪除七情所述外，尚有爱、厌恶、害羞、胆怯等，而复合情绪是由两种及两种以上的基本情绪所派生出来的情绪，如爱与依恋、焦虑、抑郁、敌意等，复合情绪可达上百种，大多数的复合情绪很难命名[2]。第三，中医七情学说历来重视情志对人体的负面影响，忽视情志的正面效应，对情志功能的认识基本缺失。第四，七情学说的理论建构以五行学说为指导，由此形成的情志与五脏的对应关系，以及基于五行相克的以情胜情疗法等，

1. 乔明琦，韩秀珍. 七情的学术渊源与困境中的出路[J]. 山东中医药大学学报，1997，21（5）：16-19，81.
2. 郭德俊，刘海燕，王振宏. 情绪心理学[M]. 北京：开明出版社，2012：26-31.

与临床实际并不完全相符。由此可见，拘泥于传统的七情学说，已难以适应时代发展及临床实际的需要，亟须以开放包容的态度，吸收现代研究成果，加以改革创新，在此方面，乔明琦等所著《中医情志学》，可谓进行了有益的尝试，值得加以推广。

3. 从研究方法看，学科交叉借鉴滞后

从系统科学的角度而言，任何一门科学或理论，都是一个相对独立的系统，而系统只有在适当开放的条件下保持自己的稳定状态，一旦系统完全封闭起来，系统很快就会走向衰亡。七情学说乃至整个中医理论也是如此。纵观现代中医七情学说的研究，借鉴现代医学、心理学、实验动物学、分子生物学乃至基因组学等方法开展情志理论的研究，已呈现出明显增多的趋势。但与情绪心理学的当代研究相比较，在学科的交叉、研究方法的多样性方面差距很大，亟须加强与相关学科的交叉，特别是吸收情绪心理学的研究成果，借用脑电位测量、脑功能成像等生理测量方法，引入或研制主观体验测量量表、表情研究方法等，开展多方面的实证研究。

（二）概念不清，逻辑混乱

概念是反映事物对象本质属性或者特有属性的思维形式，任何一个学科体系都是建立在基本概念基础上的范畴体系，而逻辑方法是理论体系获得自洽性的基本保障。奠基于中国传统文化的中医理论，向来重视象思维的运用，形式逻辑思维相对薄弱，这一态势在中医七情学说的研究中也得以反映。不仅《中医基础理论》教材中屡屡出现七情定义的逻辑错误，而且作为中医情志学说的核心概念情志的定义，至今仍然有不少学者认识错误，如有学者认为中医情志概念是情与志的合称，情感是有一定志向的精神运动，故称情志。笼统地讲，七情就是情志，情志就是七情，但仔细分析起来，情与志还是有区别的，志在内，生于脏，情在外，成于感[1]。或认为神包括"情"和"志"，而"情"和"志"都是心理活动的外在表现，"情"是"性"表现于外的各种具体情感，志有方向性，是经过动机斗争而确立奋斗目标的心理过程[2]。更有学者指出，情与志的区别在于情偏重功能意识，与脑关系密切，而志偏重物质形态，与五脏有直接关系；情动于外而志存于内；五志是情的原生态前体，七情是大脑对外界客观事物刺激的不同情绪反应[3]。或者说五志属于五脏正常生理功能活动的表现，七情是由五志演化而来的异常情志状态，七情由五志发动，情以表志[4]。

上述定义存在着明显的逻辑混乱，一是认为情感是有一定志向的精神运动，或认为志有方向性，是经过动机斗争而确立奋斗目标的心理过程，则有将情感与意志概念混同之嫌。意志是指一个人自觉地确定目的，并根据目的来支配、调节自己的行动，克服各种困难，从而实现目的的心理过程，具有较为明确的志向，而情感则否。二是五志与七情同为人体的情绪反应，只有程度或持续时间的区别，而要将情与志分功能意识与物质形态，又分别

1. 韩成仁. 关于七情学说研究几个概念诠释[J]. 山东中医药大学学报，1997，21（4）：15-18.
2. 张燕. 情志神概念辨析[J]. 中华中医药学刊，2007，25（9）：1853-1854.
3. 黄跃东，李珀. 试论七情发生和脑主神明与抑郁症病机证治的关系[J]. 北京中医药大学学报（中医临床版），2005，12（3）：39-41.
4. 毛海燕. 五藏与情志关系的研究[J]. 山东中医药大学学报，1999，23（6）：425-429，475.

与脑、五脏相关联，没有相应的实践及理论依据。三是既然五志与七情同为人体的情绪反应，则势必有相同的刺激因素、意识体验、生理唤醒以及行为表现，不可能由五志发动而产生七情，情也无法以表志。

（三）现代成果，融通困难

近年来，随着现代医学中神经生理学、神经内分泌学、神经免疫学以及应激理论（尤其是心理应激）等的飞速发展，借助实验方法开展七情相关问题的研究，力图在结构、机能、代谢等方面以及器官、组织、细胞及分子等多层次、多环节上阐释情志致病的机理，是七情领域研究的一大热点。但由于情绪的复杂性，很难复制出与人类情绪相似的被专家学者普遍认可的情志致病动物模型，目前相对成功的只有"怒伤肝"和"恐伤肾"两种，由此导致实验研究的难度增加，研究结果的信度大打折扣。如同为突然高强度噪声刺激造模，刘素珍等[1]认为是恐惧模型，但沈浪泳等[2]将突发噪声刺激视为惊的因素，以研究《内经》"惊伤心神"的理论。对于慢性心理应激的中医情志评价，李保良等[3]认为急慢性心理应激状态与思相关，赵晓林等[4]视为慢性怒伤肝模型，刘晓梅等[5]则称之为慢性多相性应激模型，但从药效反推模型的角度而言，虽然疏肝药加味逍遥丸和补肾药六味地黄丸都能不同程度地调节应激后血清激素的水平，改善应激导致的睾丸生精上皮的病理变化，增强睾丸的生精功能，使精子的数量和质量都有不同程度的改善。而两种药物比较，六味地黄丸比加味逍遥丸有更广泛的和有效的调节作用。由此可见，该模型也可称为恐伤肾模型。加之不同造模方法所造成的动物模型在神经、内分泌、免疫、循环等系统方面是否存在差异，有无特异性的实验指标，还有待深入研究。因此，有关心理应激模型中怒、恐、思、焦虑等中医情志的定性，以及肝、肾、脾等脏腑定位，也就无法完全解决。与此相关，有关的实验结果就难以回归到中医理论之中，不能准确地对中医理论做出科学诠释，自然就不能有效地促进中医理论的发展。故有学者认为中医学七情病因的研究，应该从动物造模的误区中走出来，结合人体的具体情况，对七情病因作社会及流行病学方面的研究，使中医的七情病因学说既有其特色，也更能符合临床的实际需求[6]。

（四）理论解释，牵强附会

由于对七情学说的研究过于拘泥于传统理论或传统文化，故对于七情学说相关问题的解释，常常呈现出牵强附会的现象。如对于"七情"中"七"的由来考证，有学者认为可能受到以下 3 方面因素的影响：一是肺有两叶、肾有两枚，心、肝、脾各为一的解剖知识；

1. 刘素珍，赵华，龚殿祥，等. 恐惧发生与预防的实验研究：I、强烈噪音下恐惧行为的动物模型[J]. 心理科学，1995，18（1）：10-15，64.

2. 沈浪泳，侯公林. 《内经》"惊伤心神"的理论初步研究[J]. 中国医药学报，2002，17（6）：361-362.

3. 李保良，张琪，费建平，等. 基于"急慢性心理应激"论中医"思伤脾"[J]. 辽宁中医药大学学报，2012，14（8）：11-14.

4. 赵晓林，李恩，张元杏，等. 滋补肝肾药方药对慢性激怒应激大鼠免疫的影响[J]. 中国中医基础医学杂志，1996，2（5）：30-32.

5. 刘晓梅，张云，吴广均，等. 慢性复合式应激对雄性小鼠生育能力的影响[J]. 中国中医基础医学杂志，2008，14（5）：354-356.

6. 徐中环，王承平. 七情病因研究方法及思考[J]. 四川中医，2000，18（5）：11-12.

二是河图中心火成数谓七，心主神明，主宰七情的变化；三是从临床实践的角度看，由于七情在女子身上表现得尤为突出，故以女子发育生殖的基数"七"命名[1]。这里用五脏解剖、河图术数等解释七情之所以为"七"，缺乏应有的理据，明显有牵强附会之嫌。再如对七情归属五行五脏的问题，有学者指出喜因其活泼而表现于外，故有火之机动、活泼、炎上之象，属火而配属于心；怒象忽发忽止颇具木之象，故属木而配属于肝等[2]。如此推论，则有值得商榷之处，如以怒为例，由于肝病多怒，怒易伤肝，而肝主升发象木，故怒志以肝为中介而归属于五行之木，而不可能是归因于怒象忽发忽止颇具木之象，其他如喜、悲、惊等大多如此，故其解释有本末倒置之嫌。其他如对七情阴阳属性的划分，也存在类似的问题。

中医学站在中国传统文化的基础上，从宏观、发病的角度探讨分析人的情志问题，虽然有些见解具有深刻的科学意义，但大多是基于直观的感受和经验的总结，有待进一步拓展和深入。因此，对中医七情学说的研究，应该在继承的基础上更加重视创新，跳出传统中医七情概念的束缚，充分吸收、借鉴当代科学的知识与方法，提升科学研究水平与逻辑思维能力，突出中医特色，围绕基本与复合诸多情志与脏腑的关系，情志病因的形成、致病特点、机制，情志与中医病证诊治的关系，情志调节等诸多方面，从整体、联系、动态的角度出发，进行全方位的研究，强化理论创新，促进中医情志学的进一步发展与完善。

（此文发表于《中华中医药杂志》2015 年第 6 期，略有修改）

四、中医清浊理论问题探讨

清浊本为人们基于日常生活经验，对水的性状的一种描述。而日常生活经验，是中医理论建构的重要来源之一，《内经》即借用大量日常生活语言来建构其理论体系，清浊亦被用来阐述一些生理活动、病机变化、治疗原则等。后世中医学多从脾胃气机升降的角度论述清浊，形成了较为系统的升清降浊理论。现代随着西医学对代谢综合征等疾病认识的深化，有关清浊的问题再次进入中医学人的视野，有学者甚或将清浊视为几乎与寒热、气血、阴阳一样属于基本概念，是含义十分丰富的"元概念"[3]。然关于清浊概念的形成、演变、逻辑关系及价值等，尚有许多进一步探讨之处。

（一）清浊理论之原象

水与人类以及所有生物的生命活动关系最为密切，以至于《管子·水地》篇提出"水生万物"的命题。因此，水自然也就成了人类认识事物乃至人体生命活动的最为普遍的天然模型，《内经》即借助水模型阐释血脉气血循环、经脉气血运行，建构十二经脉体系，认识六淫病因，阐述气血津液病机以及相关临床诊治方法等[4]。清浊本指水质清澈和浑浊，

1. 韩晶杰. 解读七情名称缘由[J]. 中医药学刊, 2005, 23（12）: 2220.
2. 翟双庆, 王长宇, 孔军辉. 论五神、七情的五行五脏归属[J]. 北京中医药大学学报, 2002, 25（5）: 1-4.
3. 曹东义, 李佃贵, 裴林, 等. 清浊是《内经》的基本概念[J]. 中医药通报, 2009, 8（6）: 33-34.
4. 邢玉瑞.《黄帝内经》水模型化推理研究[J]. 中医药文化, 2020, 15（2）: 13-19.

故水自然是清浊理论的原象或模型。但吕梦菲等[1]认为"清浊"的取象来源有若干层次，其中最原始的第一层象是天清地浊，第二层次是水的清浊，第三层次是稀薄、密度小与浓厚、密度大。付守强等[2]则认为清浊理论取象有二：一是取象于天地生成意象的清浊观念，以升降属性为核心特征，后世升清降浊治法、谷气清浊体系、宣清导浊学说等分支理论或由此发展而来；二是取象于水流动静意象的清浊观念，则以动静属性为核心特征，继而演变出营卫清浊、病机清浊等学说。但如果我们进一步考察天清地浊意象从何而来，可以发现对水这一自然模型的认识是其重要来源之一。首先，《管子·水地》指出："水者何也？万物之本原也，诸生之宗室也。"水被认为是万物之源。郭店楚墓竹简《太一生水》云："太一生水，水反辅太一，是以成天。天反辅太一，是以成地。"认为水先于天地及世间万物，提出了"太一"最初产生水，再由水生成天地，而后派生万物的宇宙论。其次，从具体物象而言，轻的物体放在水中容易上浮，重的物体容易下沉，浑浊的水沉淀后清的部分在上而浊的部分在下，加之轻的物体在空气中容易飘浮起来，而重的物体容易下降，将这一自然现象与气论结合，就会形成气之清轻者上升而为天，气之重浊者下降而为地的理念。故《淮南子·天文训》有"道始于虚廓，虚廓生宇宙，宇宙生气。气有涯垠，清阳者薄靡而为天，重浊者凝滞而为地。清妙之合专易，重浊之凝竭难，故天先成而地后定"之论，《素问·阴阳应象大论》也说："清阳为天，浊阴为地。"指出阳气清轻上升汇聚形成天，阴气重浊下降凝聚形成地，由此形成了阳升阴降的观点。付文所言依据有形、无形划分谷气清浊，围绕上下之别创立宣清导浊治法，正是基于水的清澈与浑浊，清者在上，浊者在下的意象类推的结果。因此，可以说水之象是中医清浊理论之渊源。

（二）清浊理论之逻辑关系理解

现代学者运用逻辑思维的方法，提出清浊理论中存在诸多逻辑矛盾，并试图加以解释。一般认为《灵枢·营卫生会》所说"清者为营，浊者为卫"，是指营气柔和为清，卫气刚悍为浊。肖建峰[3]从阴阳属性、生化、性能、临床应用方面辨析，认为就营卫清浊而言，应是清者为卫，浊者为营。李具双[4]也提出异议，认为清浊揭示了营气与卫气的来源及活动区域。五脏法地，为阴、清，营血出五脏，走脉中，故"清者为营"。六腑象天，为阳、浊，卫气出六腑，走脉外肌肤腠理，故"浊者为卫"。但其解释存在明显的逻辑问题。刘光等[5]驳斥了营血出五脏、卫气出六腑之说，认为其既不符合经典理论，也不符合临床实际。提出清浊原义是指河水水质的清澈和浑浊，《黄帝内经》通过类比的方法借鉴过来，是指人体经脉的清澈和浑浊，并非指营卫。营清卫浊之说可能和古人司外以揣内，通过稠厚重浊的"脓"这种临床现象来认识卫气有关。然其解释也有值得商榷之处，经脉清澈和浑浊之说也难以成立。王正山等[6]从逻辑思维的角度进行了较为深入的分析，认为轻清者为阳，重浊者为阴，与寒热阴阳、气味阴阳以及营卫阴阳之间存在难以调和的矛盾。"清升浊降"是从

1. 吕梦菲，张其成. 从"清浊"的逻辑问题谈中医象数思维的描述性特征[J]. 中医杂志，2020，61（8）：727-729.
2. 付守强，冯慧，张莉唯，等. 基于取象思维的中医清浊理论辨析[J]. 安徽中医药大学学报，2022，41（5）：5-7.
3. 肖建峰. 营卫清浊辨[J]. 湖南中医学院学报，1981，（1）：23-24.
4. 李具双. 试析营气与卫气的清浊、逆顺[J]. 中华中医药杂志，2017，32（3）：983-985.
5. 刘光，周东浩. 营卫清浊辨[J]. 中华中医药杂志，2020，35（7）：3396-3399.
6. 王正山，张其成. 中医清浊理论相关问题辨析[J]. 安徽中医药大学学报，2015，34（6）：1-4.

类比自然界中的浮力现象而来，但根据浮力原理，物质在液体里上升还是下降，只与该物质的密度有关，而与用量无关；升提或下降之力的大小，则与密度和用量有关。而根据轻清者为阳主升的假设，药物在人体里上升还是下降，不仅与该药物的密度有关，而且与用量有关，二者产生了矛盾。

之所以产生上述逻辑问题及疑义，本质上是与对古人思维方法的误解有关，或者说是试图用逻辑思维来理解中医理论的结果。中国传统思维具有重直觉而轻理性、重形象而轻抽象的特点[1]，以隐喻、象思维或模型化方法为主，其中水可谓中国早期哲学思想的根喻或本喻。刁生虎[2]认为"水是中国古代极为典型的根隐喻。以水比德、以水喻道、以水论政、以水谈兵等以自然之水隐喻社会人事的做法是中国古人基本的思维习惯和修辞倾向"。美国著名汉学家艾兰[3]指出："中国早期哲学思想中最有意义的概念都以源于自然界尤其是水与植物的本喻为模型。""'道'这一概念系根植于水道隐喻。""'气'以水蒸气为模型，但它的扩展的意义也涉及水的各种形态，从坚冰到流水，到蒸发的水蒸气。""水，滋养生命，从地下汩汩涌上，自然流淌，静止时变得水平如仪，沉淀杂质，澄清自我，忍受外在的强力而最终消磨坚石，可以坚硬如冰亦可以散为蒸气，是有关宇宙本质的哲学观念的模型。"隐喻思维又以事物之间的相似性为依据，而这种相似性包括以相似性为基础的隐喻和创造相似性的隐喻两种情况，所有的隐喻都包含着上述两种成分，只是程度不同而已[4]。这样，由于人们对水的特性从不同的角度加以认识，自然会创建出许多不同的隐喻，先秦诸子就经常利用水的各项性状，诸如水无常形、水之不争、水之就下以及水流不舍昼夜等隐喻来阐发各自的思想。如《荀子·宥坐》曰："夫水，大遍与诸生而无为也，似德；其流也埠下，裾拘必循其理，似义；其洸洸乎不淈尽，似道；若有决行之，其应佚若声响，其赴百仞之谷不惧，似勇；主量必平，似法；盈不求概，似正；淖约微达，似察；以出以入，以就鲜絜，似善化；其万折也必东，似志。"[5]即由于水的诸种形态和变化，似仁德，似仁义，似勇敢，似法度，似公正，似明察，似善化，似高远之志，故君子见大水必观。中医学也如此，从不同角度取象水的特性，推论建构或解释中医理论，自然会形成不同甚或矛盾的观点。如取象于水质清澈和浑浊的本义，则有水谷为清而糟粕为浊，"受谷者浊，受气者清"（《灵枢·阴阳清浊》）等观点。取象于升降与清浊的关系，则有"轻清者主上，重浊者主下……凡物感阴阳之气而生，各有清浊升降之质性者也"[6]的认识。如果就水流速度对水质清浊的影响而言，缓慢流淌的水流多较清澈，奔腾跃动的水流则更浑浊，如《庄子·德充符》曰："人莫鉴于流水，而鉴于止水。"王弼《道德经注》言："浊以静，物则得清，安以动，物则得生，此自然之道也。"就是说止水清，流水浊。由于营气属阴主静，卫气属阳主动，故《灵枢·营卫生会》言"清者为营，浊者为卫"。周学海《脉义简摩·主病类》言"清脉者，清轻缓滑""浊脉者，重浊洪盛，腾涌满指"，亦取象于此。但是，如果只就水质清浊对水流速度的影响而言，水清则流动较快，水浊则流动较慢，则会形成"清者其气滑，

1. 邢玉瑞. 中医思维方法. 方法体系卷[M]. 北京：科学出版社，2023：20-22.
2. 刁生虎. 水：中国古代的根隐喻[J]. 中州学刊，2006，（5）：180-183.
3. 艾兰. 水之道与德之端——中国早期哲学思想的本喻. 增订版[M]. 张海晏译. 北京：商务印书馆，2010：13.
4. 束定芳. 隐喻学研究[M]. 上海：上海外语教育出版社，2000：58-59.
5. 王先谦. 荀子集解[M]. 北京：中华书局，1988：524-526.
6. 清·张志聪. 侣山堂类辩[M]. 北京：人民卫生出版社，1983：54.

浊者其气涩"(《灵枢·阴阳清浊》)的观念。基于这种思维方式形成的不同观点，如果从逻辑思维的角度分析，往往会发现其中存在矛盾之处。如道家推崇水，从水柔弱、虚静的一面引申出淡然处世、达观洒脱的道家学说；儒家也推崇水，从水运动、进取的一面引申出积极入世、经世治国的儒家学说；佛教从水纯洁、空灵、浩渺的一面引申出洗净凡尘的解脱之道。三家对水的性质认识不同，而产生了三种不同的价值取向。

（三）清浊理论之历史演变

《内经》主要以日常生活语言建构其理论体系，水是其理论建构的主要模型之一，故清浊隐喻在《内经》中的应用，较之其他中医典籍更为广泛，涉及对人体生理、病因病机、诊法、治疗等多个方面。如《素问·阴阳应象大论》以清浊论人体物质代谢云："清阳出上窍，浊阴出下窍；清阳发腠理，浊阴走五脏；清阳实四肢，浊阴归六腑。"只有阴阳清浊升降保持平衡，机体才能维持"阴平阳秘，精神乃治"的正常生理状态。否则，若清浊之气升降失常而互相干扰，如《素问·阴阳应象大论》曰："清气在下，则生飧泄；浊气在上，则生䐜胀，此阴阳反作，病之逆从也。"就是清浊之气升降失常而出现的病理现象。《灵枢·阴阳清浊》则分述了体内清浊之气的输注过程，提出清气上升，浊气下降，清气注五脏，浊气入六腑，并根据阴阳可分的道理，说明清中有浊，浊中有清，以及清浊之气的性质和特点。当清浊相干而发生疾病时，可根据这些特点而决定刺法，清气滑利流畅，故针刺时必须浅刺，手法要快，少留或不留针；浊气涩滞不畅，故针刺时宜深刺并久留针。另外，《内经》尚以清浊说明面部望诊的明润与晦暗，《素问·阴阳应象大论》曰："审清浊，而知部分。"吴崐注曰："色清而明，病在阳分；色浊而暗，病在阴分。"

《内经》之后，虽然清浊也被用于描述生理、病因等，如《难经·三十一难》论生理说："下焦者，在脐下，当膀胱上口，主分别清浊，主出而不内，以传导也。"《金匮要略·脏腑经络先后病脉证第一》言："清邪居上，浊邪居下。"但大多数医家对清浊理论的论述，主要集中于脾胃升清与降浊的关系，讨论相关的病机与治法等。如《伤寒论》针对外感所引起的脾胃升降失常，以降浊祛邪为主，辅以健脾胃，升清阳而调升降，用药以半夏、生姜、旋覆花、代赭石以及黄芩、黄连等化痰降浊、清热降逆药物为主，以人参、甘草、大枣等健脾益气药物为辅，代表方剂如半夏泻心汤、生姜泻心汤、甘草泻心汤与旋覆代赭汤。李东垣强调脾胃作为气机升降枢纽在人体清浊运化中发挥着重要作用，尤重脾之升清，用药以柴胡、升麻等升提药物为主，配伍人参、黄芪等益气升阳药物，创立了补中益气汤、升阳益胃汤、升阳除湿汤等名方。叶天士《临证指南医案·脾胃》提出"脾宜升则健，胃宜降则和"进一步完善了脾胃清浊升降的理论。

现代学者对清浊理论的关注，则与中医学对代谢综合征等疾病的研究有关。如李晓政[1]认为脾不升清，胃失和降是形成清浊相干、乱气乃生、淫邪内起的主要因素之一，由此而导致卫气失常，三焦气化障碍，津液转输出入异常及血气不和，从而形成皮、肉、脉、筋、骨病症，临床表现可见肤色黧暗，头重如裹，头痛身重，胸闷不畅，或胸痛牵引背部酸胀不适，肩项强，腹型肥胖，肢体远端关节疼痛或肿胀等，上述临床表现可见于代谢综

---

1. 李晓政. 《内经》临床解读[M]. 北京：人民卫生出版社，2018：35-36.

合征不同代谢组分紊乱的渐进性临床过程，并表现为湿热、血瘀、虚实错杂的证候。翁銮坤[1]认为清浊升降逆乱是中风病急性期的核心病机，超急性期及急性期的主要病机为清浊相干，后期的主要病机则为浊邪害清。在中风病急性期或超急性期，用清浊以代阴阳为抓取中风病核心病机的关键。张永等[2]认为清浊相干是指清浊之气升降失调，清气不升，浊气不降，精微物质转输障碍，是内生浊邪的病机概括。"清浊相干→膏脂失运→内生浊邪→损脉伤脏"的动态演变与糖脂代谢病发展相似，因此，清浊相干，内生浊邪是糖脂代谢病的中医病机关键，升清降浊法是中医防治糖脂代谢病的重要治法。正由于此，现代学者又提出浊邪、浊毒等概念。浊邪泛指人体生理物质丧失正常生理功能、悖于正常运行之机的情况，或病理产物不能及时排出体外而蓄积体内，呈现混浊黏滞胶着状态及性质的一类致病因素或病理产物[3]。如糖、脂质、蛋白质、微量元素等精微物质不能正常转输布散，不能被机体有效地利用而蓄积于血液成为糖浊、脂浊、蛋白浊、微量元素浊[4]。浊毒是指具有秽浊、黏滞、胶着特性的毒邪，包括脂毒、糖毒、蛋白毒、微量元素毒、尿酸毒等[5]。可见，现代中医从西医代谢综合征的角度，主要着眼于对浊的一方的认识。

综上所论，中医清浊理论的原始意象为水，人们通过对水的性状的不同感悟，形成了不同甚或矛盾的清浊观念，这种源于水的隐喻认识的结果，不能纯粹用逻辑思维的方法加以分析。《内经》的理论建构以日常生活语言为主，清浊概念被赋予了广泛的医学含义，但远远没有达到阴阳这个元概念的高度。后世医家在《内经》清浊概念基础上，收缩了清浊的概念范围，创建了升清降浊理论[6]。现代中医对清浊理论的关注，主要是基于对代谢综合征病机的认识和临床诊治实践，重点关注浊邪、浊毒以及升清降浊法的临床运用。有关中医清浊理论的框架体系及应用，有待进一步研究。

五、中医浊毒概念问题探讨

浊毒概念，较早见于1979年广州中医学院附院内科在《全国中医内科急症会议论文集》所载"中药保留灌肠为主治疗慢性肾炎尿毒症"一文中，一直到20世纪90年代末，朱良春论痛风的病因病机指出，痛风乃浊毒瘀滞，其名为风而实非风，症似风而本非风，主张用降泄浊毒法治疗[7]。除此之外，对浊毒概念的应用基本限于慢性肾功能衰竭的范围。但进入21世纪后，随着社会生活与疾病谱的变化，浊毒的研究已成为中医学术研究的热点之一，截至2016年12月底，以"浊毒"为主题词在中国知网上可检索到论文达1900余篇，其中国家自然科学基金论文57篇，国家重点基础研究发展计划（973计划）论文11篇，国家科技攻关论文12篇，国家科技支撑计划论文11篇，由此可见研究人数之多、层级之高。但关于浊毒的概念，至今却缺乏一个科学而清晰的界定，不同医家表述不同，即使同

1. 翁銮坤. 清浊在中风病中的运用[J]. 新中医，2021，53（14）：190-192.
2. 张永，张小波，沈涛. 从清浊相干论治糖脂代谢病. 南京中医药大学学报[J]. 2023，39（8）：707-714.
3. 何伟. 构建中医浊邪理论体系框架的初步探讨[J]. 中医杂志，2015，56（21）：1801-1803.
4. 季春林，郭蕾，佟志，等. 气虚浊留与浊病[J]. 中国医药指南，2009，7（18）：38-39.
5. 邢玉瑞. 中医浊毒概念问题探讨[J]. 中医杂志，2017，58（14）：1171-1174.
6. 刘光辉，邱满玲，金威尔. 清浊之考析[J]. 中华中医药杂志，2021，36（6）：3213-3215.
7. 姚祖培，陈建新. 朱良春治疗痛风的经验[J]. 中医杂志，1989，（3）：16-17.

一学术团队内部，表述也不尽一致，矛盾混乱现象甚为严重，值得深入研究。

（一）浊毒概念认识的现状

由于中医理论概念多为日常生活语言，常具有多义性、模糊性等特点，加之对作为病因概念之"浊""毒"含义认识的差异性，故对作为现代中医病因病机学新概念的浊毒的界定，学界认识不一，甚为混乱，主要表现在以下几个方面。

1. 复合病因与单一病因

对于浊毒的认识与界定，大多数学者视其为"浊"与"毒"的复合病因，如许筱颖等[1]认为，浊与毒因性质类同而极易相生互助为虐，故而浊毒并称。浊毒既是一种对人体脏腑经络及气血阴阳均能造成严重损害的致病因素，同时也是指由多种原因导致脏腑功能紊乱、气血运行失常，机体内产生的代谢产物不能及时排出、蕴积体内而化生的病理产物。柴天川等[2]也认为浊属阴邪，毒属阳邪，浊毒相干，如胶似漆，难分难解，互助为虐，故常浊、毒并称。张纨[3]认为在浊毒致病过程中，不仅有浊和毒的共同参与，而且浊和毒之间胶结和合，有内在的因果关系，成为一个综合的致病因素。也就是说，在同一患者身上，即使有浊和毒两种病理因素同时存在，但若浊和毒不相关联，浊自浊，毒自毒，亦不能称为浊毒。上述认识虽表述不尽相同，但都认为浊毒为浊邪与毒邪交织为害，是一种复合病因。

刘存志等[4]认为肾虚生痰生瘀，痰瘀相互胶阻，结聚日久，郁蒸腐败，酿成浊毒。常富业等[5]认为玄府郁滞，气液不通，水津停积，水聚为浊，浊蕴成毒，最终形成浊毒。孟宪鑫[6]认为浊毒是指那些具有污浊特性的物质在体内蕴积日久，造成形质受损，脏腑组织器官功能或结构失常的毒物。形成浊毒的过程湿→浊→痰→热→毒。上述对浊毒的认识，犹如热毒、湿毒、风毒等六淫邪气伤人过甚而为毒一样，则视浊毒为单一病因，而非浊、毒之组合。

2. 内生病因与内生外感病因

浊毒既是致病因素，也是病理产物，可谓众多学者的共识。关于浊毒的产生，大多数学者认为浊毒犹如瘀血一样，是一种病理产物形成的病因，因而属于内生病因。如王永炎认为：当人体动态平衡被打破后，体内的生理或病理产物不能及时排出，蕴积体内造成机体的内环境失稳态，则痰浊、瘀血内生，它们在体内化毒为害，产生"浊毒"之邪[7]。这种内生之毒是机体在正虚之时或（和）外邪作用机体后，由蓄积体内的生理或病理代谢

1. 许筱颖，郭霞珍. 浊毒致病理论初探[J]. 辽宁中医杂志，2007，34（1）：28-29.
2. 柴天川，李佃贵. 浅议浊、毒与浊毒理论[J]. 新中医，2009，41（12）：102-103.
3. 张纨. 化浊解毒法对肝纤维化大鼠 TGF-β/Smad 信号转导通路的影响[D]. 石家庄：河北医科大学，2010.
4. 刘存志，于建春. 试述韩景献对老年期痴呆基本病机的认识——肾虚痰瘀浊毒论[J]. 湖北中医杂志，2004，26（1）：15-16.
5. 常富业，张云岭，王永炎. 浅谈中风病急性期脑水肿之玄府郁滞、浊毒损脑病机假说[J]. 江苏中医药，2008，40（6）：12-14.
6. 孟宪鑫. 基于浊毒学说应用化浊解毒方治疗慢性萎缩性胃炎癌前期病变的临床疗效观察及机制探讨[D]. 石家庄：河北医科大学，2014.
7. 唐启盛. "浊毒痹阻脑络"对老年期痴呆的影响[J]. 北京中医药大学学报，1997，20（6）：24-25.

产物变化而成。高颖等[1]认为浊毒则指内生之痰浊瘀血等病理产物，蕴积日久，而转化为对人体脏腑经络造成严重损害的致病因素，属内生之毒。吴深涛[2、3]认为浊毒虽属于病邪的范畴，但并非仅是一个具体和单一的致病因素，还指在疾病过程中诸致病因素相互作用的病理产物。浊毒系由多种原因导致脏腑功能和气血运行失常，使机体内产生的生理或病理产物不能及时代谢排出，蕴积体内而化生的，又对人体脏腑经络及气血阴阳都能造成严重损害的致病要素，明确指出浊毒属于"内毒"范畴。

但也有学者认为浊毒与外感有关，如曹东义等[4、5]认为浊毒是自然生理物质发生"浊化""毒化"而形成的，它指自然物质发生变化，引起了人体内部的疾病，也可以是人体脏腑功能失调产生了病理产物，这种或者是外来，或者是内生的物质，具备了浊与毒的特性，就是浊毒。刘启泉等[6]也认为浊与毒互为一体，胶结致病，成为一个综合的致病因素。浊毒可由外而中，亦可因其他病理产物而化生。如此则浊毒又有外感、内生之分，但其临床辨证又无法加以区分。

3. 狭义浊毒与广义浊毒

从逻辑学角度而言，浊毒当属于毒邪的一种，无所谓广狭义之分。但李佃贵等[7、8]提出浊毒有广义、狭义之分，广义的浊毒泛指体内一切秽浊之邪，凡风寒暑湿燥火，久聚不散，体内痰、瘀、水、血、气久郁不解，均可化浊，浊聚成毒，而成浊毒。狭义浊毒指具体的浊毒病邪，包括：①湿浊之邪郁而化热所成的浊毒病邪；②湿热、瘀血、痰浊同时并存的一种状态，包括了现代医学研究的多种肾毒性物质，也包括脂代谢异常的脂质肾毒性；③机体代谢失常，水谷不化精微，反生壅滞之气内瘀血分而酿生的具有毒害作用的病理物质；④饮食精微蓄积脉道不能及时输送排出而转化成的有害物质；⑤伏邪；⑥瘀浊之邪，即体内代谢毒素，不能正常排泄而积蓄所成。如此浊毒广、狭义的划分，明显有悖逻辑，如所谓"体内痰、瘀、水、血、气久郁不解"，本已涵盖了所论狭义浊毒之②③④⑥，据此无从区分浊毒之广义与狭义。而将伏邪归入狭义浊毒，更是错上加错，因为伏邪指一切伏而不即发病的邪气，既包括外感六淫而潜藏机体的邪气，还包括机体内生的痰浊、水饮、瘀血、积液、蛔虫等积累聚集而潜藏机体的邪气，以及因先天遗传和疾病转化而伏藏在体内的邪气等。可见浊毒致病可以具有伏邪致病的特点，但伏邪所涉及的范围远非浊毒所能概括，更何况是狭义浊毒。其引用敖铁锋《慢性乙型肝炎"浊毒伏络"说探微》一文，作为伏邪隶属狭义浊毒的论据，也是对原作者论文的严重误读。

4. 表述的逻辑矛盾

由于对浊邪、毒邪、浊毒概念的内涵及其关系认识不清，故在有关浊毒的理论表述中，

1. 高颖，谢颖祯. 试论浊毒在血管性痴呆发病中的作用[J]. 中国中医急症，2000，9（6）：266-267.

2. 吴深涛. 论浊毒与糖尿病糖毒性和脂毒性的相关性[J]. 中医杂志，2004，45（9）：647-648.

3. 吴深涛. 糖尿病中医病机新识[J]. 中国中医基础医学杂志，2005，11（11）：808-811.

4. 曹东义，李佃贵，裴林，等. 中医浊毒证的两个基本观点[J]. 湖北民族学院学报·医学版，2010，27（2）：50-51.

5. 曹东义，李佃贵，裴林，等. 浊毒化与化浊毒[J]. 河北中医，2010，32（2）：183-185.

6. 刘启泉，李佃贵，张纨，等. 慢性胃炎从浊毒论治[J]. 北京中医药大学学报，2010，33（3）：153-155.

7. 裴林，李佃贵，曹东义，等. 浊毒浅识[J]. 河北中医，2010，32（1）：24-25.

8. 李佃贵，刘小发. 浊毒研究进展[C]. 2014 年中华中医药学会第七届李时珍医药论坛暨浊毒理论论坛论文集，2014：13-17.

逻辑矛盾可谓比比皆是。如王正品等[1]有关浊毒致病论与现代中医病因学的论述，一方面认为浊毒可为外邪，亦可为内邪。作为外邪，由表侵入；作为内邪，由内而生。另一方面又认为浊毒病邪的致病途径为浊毒病邪作用于人体，循人体络脉体系由表入里，由局部至全身，无疑自相矛盾。李佃贵等[2]论浊与毒的区别时提出浊有虚实之分，大抵以年力犹盛、气血未伤，或以过食肥甘，或以湿热盛行而致的浊为实；以形羸气弱，或以多病、劳倦而致的浊为虚。徐伟超等[3]论浊毒的病理属性有正虚邪实，但其后又言浊毒属邪实，而在中医邪正虚实观中，"实"本来就是针对病证中的邪气而言，并非言浊毒自身为"实"。这都是将浊邪或浊毒所致病证的特性，视为病因本身的特性，可见其表述存在明显的逻辑错误。

（二）浊毒概念的定义

对浊毒概念的准确定义，首先必须理清与浊毒相关概念之间的关系，其中主要是与浊邪、毒邪的关系。

1. 浊邪的定义

什么是浊邪，至今中医界并没有公认的定义，大致可分为两类：一类认为浊邪包括水湿、痰饮、瘀血等病理产物。如唐雪梅[4]认为浊邪是指内生之水湿、痰饮、瘀血等病理产物，在体内蕴积日久，阻滞气机，转化而成的对人体脏腑经络造成损害的致病因素，主要包括湿浊、痰浊、瘀浊，三者均具有重浊腻滞之性。赵进喜等[5]认为浊邪包括痰浊、湿浊、浊毒、秽浊，实际上应该是指一类具有胶结、黏滞、重浊、稠厚、浑秽特性的内生病理产物或致病因素。并研究了湿与浊的差异，认为湿有内外之分，浊主要从内化生，湿轻浊重，积湿成浊，浊较之湿邪更加稠厚浓重、胶结秽浊，湿相对易化而浊尤其难除。这种做法将浊毒也归于浊邪的范围，明显违反了概念划分的基本原则。郭明冬等[6]也认为浊邪包括浊气、瘀血和痰饮、水湿等。张大明[7]认为体内某类物质（如代谢废物、病理产物等）多余堆积即为浊邪，明显混淆了浊邪与痰饮、水湿、瘀血等的关系，犯了定义过宽的错误。其将浊邪分为脂浊、痰浊、湿浊、溺浊、秽浊、毒浊等，虽符合逻辑要求，但将引起痛风的病因称为毒浊，将引起尿毒症、肾病综合征的病因称为溺浊，则与一般认为毒浊、溺浊都为浊毒的命名不一致。另外，他认为可将痰饮归于内浊，成为其子项，成为与瘀血并列的一类病因。另一类则认为浊邪是有别于痰饮、水湿、瘀血等的独立病因。如朱文浩等[8]明确指出，浊邪是一类有别于痰饮、水湿、瘀血和结石的致病因素的统称，包括过剩的水谷精微（如高血糖、高血脂）和水谷精微代谢后产生的糟粕（如尿酸、肌酐、尿素氮、丙酮、乙酰乙酸、γ-氨基丁酸、二氧化碳等）。痰饮水湿是人体内津液代谢失常所形成的病理产

1. 王正品，李佃贵，杜艳茹，等.浊毒致病论与现代中医病因学[J].中医杂志，2011，51（1）：11-13.
2. 李佃贵，张素钊，朱峰，等.溃疡性结肠炎病变要素——浊、毒的浅析[J].陕西中医，2008，29（4）：510-511.
3. 徐伟超，贾蕊，李欣，等.浊毒病机理论探微[J].新中医，2015，47（9）：1-3.
4. 唐雪梅.浊邪及其致病机理探讨[J].辽宁中医杂志，2006，33（11）：1416-1418.
5. 赵进喜，庞博.中医学"浊"的涵义及其临床意义[J].中医杂志，2009，50（7）：581-584.
6. 郭明冬，周文泉，袁兵，等."浊邪"新论[J].中国中医基础医学杂志，2006，12（11）：805-806.
7. 张大明.试论"浊邪"[J].中医药信息，2008，25（5）：7-9.
8. 朱文浩，王栋先，王新陆.论"浊邪"[J].云南中医学院学报，2015，38（4）：28-31.

物，浊邪是人体内水谷精微代谢失常所形成的病理产物。樊新荣等[1]对内生浊邪本质的探讨也认为，浊邪不同于"膏、脂、痰、饮、湿、毒、瘀"。其本质是因脏腑功能异常，糖、脂、蛋白质等精微物质化生不成熟，而成为半成品复合物或中间代谢产物，没有活性，不能参与正常的物质合成和分解代谢，既不能直接参与能量代谢，又不能合成为有活性的蛋白质执行功能，如果不能被机体的自噬溶酶体或泛素蛋白酶体降解成葡萄糖、脂肪酸、氨基酸等基础营养物质重新被利用，就会积聚于体内。因此内生浊邪不同于尿素、二氧化碳等机体的最终代谢产物，它具有被机体再次转化为正气的一面。何伟[2]认为浊邪泛指各种丧失正常生理功能、悖于正常运行之机的有形及无形的生理物质，以及病理产物不能及时排出体外而蓄积体内，呈现混浊黏滞胶着状态及性质的一类致病因素或病理产物。李海燕等[3]并未对浊邪给予明确的定义，但从外延的角度认为浊邪包含脂浊、膏浊、血浊、痰浊、湿浊、瘀浊、浊毒、秽浊（湿热熏蒸、污秽之气，或山岚瘴气）、溺浊、精浊等。并讨论了浊邪与痰饮、湿邪的关系，认为浊邪与痰、饮、湿同源互衍：浊为痰之初，痰为浊之渐；浊为湿之极，湿为浊之次；浊邪与痰、饮、湿在病程中均具有胶着黏滞的特点，常在特定的条件下相伴而生、相互为患，互为继发病变的致病因素及病理产物。但将浊毒、溺浊、精浊列入浊邪范畴，明显违反了概念划分的有关规则，因为浊毒当为毒邪的种概念，而溺浊、精浊是临床病症之一，不属于病邪的范畴。

综上所述，浊邪有外感、内生之分，外感浊邪即自然界湿热熏蒸、污秽之气，或山岚瘴气，污染环境之废物、废液、废气亦可归于浊邪。内生浊邪当指人体水谷精微代谢紊乱所产生的具有秽浊、黏滞、胶着特性的病理产物，包括正常精微物质的过度积聚和化生异常的病理性物质。

2. 毒邪的定义

毒邪作为病因概念，在中医古籍中可分别指一切致病邪气、特指疫毒、有毒的致病物质以及过于亢盛并能使人体产生危、急、重证候的各种邪气。一般认为有外毒与内毒之分，外毒乃源于自然界的一类致病邪气，内毒多源于邪气蕴结，化变为毒。张蕾等[4]认为毒邪是一类致病猛烈，能引起机体功能严重失调，而产生剧烈反应和特殊症状的致病因素。赵智强[5]提出毒邪似可定义为危害人体的较强烈的致病因素，或是致病凶险、顽固、难以治疗的因素。常富业等[6]提出毒是有害于机体的、引起机体功能破坏、丧失和/或败坏形质、导致病情突然加重或呈沉疴状态并难以干预的、隶属于病因和病机学范畴的一类特殊的致病因素。可见现代学者对毒邪的认识较为一致。

3. 浊毒的定义

关于浊邪、浊毒、湿热邪毒之间的区别，赵进喜等[7]有所阐述，他们认为浊毒与单纯浊邪相比，更易耗伤气血、败坏脏腑。浊毒与普通湿热邪毒相比，前者多为内生，更为胶

1. 樊新荣，唐农，纪云西，等. 中医学"内生浊邪"本质探讨[J]. 中国中西医结合杂志，2015，35（8）：1011-1014.
2. 何伟. 构建中医浊邪理论体系框架的初步探讨[J]. 中医杂志，2015，56（21）：1801-1803.
3. 李海燕，陈磊，汤杰. 浊邪致病及论治初探[J]. 上海中医药大学学报，2015，29（5）：19-23.
4. 张蕾，刘更生. 毒邪概念辨析[J]. 中国中医基础医学杂志，2003，9（7）：7-8.
5. 赵智强. 略论毒邪的致病特点、界定与治疗[J]. 南京中医药大学学报，2003，19（2）：73-75.
6. 常富业，张允岭，王永炎，等. 毒的概念诠释[J]. 中华中医药学刊，2008，26（9）：1897-1899.
7. 赵进喜，庞博. 中医学"浊"的涵义及其临床意义[J]. 中医杂志，2009，50（7）：581-584.

结黏滞，病势更为缠绵难愈，更容易阻滞气机，蒙蔽清窍，败坏脏腑；后者虽亦可以内生，更多则是在夏秋之季，由湿邪与热相合，外感而成病，或裹挟疫毒之气，暴发流行，可致高热动风、动血之变。

那么明确了浊邪、毒邪等概念的基本内涵及其区别，则有助于我们进一步理清浊毒概念的内涵与外延。从浊邪与浊毒概念的关系而言，一般认为浊邪常处于疾病的前期阶段，其在脉道蓄积过多，不能及时有效地减少和排除，浊邪则转化为浊毒[1]。从浊毒与毒邪的关系而言，二者属于逻辑学上概念的种属关系，毒邪是浊毒的属概念，浊毒则是毒邪的种概念。那么根据逻辑学属加种差的定义方法，现代学者所言浊毒似可定义为具有秽浊、黏滞、胶着特性的毒邪。从传统中医理论来看，浊毒与痰饮、瘀血同为病理产物性病因，三者之间既可相互兼夹，又可互为因果，相互转化。同时，毒邪概念可以划分为外感毒邪与内生毒邪，内生毒邪又可划分为瘀毒、浊毒、湿毒等，如此浊毒概念已经是其属概念毒邪不断划分的最终结果，似乎不可再分。但结合现代医学的认识，糖、脂质、蛋白质、微量元素等精微物质不能正常转输布散，不能被机体有效地利用而滞留蓄积于血液而为糖浊、脂浊、蛋白浊、微量元素浊[2]。故浊毒概念的外延就包括了脂毒、糖毒、蛋白毒、微量元素毒、尿酸毒等。

综上所述，浊毒是指具有秽浊黏滞胶着特性的毒邪，是其属概念毒邪划分的结果，其外延结合现代医学的认识，可包括脂毒、糖毒、蛋白毒、微量元素毒、尿酸毒等。浊邪在体内蓄积日久可转化为浊毒，浊毒与痰饮、瘀血同为病理产物性病因，三者之间既可相互兼夹，又可互为因果，相互转化。

（此文发表于《中医杂志》2017年第14期）

六、中医邪正观与乙型肝炎的思考

邪正观与乙型肝炎分别属于中医学和西医学两个不同的医学体系，但二者之间有一定的相关性和融通性，分析二者之间的关系，对于中医理论的研究和乙型肝炎的中医药治疗，都有重要的启迪作用。

（一）邪正发病观与乙型肝炎发病的关系

中医学认为，邪正斗争及其盛衰变化决定着疾病的发生、发展、表现及转归。一般而言，正邪相争，邪胜正负则发病，若邪盛而正气未虚，则邪正斗争剧烈，病理反应呈现亢奋激烈状态，临床表现为以反应剧烈、有余、壅闭为主要特征的实性病症；若正虚而邪不盛，则正邪交争不剧烈，病理反应低下，临床表现为以不足、虚弱、衰退为特征的虚性病症；若正气不足与邪气偏盛同时存在，则形成虚实错杂的病理态势。就邪正盛衰与疾病的转归而言，大致有四种情况：一是正胜邪退，疾病向好转或痊愈的方向发展；二是邪盛正虚，疾病向恶化或危重阶段发展；三是邪正相持，则使疾病处于迁延状态；四是正虚邪恋，

1. 董志，王述文. 试论浊病病机[J]. 光明中医，2011，26（3）：420-421.
2. 季春林，郭蕾，佟志，等. 气虚浊留与浊病[J]. 中国医药指南，2009，7（18）：38-39.

则使疾病由急性转为慢性，或慢性病经久不愈。

乙型肝炎是病毒性疾病，但病变主要是宿主免疫应答的结果，机体抗病毒免疫功能和病毒逃避免疫攻击的能力决定着 HBV 感染的发生、发展与转归。病毒的异质性、复制水平、感染细胞数，宿主的免疫功能、免疫遗传的异质性、非特异炎症应答的强度和广度，以及同时存在的疾病或混合感染的亲肝病毒的叠加作用等，都影响着乙型肝炎的病情和结局。一般认为，乙型肝炎的发生由于三个连续的机制：一是对病毒的免疫耐受性消失；二是病毒特异的炎症应答引起肝细胞坏死；三是病毒特异的炎症应答释放细胞因子引起非特异性肝细胞坏死。若感染野生毒株，免疫系统和免疫应答都正常，则发病为急性乙型肝炎。90%以上的 HBV 感染是自限的急性肝炎，病人清除了病毒而完全恢复。若病毒有变异，宿主免疫系统对 HBV 感染免疫应答出现亢进情况，则引起暴发性乙型肝炎。若病毒状态复杂，宿主免疫应答功能低下，则发展为慢性乙型肝炎。慢性无症状 HBV 感染在婴幼儿时期是由于发生了免疫耐受性，即免疫系统在接触某种抗原后产生的一种只对该种抗原呈特异的免疫无应答状态，而免疫耐受性的产生可能涉及病毒变异；成年期感染则常由于机体存在免疫抑制的情况。基于上述病理认识，西医学对急性乙型肝炎的治疗原则为休息、饮食和药物对症及辅助治疗。慢性乙型肝炎的治疗则立足于降低病毒复制水平直至清除病毒，包括抗病毒治疗和免疫调节治疗。慢性无症状 HBV 感染，目前尚无有效的治疗方法，近年 DNA 疫苗动物试验的结果提示有免疫干预的前景。

从上述内容不难看出，中医邪正观与乙型肝炎发病之间无疑有许多共通之处，但中医邪正观是一种宏观的或者说是哲学层面的阐述，它源于医疗实践和社会经验的类比推理，虽经千百年实践经验的验证，但仍然局限于理论思维的层面；西医学则是一种微观的、科学层面的说明，它源于具体的科学实验，其结果正好弥补了中医学对细节认识的不足。其次，从人体免疫系统对 HBV 的应答不同，造成乙型肝炎发病的差异，可以推论出正气与邪气在相互作用的过程中具有两重性，即正气除了积极的抗病作用外，若正气太过，抗邪过度，也能造成机体病损加剧的消极后果；而邪气除了致病作用外，还可激发强化正气的抗御效能。另外，两种理论的对比分析，对乙型肝炎的中医药治疗也有重要的指导价值，即在坚持中医辨证论治原则的同时，也应结合西医病理机制以选药组方，如急性乙型肝炎，邪盛正不虚，治疗重在祛邪泻实，宜选用板蓝根、大黄、虎杖、叶下珠等抗 HBV 作用强的药物；慢性乙型肝炎邪盛正虚，虚实错杂，治疗应扶正祛邪同用，选用增强免疫功能的药物如黄芪、白术、枸杞、当归、柴胡、丹参等，与具有抗 HBV 作用的药物共同组方；对慢性无症状 HBV 感染者的治疗，可考虑采用微观辨证的方法，无论扶正还是祛邪，均以增强免疫功能为主。

（二）正气与免疫功能的关系

从上述中医邪正观与乙型肝炎关系的讨论，自然会引出另外一个问题，即正气与免疫功能的关系。随着现代免疫学研究的不断深入，也有不少学者将正气与免疫相联系，甚至认为正气的实质相当于免疫学的生理屏障、各种免疫细胞和多种免疫分子等抗病因子的统一体，天然免疫与获得性免疫的免疫活性物质是正气的主要物质基础[1]。尽管正气抗御外

1. 贺新怀，席孝贤. 中医药免疫学[M]. 北京：人民军医出版社，2002：17.

邪入侵的功能与免疫防御作用即抵御病原微生物感染的作用类似；正气适应内外环境变化，调节人体阴阳，维持脏腑功能协调和气血运行通畅的功能，与免疫稳定功能消除自身抗原，维持机体生理功能平衡与稳定的作用相当；正气可以促进体内病理产物的消除，又与免疫监督功能相近。但我们不能由此将正气等同于免疫，将两者的含义混为一谈。首先，正气只是从整体、宏观的角度对人体抗病能力的一种表述，如果说涉及免疫学的知识，也只是从总体上阐释了有关免疫学的思想，至于微观、局部的内容，则是正气学说所不能阐释清楚的。其次，正气是相对于致病因素的邪气而言，指人体正常的生命物质及其功能活动，包括自我调节、抗病祛邪和康复自愈等能力。因此，正气范畴的内容，明显超过了免疫学所涉及的范围；况且现代中药免疫学研究发现，不仅补益药物有免疫增强作用，而且一些清热解毒、活血化瘀类药物也有免疫增强作用。所以，只能说免疫功能是正气的重要组成部分，但不是正气的全部功能，而且免疫功能也不完全属于正气的范畴，二者呈现出一种交集的状态。如果我们要通过中、西医比较，找出与中医学正气概念相对应的内容，与其说是免疫物质及功能，不如说是神经-内分泌-免疫调节网络更为恰当。因为人体各系统大致可分为两类：一类主要执行着机体的营养、代谢及生殖等基本生理功能，如血液循环、呼吸、消化及泌尿生殖系统；而广泛分布的神经、免疫及内分泌三大系统则起着调节上述各系统活动、机体防御以及控制机体的生长和发育等重要作用，从而构成另一类枢纽性系统。神经-内分泌-免疫系统间存在相互调节和联系的网络系统，对整体功能的调节以及自身内环境的稳定和抵御疾病发生具有重要作用，与中医学正气范畴的内涵更为接近。

（三）对中医理论研究的启示

不仅乙型肝炎的发病及病情取决于宿主的免疫应答，而且乙型肝炎的预防、治疗乃至预后也与宿主免疫应答水平有着密切的关系。由此联想到《素问·汤液醪醴论》中关于病人"神使"与否与疗效关系的论述："帝曰：形弊血尽而功不立者何？岐伯曰：神不使也。"《灵枢·本神》也提出："凡刺之法，先必本于神。"认为攻邪在乎针药，而行药在乎神气，若患者虽有疾病在身，但形体不衰、气血未竭、五脏尚能藏、六腑乃能通、精神状态较好，机体营卫气血对药物针灸有顺应性反应，则容易取得治疗效果；否则"若以药剂治其内而脏气不应，针艾治其外而经气不应，此其神气已去，则无可使矣，虽竭力治之，终成废墟已尔，是即所谓不使也"（《类经·论治类》）。这里强调"神使"是临床疗效产生的基本保障，与乙型肝炎的防治情况无疑有相通之处。对于此处神的含义，一般认为有两个方面：一指机体脏腑气血的功能，二指精神活动对机体的调节作用。虽然中医学正确地认识到了形体与精神的关系，以及人体生理功能和心理状态对临床疗效的影响，但由于中医理论缺乏实证科学的方法和手段，对于具体的作用环节则缺乏认识，如此也造成了中医理论对这类问题的阐述，总是一种近乎哲学的说明，导致理论研究和发展的迟滞。由此也启示我们，对中医理论的现代研究，必须坚持实证、理性、怀疑、批判等科学精神，保持充分的开放性，积极利用现代科学（包括现代医学）的方法、成果、技术和表达方式，对中医原有的概念和理论体系进行分析批判，使中医学中的科学知识和规律能用现代科学的方式加以昭示，用现代科学的语言加以表述，从而使中医理论与现代科学得以沟通和融合，使中医学能自如地吸收和利用现代科学技术的成果而走上加速发展的道路[1]。如对于"神使"与否与疗效关系的认识，完全可以借鉴现代医学的研究成果加以说明，其中的生理性"神使"，很明显与神经–内分泌–免疫调节网络相当；心理性"神使"，则与精神免疫学有关。如此相互联系，一方面，使中医理论中的一些观点对现代医学的研究可以起到一定的导向作用；另一方面，借用现代科学方法和成果，可以促进中医理论的深化，最终实现中、西医学的理论融通。

科学理论的产生和发展离不开实践，中医理论也不例外。特别是现代，中医理论的研究、发展，更需要中医临床家从实践中提出问题。只有这样，中医理论的研究才能从现代科学诠释、证实性研究走向创新性研究，中医理论才能不断保持活力。

（此文发表于《山西中医学院学报》2003 年第 1 期，略有修改）

七、《伤寒论》组方与术数关系探讨

《中医杂志》2017 年第 11 期刊登了《〈伤寒论〉组方术数机制研究的意义》[2]一文，文章通过对《伤寒论》组方规律研究现状的分析总结，认为运用数学思维方式来辨治疾病是现代研究之不足，提出从象数结合的角度，对《伤寒论》112 方的药物、剂量、煎服法及预后判断等进行归类、分析，逐步阐述其可能的象数机制，还原中医处方的基本尺度，是临床实际的迫切需要，也是中医创新的一线生机。该文涉及术数、象数、数学方法等与《伤寒论》组方规律的研究问题，具有一定的启迪意义。但由于该文作者对相关概念没有进行理性的辨析与明确的说明，很容易误导后学，故此商榷如下，以期引起同道的讨论。

（一）关于术数的古今认识

要研究《伤寒论》组方的术数机制，首先必须明确术数的内涵与外延。但何谓术数，不同时代以及不同学者的认识并不一致。《四库全书总目》提要说："术数之兴，多在秦汉以后，要其旨不出乎阴阳五行生克制化，实皆易之支派，傅以杂说耳。"又说："中惟数学一家为《易》外别传，不切事犹近理，其余则皆百伪一真，递相煽动，必谓古无是说，亦无是理，固儒者之迂谈。"今人对术数的看法大体与此相近，特选几个具有代表性的定义加以说明。《辞海》[3]认为："术数，亦称数术。'术'指方法，'数'是气数。即以种种方术观察自然界现象，推测人和国家的气数和命运。《汉书·艺文志》列天文、历谱、五行、蓍龟、杂占、形法等六种，并云：'数术者，皆明堂羲和史卜之职也。'但史官久废，除天文、历谱外，后世称术数者，一般专指各种迷信，如星占、卜筮、六壬、奇门遁甲、命相、拆字、起课、堪舆等。"冯友兰[4]认为：术数的本身是以迷信为基础的，但是也往往是科学的起源。术数与科学有一个共同的愿望，就是以积极的态度解释自然，通过征服自然使之为人类服务。术数在放弃了对于超自然力的信仰并且试图只用自然力解释宇宙的时候，就变

1. 邢玉瑞. 论科学精神与中医理论研究[J]. 山西中医学院学报，2002，3（2）：4-6.
2. 龚轩.《伤寒论》组方术数机制研究的意义[J]. 中医杂志，2017，58（11）：901-904.
3. 夏征农，陈至立. 辞海[M]. 6 版. 上海：上海辞书出版社，2009：2097.
4. 冯友兰. 三松堂全集[M]. 第 6 卷. 郑州：河南人民出版社，2000：117.

成科学。这些自然力是什么，其概念在最初可能很简单，很粗糙，可是在这些概念中却有科学的开端。谭伟[1]指出：数术是以天文、历法、乐律等科学知识为基础，以"天人合一""天人感应"为理论，以阴阳五行学说为骨架，以数为手段，以种种方法观察自然界可注意的现象，并以此推知人事，趋吉避凶，推测人和国家的气数命运的方法或技术、手段。它包括望气、占卜、看相、风水、星相、算命、测字、圆梦等。

上述认识大致是基于现代人的认识评判古代术数。其实术数在古代是一种专门之学，其地位和内涵因时代而异，大体上经历了从巫术到科学与迷信混杂，再到迷信的一个演变过程。陶磊[2]曾对巫术到数术的嬗变有过专门论述，他认为数术与特定的天道观宇宙论联系在一起，本身具有信仰的内涵，其兴起是东周以后的事。数术从实用层面上看，与巫术性质相近，都是一种趋吉避凶之术；从信仰的角度讲，二者有根本性的差异，巫术的背后是神灵信仰，而数术的背后是天道信仰；在具体的操作上，巫术是通过与神灵沟通来了解吉凶，数术则是通过推求自然之数判断吉凶。大致上讲，古人在判断吉凶的方法上，经历了从巫通神，到借助灵物占卜，最后到通过推数来确定吉凶的发展过程。这个过程，与人类理性化的过程是联系在一起的，其中不仅反映了古人信仰的变迁，也反映了人类智慧的发展与社会生活的变迁。数术中出现了所谓的"原科学"。谭伟[3]也认为数术是从巫文化的氛围中孕育和分化出来的，比巫术有了质的变化，更系统和理性化，更科学。他认为数术是古人的科学，究其原因，①数术以天文、历法、乐律等为基础；②引入了数的思想；③信仰的是具有自然力而不是具有人格意义的天命；④通过对自然现象的仔细观察，运用归纳推理解释其原因，然后运用演绎推理发现其变化的规律，从而作出其对人类吉凶的判断。它的操作过程、认识过程、推理方法与现代科学的理论与方法基本一致。同时又论述了数术从科学到迷信的演变问题，认为从学术层面讲，数术的根本目的是对自然与人类活动的关系做系统、深入的研究，寻找其规律性，以指导人类的活动，故可说数术是科学。后世流于迷信，不在于数术本身，而在于研究和运用它的人及其使用的方法。宋会群[4]对中国术数文化史的研究认为，术数源于先秦，成于秦汉，盛于唐宋，衰于清。术数在秦汉时指以阴阳五行生克制化、天人合一、后天八卦等为基础理论的占卜术、方术及推理天人关系的知识系统，方法上的突出特征是以象数、干支、符号等比拟人、事物、社会，寻其机巧，达到经邦治国、占断吉凶、观象制器的目的。秦汉以后，术数、方术、方技逐渐混淆合流，唐宋时又加进了太极、先天八卦和"图书之学"的理论，哲理性较浓厚，断吉凶的方术大为发展，门类及内容丰富。唐宋以后，天文、历法、算术、形法、医术等逐渐与占卜分离，清中叶以来，术数专指以阴阳五行、太极八卦之理推算个人命运吉凶休咎的方法与方术，作为知识系统，已是"百伪一真"。

从上述讨论可见，术数包容了中国古代哲学、科学、宗教信仰乃至其背后的思维方式等，特别是秦汉时期的术数，刘乐贤[5]认为，早期数术是一套广为流行且具有实际功效的

1. 谭伟. 中国数术的演变——从科学到迷信[J]. 见：项楚. 中国俗文化研究[M]. 第四辑. 成都：巴蜀书社，2007：63-75.
2. 陶磊. 从巫术到数术——上古信仰的历史嬗变[M]. 济南：山东人民出版社，2008：8，158，163.
3. 谭伟. 中国数术的演变——从科学到迷信[J]. 见：项楚. 中国俗文化研究[M]. 第四辑. 成都：巴蜀书社，2007：63-75.
4. 宋会群. 中国术数文化史[M]. 郑州：河南大学出版社，1999：17.
5. 刘乐贤. 简帛数术文献探论[M]. 北京：中国人民大学出版社，2012：2.

技术和观念，其地位类似于今天的科学知识加迷信法术，并与宗教信仰密切相关。李零[1]则明确指出：数术方技"既是中国古代科技的源泉，也是中国古代迷信的渊薮"。

（二）象数思维与数学方法

李零[2]指出："'数术'一词大概与'象数'的概念有关。'象'是形于外者，指表象或象征；'数'是涵于内者，指数理关系和逻辑关系。它既包括研究实际天象历数的天文历算之学，也包括用各种神秘方法因象求义、见数推理的占卜之术。"由于术数要借助于"象""数"来推理，故象数思维自然成为术数方法的基本环节。近年来，随着对国学以及中国传统思维方法研究的深入，象数思维的研究也受到高度关注，并取得可喜的成果。一般认为，所谓象数思维，是指运用带有直观、形象、感性的图像、符号、数字等象数工具来揭示认知世界的本质规律，通过类比、象征等手段把握认知世界的联系，从而构建宇宙统一模式的思维方式。象数思维方法中的"数"侧重于定性表象，这种"数"实际上就是一种特殊的"象"[3]。宋会群[4]对术数的研究也认为：数，秦汉指历数，以后指气数、运数、数理，成为可赋其象以归纳推理人与自然、社会某种关系的不能精确计算的纯数。张其成[5]认为：在古代"数"有计量、通神、明理三大功能，其通神、明理功能的增强即形成"数术"。而在中医学中，象数之数更多地是作为一种模式或模型用于理论的推演与建构，如天地人三才与三部九侯、天五地六与五脏六腑及五运六气等，即使看似数学计量的一些问题，也隐含着象数推理的内容，如《灵枢》有关经脉长度与血气运行度数的论述，即借助了象数推演[6]。大概正由于此，邱鸿钟[7]称"中医古典数学主体上是一种以数为'象'进行推演的哲学"。

由上可见，不论是象数还是术数之数，与一般数学之数不同，它没有单位，没有大小可比性，也没有精确计算之性，并且只有整数没有小数，它更多地反映了客观世界质的而非量的特征，主要并不是用来计算，而是形象和象征符号的关系化，以及在时空位置上的排列化、应用化和实用化。象数思维与那种运用数学所提供的概念、理论和方法，对研究对象进行量的分析、描述、推导和计算，以揭示认识对象的本质及其发展变化规律的数学方法相比，可谓风马牛不相及。

（三）术数与《伤寒论》组方的关系

《〈伤寒论〉组方术数机制研究的意义》一文针对现代运用数学思维方式对《伤寒论》组方规律研究的薄弱环节，提出从象数结合的角度，对《伤寒论》113方的药物、剂量、煎服法及预后判断等进行归类、分析，逐方阐述其可能的象数机制，恰恰是混淆了术数、象数思维与数学方法的区别。从"《伤寒论》组方术数机制"的角度而言，我们可以区分

1. 李零. 中国方术考[M]. 北京：东方出版社，2000：17-18.
2. 李零. 中国方术考[M]. 北京：东方出版社，2000：35.
3. 张其成. 中医哲学基础[M]. 北京：中国中医药出版社，2004：289-291.
4. 宋会群. 中国术数文化史[M]. 郑州：河南大学出版社，1999：17.
5. 张其成. 象数易学[M]. 北京：中国书店，2003：90-91.
6. 邢玉瑞. 中医取象运数之数的内涵考察[J]. 医学争鸣，2014，5（3）：13-15.
7. 邱鸿钟. 医学与人类文化[M]. 长沙：湖南科学技术出版社，1993：403.

出古代哲学思想、科学、思维方式乃至宗教信仰不同的层次或方面，尽管恰好没有涉及数学方法，但也不可能借助术数方法来解决《伤寒论》组方中关于药物、剂量、煎服法等数学方面的问题。即便是最初的组方受到术数方法的启发，其后也必经过临床实践加以验证，无效者自然被淘汰。反之，如果将数学之数和象数、术数之数混淆使用，则很容易将研究工作引入歧途。具有代表性的当属刘力红[1]对《伤寒论》组方用药规律的术数说明，如他解释小柴胡汤，认为该方用药七味，七为火数，这说明它用的是火的格局，与少阳相火相应。其中柴胡用八两，黄芩用三两，三、八正好是东方之数，正好是寅、卯、辰之数。这一君臣药的用量，就把整个少阳的性用以及少阳病的欲解时相烘托出来。但《伤寒论》中用柴胡的方剂 7 首，6 首方剂与黄芩相配伍，其中小柴胡、大柴胡、柴胡桂枝干姜汤 3 方用八两，柴胡桂枝汤与柴胡加龙骨牡蛎汤用四两，柴胡加芒硝汤则用二两十六铢。黄芩与柴胡相配伍的 6 首方剂中，黄芩用量也有 3 方并非三两，如柴胡桂枝汤、柴胡加龙骨牡蛎汤为一两半，柴胡加芒硝汤则为一两。上述用量恐怕也难以用象数之学完全加以说明，况且《伤寒论》113 方中，药用 7 味的方剂共 14 首，并不限于小柴胡汤，如大青龙汤、半夏泻心汤、旋复代赭汤、葛根汤等，并不完全与少阳相火相关。另如对白虎汤、炙甘草汤大枣用三十枚，当归四逆汤大枣用二十五枚等解释，都存在着类似的问题。又如贾向前等[2]以药物名称笔画数、处方中药味数及剂量以附会八卦，推论方药的功能。如此这般，将人体生理、病理变化与药效学研究，填充在古代八卦的占筮构架之中，以占筮代替对疾病的诊治，以巫术代替医学，将对医药学的研究转换为对术数的研究，势必造成中医学术的倒退。

《伤寒论》组方术数机制的研究，充其量是发生学研究的一个方面，有助于搞清《伤寒论》组方的思想文化、科学技术水平等历史背景，明确其组方用药的思路，但尚未涉及其发生的实践经验基础。因此，很难说探索《伤寒论》中各药物剂量的术数联系，就能从经方这个源头上引导中医临床回归，为恢复中医传统理论本色提供科学依据。

纵观世界科学发展的历史，大体上都是从巫术走向科学，从自然哲学不断分化出新的学科，在学科不断分化的基础上，当代又逐渐走向融合发展的道路。反观中医学术的发展，学科分化不足十分明显，由此也造成了学术发展的停滞不前。而《伤寒论》组方的药物、剂量、煎服法等问题，特别是各药物的剂量关系，本质上是基于临床经验总结的科学问题，当代运用现代科学技术开展方药量效学的研究，已取得了显著成果[3]，也有助于中医学科分化与学术进步。如果将此类科学问题回归到科学与迷信交织在一起的术数机制研究，值得我们深刻反思。

（此文发表于《中医杂志》2018 年第 1 期）

八、"三年化疫"说质疑

"三年化疫"说出自《素问·遗篇·刺法论》，本篇基于天人相应的理念，以五行理论为推演工具，将运气学说、藏象经脉理论以及腧穴的五输穴等知识加以综合，主要论述六

1. 刘力红. 思考中医[M]. 桂林：广西师范大学出版社，2003：267-268，312，317.
2. 贾向前，李仲瑞. 易医妙用[M]. 太原：山西科学技术出版社，1999：152-158.
3. 仝小林. 方药量效学[M]. 北京：科学出版社，2015：14-29.

气升降不前、不迁正、不退位、刚柔失守等情况，气交失常造成运气异常变化、疫病流行与相关脏腑经脉可能发生病变及其针刺防治方法。其中所论皆为人为推演的结果，且存在诸多逻辑矛盾。运气学说本身就是一种符号推演，其所使用的干支纪年缺乏天文学的依据，天文活动只是气候系统的要素之一，依据纪年干支推论气候变化以及发病情况缺乏应有的科学事实依据[1]。如果再加之符号推演的逻辑混乱，其结果就可想而知了。故明代吴崑[2]曾尖锐地指出："时本有《素问》遗篇，赘之于后，缪妄甚矣，言之不经，一庸人能辨。语曰：貂不足，狗尾续。正此之谓。或欲奉之以为真诠，宝蜣丸耳。"然从 2003 年 SARS 起，到 2019 年新型冠状病毒感染流行，中医界也有一些学者借"三年化疫"说理，部分论文还发表在中医界较有影响的刊物上，因此，亟须加以认真辨析。

（一）"三年化疫"说的逻辑缺陷

顾植山[3]最早提出用"三年化疫"说解说当代传染病发病，他认为 2003 年 SARS 的流行，是对三年化疫的验证，《素问·六元正纪大论》明确指出，疫病易发生在"二之气"（3 月 21 日—5 月 21 日）时段，与 2003 年 SARS 的高发期也基本吻合，然并没有说明三年前的庚辰年运气失守何以当年不发生金疫，而要三年后才发病。其用合肥地区 2000 年的气象资料，发现全年降雨量偏少，气温偏高，那么 SARS 的首发地和重灾区为什么是广东而不是合肥？《素问·六元正纪大论》4 次提到疠，分别为初之气 1 次，二之气 2 次，终之气 1 次，提到温病 2 次，均在初之气，二之气还提到"民乃康"。由此可见，也不能说《素问·六元正纪大论》认为疫病一定多发于二之气阶段。邹勇[4]运气系列讲座——三年化疫，以《内经》理论为依据，专门探讨三年化疫的相关问题，而对何以三年化疫，也只是留下了"三年化疫会是这样形成的吗？"的问题，而最终还是不知所云。吕英等[5]试图从三年化疫理论探讨中医药防治 2019 新型冠状病毒（COVID-19）的辨治思路和方法，然文中并没有说清楚如何三年化疫而发为 COVID-19，所谓"三年化疫"也仅仅是标签式的应用。

崔洪涛等[6]认为三年化疫理论，有着深厚的中医运气学背景，是中医学中不可缺少的理论，并总结出三年化疫五行属性成因有 3 种情况，试图说明何以三年化某疫的机理。但不仅问题没有解决，还留下了一系列难以解决的逻辑矛盾：一是甲己同主土运，二者之间间隔四年，本身毫无关系，那么甲子年的运气推演何以与天干之己发生关系？其他年份也存在类似问题。二是甲子年的上一年为癸亥年，癸为火运不及，这里为什么癸就能够与己相会，相会之后为什么又是土运太过？与此相类似的乙辛等相会，又是运之太虚？三是司天之气仅主上半年的气候变化，既然甲子年是土运太过，为什么上年厥阴风木司天之气超越半年的时间，作为一种不退位的余气反而克胜本年的土运之气？四是克胜之后为什么不立即发病，一直要等待三年才致病？五是疫病的发生为什么有些是上一年"尤尚治天"的

1. 邢玉瑞，乔文彪. 从干支纪年看运气学说的科学性问题[J]. 辽宁中医杂志，2009，36（5）：701-703.

2. 吴崑. 黄帝内经素问吴注[M]. 孙国中，方向红点校. 北京：学苑出版社，2001：354.

3. 顾植山.《内经》运气学说与疫病预测[J]. 中医药临床杂志，2004，16（1）：93-95.

4. 邹勇. 五运六气入门专题系列讲座（十七）——三年化疫[J]. 中国中医药现代远程教育[J]. 2015，13（6）：12-13.

5. 吕英，宫凤英，李爱武.《黄帝内经》三年化疫与 2019 冠状病毒病的理论探析[J]. 中华中医药杂志，2020，35（3）：1104-1106.

6. 崔洪涛，苏颖.《黄帝内经》"三年化疫"理论五疫成因规律探求[J]. 长春中医药大学学报，2016，32（5）：881-883.

司天之气五行所胜之气致疫，而有些是与"尤尚治天"之气的五行属性相同之气致疫？六是文中所举戊申年，前一年是丁未年，太阴湿土司天，太阳寒水与太阴湿土常合而为邪，太阳寒水胜火运之气，为什么发生的是火疫而不是寒湿疫？

（二）"三年化疫"说的证伪性研究

中医学人对于中医固有的一些假说常常缺乏证伪的勇气，"三年化疫"说的证伪正是从证实出发，不自觉地不得不走向证伪，或者为证伪提供了充分的依据。如张轩等[1]基于"三年化疫"理论探讨北京地区流脑、猩红热、百日咳、麻疹与异常气候变化的关联性，在早期的报道中，认为这几种疾病的高发与三年前的异常气候变化具有一定的关联性，在一定程度上证明了"三年化疫"理论的客观性。但没有报道发病前一年、两年、四年、当年气候变化与发病的相关数据，自然不能得出相应的结论。而在所研究的35年中，将28年判断为异常气候，如用相同的推理方法，不难得出一年化疫、两年化疫、四年化疫等结论，那么"三年化疫"说自然就有问题了。刘忠第等[2]有关北京市痢疾发病与三年前气候变化关联性的报道，同样没有设置发病前一年、两年、四年、当年气候变化与发病的对照组，而贸然得出痢疾发病与三年前的气候变化具有相关性，"三年化疫"理论对于痢疾发病的预测具有一定指导意义的结论。其后该团队在百日咳发病与前期气象因素相关性的研究报告中，指出百日咳发病与1～3年前的相对湿度、风速、降水量、低云量等气象因素具有密切相关性，其中相对湿度是最重要的气象因子，而以一年前气象因素建模的预测效果最佳[3]。对流行性乙型脑炎高发与前期气象因素相关性的研究结果显示，贡献度最大的气象因素分别是当年初之气的平均风速、一年前三之气的平均相对湿度、两年前初之气的平均风速、三年前二之气的平均风速，说明北京地区乙脑的高发与前期（当年～三年前）的气象因素具有相关性。而且流脑的发病，1971～1974年连续四年气候异常，而导致1974～1977年流脑高发[4]。由此可见，所谓"三年化疫"的理论是不能成立的。

再如唐利等[5]本义是想说明"三年化疫"说的神妙价值，他们基于"三年化疫"说研究新型冠状病毒感染疾病的性质与流行，将该病定为木疫，并得出其发展历程大致根于丁酉年刚柔失守，三年化木疫，发于己亥年终之气（约在2019年11月22日至次年1月20日），长于庚子年初之气（约在2020年1月20日至3月20日），收于二之气（约在2020年3月20日至5月20日），消于三之气（约在2020年5月20日至7月22日）。新型冠状病毒感染引起的病变以肺炎为主，推演为木疫，明显与事实不符，同时反观全球范围新型冠状病毒感染的流行情况，时至2021年2月，发病人数已经过亿，还看不到停止流行的迹

1. 张轩，刘忠第，贺娟. 基于"三年化疫"理论探讨北京地区几种呼吸道传染病与异常气候变化的关联性[J]. 中医药学报，2014，42（6）：25-30.

2. 刘忠第，张轩，贺娟. 基于"三年化疫"理论探讨痢疾发病与气候变化的关联性[J]. 中华中医药杂志，2013，28（5）：1427-1430.

3. 张轩，贺娟. 基于"三年化疫"理论探讨百日咳发病与前期气象因素的相关性并建立预测模型[J]. 西部中医药，2015，28（11）：38-42.

4. 张轩，贺娟. 基于中医运气理论探讨流行性乙型脑炎高发与前期气象因素的相关性并建立预测模型[J]. 北京中医药大学学报，2015，38（1）：8-13.

5. 唐利，古继红，杨忠华. 基于《素问遗篇》三年化疫对新型冠状病毒疾病的认识[J]. 世界科学技术——中医药现代化，2020，22（3）：561-565.

象，而其推论的流行时间，好似一个"科技"玩笑。张维骏等[1]意识到按"三年化疫"则为"木疠"，与实际事实不符，但还是根据《刺法论》所论，认为太过之运，行本气；不足之运，行胜运之气。因而，木疠当显金疫之化。然若按运气从大寒日起算，则庚又为太过之运，何以显金疫之化？很明显也是一种牵强附会的解释。

（三）"三年化疫"说的可能来源

中医学人总强调中医学具有自然科学与人文科学的双重属性，而要说明何以有"三年化疫"之说，从古代极端气候事件、疫病流行的实际情况看，与运气学说的推演都不相符[2]，更不可能得出"三年化疫"的结论。因此，我们可以转换一个角度，从中国传统文化的角度来加以探讨。

早在《周易》中，就提出了天地人三才的模式，三才观也与古人对数的认知以及老子"三生万物"的思想有关。《左传·昭公三十二年》注引服虔曰："三者，天地人之数。"《说文解字》也说："三，天地人之道也。"因此，"三"在古代无疑是集体意识中的模式数字，形成了对世界进行宏观三分的宇宙观。到了西汉董仲舒，"三"则被崇尚为无所不归的"天之大经"，从而使它具有神秘意义。如《春秋繁露·官制象天》说："三起而成日，三日而成规，三旬而成月，三月而成时，三时而成功。寒暑与和，三而成物，日月与星，三而成光，天地与人，三而成德。由此观之，三而一成，天之大经也。"《白虎通·封公侯》也指出："天道莫不成于三。天有三光，日月星；地有三形，高下平；人有三尊，君父师。故一公三卿佐之，一卿三大夫佐之，一大夫三元士佐之。天有三光，然后能遍照。各自有三法。物成于三，有始、有中、有终，明天道而终之也。"从此思想出发，万物莫不有三，疫病也经过三年而成，故有"三年化疫"之说。

综上所述，古人提出"三年化疫"说的依据是什么，可能还有学者会继续予以探索，或许是一个永远无法解答的谜。然而科学理论同经验事实的一致性以及科学理论内部逻辑的自洽性，可谓科学理论得以成立的基本标准，以此标准来判断"三年化疫"说，则完全可以证伪。因此，有关"三年化疫"说可以休矣。由此也提示我们，对于中医经典的研究，不仅要搞清楚经典说了什么，同时还必须搞清楚经典为什么这样说，否则，贸然投入大量人力、物力、财力，采用现代科学技术加以研究，极有可能误入歧途。

（此文发表于《医学争鸣》2021年第5期，略有修改）

九、运气禀赋学说研究质疑

运气禀赋，是指将运气学说和人的生辰干支相结合，推测人的运气体质，进而推测患者疾病发生趋势乃至病机与防治的一种学说。金元时期马宗素、程德斋著《伤寒钤法》以及明代医家熊宗立著《素问运气图括定局立成》，开创了根据病人命辰和得病日干支来推算其所患为何病、预后和治法的"算病法"。现代学者亦承其思路，不断加以发挥与推演。从

1. 张维骏，刘润兰，张波. 新型冠状病毒肺炎之五运六气解析[J]. 中华中医药学刊，2020，38（3）：10-12.
2. 邢玉瑞. 从中国极端气候事件典型案例看运气学说的科学性[J]. 中华中医药杂志，2011，26（2）：220-222.

20 世纪 90 年代至 2010 年，一些学者研究胚胎发育或出生时运气变化与人体体质以及发病的关系。如汪德云[1]认为人体胚胎发育与运气有一定的关系，可以影响后天的发病，并提出"胎儿期病理定位规律及后天调理表"。靳九成等[2]在汪氏研究的基础上，提出了"胚胎发育期值岁运气病理定位表"。刘玉山[3]提出"日干支运气同化病理论"。莫文丹[4]提出"干支基因学说"，认为十天干和十二地支所表示的是人类的先天基因。但这一阶段总体研究人数很少，各家的学术观点不尽一致。2012 年至今，学界提出了运气禀赋的概念，该领域的研究也成了运气学说研究的热点。从 2012 年始到 2024 年底，在中国知网以"五运六气禀赋"为主题词，可检索到文献 217 篇，其中学位论文达 121 篇，博士论文为 15 篇，尚不包括非优秀硕士论文在内。同时有专著出版，如杜武勋等编著《五运六气体质辨识及选方用药指导：五脏生克制化辨证模式·体质篇》（上海交通大学出版社，2018 年），陈斌著《五运六气：中医精准诊疗解密》（中国中医药出版社，2019 年）等。芸芸众生的研究基本持肯定的态度，但为了促进中医学术的健康发展，有必要加以反思与质疑。关于该类研究方案、结果与结论中存在的问题，将在《〈黄帝内经〉运气学说研究》一书中详细分析，这里仅从干支符号、体质影响因素以及与生辰星占学比较三方面加以阐述。

（一）从干支符号论运气禀赋学说的科学性

运气禀赋从理论上来讲，当包括受孕、孕期以及出生时运气变化对个体生命活动的影响。但一般多重视出生期的运气变化，认为在胎儿娩出、张口呼吸的一瞬，成为独立个体时所禀受的运气时空特征印记于新生儿的身体，成为终生伴随的禀赋特征。运气禀赋之所以能影响个体体质以及发病趋势等，刘玉芝等[5]认为出生时相的运气特征，实际上反映了当时的日月地球五大行星等星系的相对位置关系，即当时的宇宙环境特征，在人的生命节律上打下了深刻的烙印，必然影响人的生理、病理。贺娟[6]提出干支运气通过影响胎儿的孕化来决定人的先天禀赋，即人的体质特征，且这一特征与后天疾病的罹患倾向具有密切关联性；并认为基于这一理论，可通过出生日期判断人先天体质的特征，进而预测后天疾病的易患倾向，指导疾病的预防与治疗。这里已经不顾及干支运气与实际气候变化是否相符，脱离了实际气候变化以及地理气候差异，纯粹以干支符号推演来预测。

既然运气禀赋纯粹借助干支符号纪时，依据阴阳五行学说来推演人的体质及发病趋势，自然就必须搞清楚干支纪时的渊源及其有无天文学依据的问题。从干支纪年来看，第一，一般认为干支纪年与岁星纪年有关，但岁星公转周期实际是 11.86 年，而不是 12 年整，岁星在天空的运行经过约 82.6 年后，就要超 1 次，因此后世沿用的干支纪年已经与岁星无关，而源于岁星纪年的太岁纪年是将周天人为划分为十二等分，因此以纪年干支为工具推算气候变化，很明显已经丧失了天文学的依据。第二，从干支纪年的起点来看，汉初仍然是太岁纪年、干支纪年混用，直到汉章帝元和二年（公元 85 年）东汉四分历的颁行才统一使用

1. 汪德云. 出生年月的运气与疾病的关系[J]. 浙江中医杂志，1981，（3）：106.
2. 靳九成，杨卉，吴卫群，等. 胎历值岁运综合病理定位预测研究[J]. 湖南中医杂志，1999，15（6）：64，77.
3. 刘玉山. 日干支运气同化病理论初探及 150 例临床报告[J]. 北京中医药大学学报，1996，19（4）：34-36.
4. 莫文丹. 中医探解基因密码——干支医学新探[M]. 南宁：广西科学技术出版社，2006：1，27.
5. 刘玉芝，符文增. 300 例肝火上炎型眩晕患者出生时相运气特征研究[J]. 河南中医药学刊，1998，13（4）：6-7.
6. 贺娟. 干支运气与人体质的关系及其哲学基础[J]. 北京中医药大学学报，2015，38（6）：365-368.

干支纪年法。东汉四分历的颁行，对纪年干支的确定，表面上是以汉文帝后元三年（前 161 年）庚辰为基点，实则是以汉武帝太初元年（前 104 年）丁丑为基点[1]。而甲子周期的计算，也是以汉武帝太初元年（前 104 年）丁丑为基点，上推到所谓黄帝八年甲子年为甲子第一周的开始，是一种人为的规定，缺乏天文学的依据。第三，从干支纪日、纪月来看，殷墟甲骨文已有大量干支纪日的记载，据考从春秋鲁隐公 3 年（公元前 720 年）二月己巳日纪至清宣统三年（公元 1911 年），计 2600 多年未间断，是世界上最长的连续纪日资料。干支纪日不受回归年、太阴月、节气（太阳历）等限制，因而干支与其所表示的日之间不存在天文意义，或者说日干支不能反映任何天体运行的位置或状态。从干支纪月来看，春秋时代已以十二支纪月，月支本为北斗七星的斗柄指向，即斗纲所建，因此也将干支纪月称为"月建"。在干支纪月中，各月的月支是固定的，按正月建寅的农历推算，一月为寅，二月为卯，三月为辰，四月为巳……十一月为子，十二月为丑。每一个月支都有相应的太阳周年视运动位置，因此，即使由于岁差导致后世的月支与斗柄实际指向不符，但月份仍有其天文学意义。月干与月份的配属不固定，随年而异，五年一周期，月干本身不具备天文意义。第四，从现代对干支符号产生的研究来看，有月亮特征点与日地联线关系说[2]，或认为与日、月、水、金、火、木、土七曜的 60 周年视运动轨迹有关[3]，或认为十二地支的本义最有可能是代表了十二个中国星座以及与之等价同源的十二个斗建纪月之名，而十天干的字义是描述同一棵木本植物的十阶段生物学"生活史"[4]。各家解读不一，并且证据不足，不能得到学界公认。

由上述可见，当干支纪时与日、月、地球以及五星运行之间没有任何关系时，则干支符号推演不能反映天体变化及其影响下的气候变化，借助于干支符号推演的所谓运气禀赋说就丧失了科学依据，与生辰八字算命就没有了本质区别。而早在晋代郭璞所著《玉照定真经》和宋代徐大升著《渊海子平·论疾病》中，已有从命理结构中干支的组合及生克关系，来推测人体健康和发生疾病的一些信息[5]，与运气禀赋说可谓殊途同归。故曲永龙等[6]还通过将人出生的时间转化为五运六气模型，并与四柱模型相结合，分析人体先天体质状态和疾病易感性，并探讨相关治疗方法。

（二）从体质影响因素论运气禀赋的科学性

中医学界关于体质概念的认识并不一致，以匡调元为代表的学者认为"人类体质是人群及人群中的个体在遗传的基础上，在环境的影响下，在生长、发育和衰老过程中形成的功能、结构和代谢上相对稳定的特殊状态。"[7]以王琦为代表的学者认为体质是指"在人体生命过程中，在先天禀赋和后天获得的基础上所形成的形态结构、生理功能和心理状态方

1. 陈美东. 中国科学技术史（天文学卷）[M]. 北京：科学出版社，2003：67.
2. 郑军. 干支纪年和五运六气来源的重新发现[J]. 中国医药学报，1988，3（1）：35-40，52，78.
3. 靳九成. 生命（医易）百年历[M]. 太原：山西科学技术出版社，2013：9-13.
4. 陆星原. 汉字的天文学起源与广义先商文明——殷墟卜辞所见干支二十二字考[M]. 上海：上海社会科学院出版社，2011：17，23.
5. 陆致极. 中国命理学史论——一种历史文化现象的研究[M]. 上海：上海人民出版社，2008：182-187.
6. 曲永龙，张玉苹. 五运六气结合四柱模型对先天体质的解析与诊治[J]. 中华中医药杂志，2022，37（8）：4819-4821.
7. 匡调元. 人体体质学——中医学个性化诊疗原理[M]. 上海：上海科学技术出版社，2003：7.

面综合的、相对稳定的固有特质"[1]。二者区别的关键是体质是否包含心理要素。但从学科演变、划分与交流的角度而言，笔者认为体质概念的外延应该限定于生理学和病理学的范畴[2]。然对于影响体质的因素，大家的认识则大同小异，主要影响体质的因素涉及先天禀赋、后天营养、环境、年龄、性别、药物、疾病等多个方面。王琦[3]提出中医体质学的基本原理为：①生命过程论，即体质是一种按时相展开的生命过程，不同阶段的体质特性不同。②形神构成论，即体质是特定躯体素质与一定心理素质的综合体。③环境制约论，即在个体体质的发展过程中，生活条件、饮食结构、地理环境、季节变化以及社会文化因素都可以产生一定的制约性影响，有时甚至可起到决定性作用。④禀赋遗传论，即禀赋遗传是决定体质形成和发展的主要内在因素。将影响体质的因素概括为先天因素（包括种族、家族、婚育、种子、养胎、护胎、胎教等）、后天因素（包括饮食营养、生活起居与劳欲、精神情志等）、环境因素（自然环境、社会环境等）、疾病因素与药物因素四个方面。匡调元[4]提出体质要素理论，将其划分为由内到外的四个不同层级，其中最深层体质要素，主要包括中医学所称的先天之精一类物质及由遗传决定的 DNA 结构及其基因顺序；其次是由 DNA 控制的调节阴阳平衡的复杂机理，包括神经-内分泌-经络系统的调节功能；第三层次是人体内每一种物质结构、功能状态与代谢水平，包括中医学的气血津液与脏腑，西医学的细胞、组织、器官、系统等；第四层次主要有环境因素（气象、地理、食物等）、生活起居（包括饮食与性生活）以及精神因素等。

反观运气禀赋与体质相关性的研究，摒弃了对体质起决定性作用的遗传因素，也不论及地理环境因素，以及后天生活习惯、饮食营养、精神情志、年龄与性别、疾病与药物等诸多影响因素，仅仅依据个体出生时段干支符号推演的运气因素，推测其体质特征以及易罹患疾病。如杜武勋[5]认为五运六气是影响体质形成的决定性因素，胚胎孕育及出生时刻的自然气候决定了一个人的先天体质。刘一玄等[6]认为母体受孕的时间与胎儿出生的时段受当时客气的作用，使先天体质产生差异，这种体质差异在其后天罹患疾病的倾向中呈现出来。如此抓住个体出生时日这一对人体影响甚少的因素而不顾及其他重要因素，其研究结果的可信性就可想而知了，也难免造成研究结果的相互矛盾。如崔建茹[7]研究认为肺腺癌患者五运六气禀赋除与湿热质无关外，与其余 8 种中医体质的形成有一定的相关性。陈昶昊[8]通过对 759 份问卷进行归纳整理发现，运气禀赋中的岁运、主运、客运、主气、客气、司天、在泉、客主关系与客主加临 9 个要素均对体力活动有不同程度的影响，认为五运六气可影响人体先天体质。然这种影响可以通过提高体力活动水平来调整和改善。但陈

1. 王琦. 中医体质学 2008[M]. 北京：人民卫生出版社，2009：2.
2. 邢玉瑞. 中医体质概念的争鸣及其原因探析[J]. 中国医药学报，2004，19（9）：519-521.
3. 王琦. 中医体质学 2008[M]. 北京：人民卫生出版社，2009：29-36，109-142.
4. 匡调元. 人体体质学——中医学个性化诊疗原理[M]. 上海：上海科学技术出版社，2003：114-115.
5. 杜武勋. 五运六气体质辨识及选方用药指导：五脏生克制化辨证模式. 体质篇[M]. 上海：上海交通大学出版社，2018：115.
6. 刘一玄，马师雷，张轩，等. 出生日期的客气对后天罹患疾病倾向的趋势性分析[J]. 中华中医药杂志，2014，29（4）：1038-1041.
7. 崔建茹. 肺腺癌患者五运六气禀赋与中医体质分布规律及相关性分析[D]. 郑州：河南中医药大学，2023.
8. 陈昶昊. 五运六气和中医体质与体力活动的关联性研究[D]. 武汉：武汉体育学院，2022.

晓东[1]研究认为前庭周围性眩晕患者不同出生日期年干、岁运、主气、司天在泉在 9 种体质分布差异均无统计学意义。陈泽慧[2]研究慢性萎缩性胃炎（CAG）患者体质及出生时期分布规律，结果认为体质九分法下的体质类型与季节、运气无明显相关性，对出生时岁运、主气、司天在泉的统计，暂未呈现出对体质分布类型影响的完整规律。成艳丽[3]认为胃癌患者的体质类型与出生季节、运气因素分布无统计学意义。再如吴红倩[4]关于出生年份运气特征与人体后天易现症状的相关性研究，一方面认为人体后天易现症状与出生年份的运气特征有一定的相关性，而不受后天运气变化甚至生活环境、生活习惯的影响而改变；另一方面又认为同一运气年份出生的人，其后天易现症状的不一致与运气有常有变相关，人体后天易现症状的倾向性受社会因素的影响可能性较大。这里的运气有常有变对于同一运气年份出生的不同个体而言，影响因素具有一致性，不能解释后天易现症状的不一致；如果是后天生活于不同地域，恰好说明后天生活环境之影响巨大，且文中已表明人体后天易现症状的倾向性受社会因素的影响可能性较大，可见其研究结论之自相矛盾。

另外，科尔沁夫[5]基于数据分析的干支运气与寿夭关系研究，结果认为人出生、受孕时间的干支运气对其寿命长短具有一定影响，干支运气亦对不同疾病的死亡时间产生影响。此与运气禀赋与体质研究一样，忽视了相关重要因素的影响。据统计，中国人的预期寿命，已从 1973～1975 年的男性 63.6 岁、女性 66.3 岁，增长到 2020 年的男性 75.37 岁、女性 80.88 岁[6]。2022 年 1 月，新华社客户端发布了一篇报道，该文引述了权威医学期刊《柳叶刀》上的最新研究，研究显示：1985 年到 2019 年间，中国 19 岁男性平均身高增幅世界第一，增加近 8 厘米，达到 175.7 厘米；19 岁女性平均身高增幅排世界第二，增加近 6 厘米，达到 163.5 厘米。人民生活、健康保健水平的提高无疑是这些变化产生的最为重要的影响因素，很难说与运气禀赋相关。

由此可见，不论是从体质影响因素理论分析，还是从已有的相关研究结果来看，运气禀赋并不是影响体质的主要因素，依据运气禀赋来判断人体出生后的体质特征与易罹患疾病明显是不可取的。

（三）从星占学论运气禀赋的科学性

在历史上无论中外，天文学与星占学都是密切相关的，江晓原[7]认为"星占学曾经哺育了天文学，积累了天文学知识，这一现象无论在西方还是东方世界都无例外"。而与运气禀赋相关的主要涉及生辰星占学与星占医学。

1. 生辰星占学

生辰星占学，即根据一个人出生时刻日、月和五大行星在黄道十二宫中的不同位置，预言其人此后岁月中的一系列事件，包括生老病死，穷通祸福，以及此人在性格、体质等

1. 陈晓东. 前庭周围性眩晕患者出生日期的五运六气特点、体质分布及其相关性[D]. 成都：成都中医药大学，2020.
2. 陈泽慧. 基于运气学说探究慢性萎缩性胃炎患者体质及出生时期分布规律研究[D]. 北京：北京中医药大学，2017.
3. 成艳丽. 基于运气学说探究胃癌患者体质及出生时期分布规律研究[D]. 太原：山西中医药大学，2019.
4. 吴红倩. 出生年份的运气特征与人体后天易现症状的相关性研究[D]. 北京：北京中医药大学，2016.
5. 科尔沁夫. 基于数据分析的干支运气与寿夭关系研究[D]. 北京：北京中医药大学，2018.
6. 国家卫生健康委员会. 2023 中国卫生健康统计年鉴[M]. 北京：中国协和医科大学出版社，2024：231.
7. 江晓原. 世界历史上的星占学[M]. 北京：生活·读书·新知三联书店，2024：7.

方面的特征。托勒密、第谷、开普勒等一流天文学家也是一流星占学家。他们为当时王公贵人所编算的"算命天宫图"（即出生时刻的黄道天象图）成为珍贵历史文献，被收藏在一些著名博物馆中。星占学家不仅仅依据别人告诉他的婴儿出生时刻去排算一份算命天宫图就算了事，往往还需要根据孕妇的预产期，事先排算好一系列的算命天宫图，由此来看哪些日子、哪些时辰分娩是吉利的，哪些日子、哪些时辰分娩则大凶，再进而去指导产婆，帮助产妇操控分娩过程，力求趋吉避凶，尽量接生一个一生幸运的婴儿[1]。

关于生辰星占学的原理，著名教会学者方豪[2]对托玛斯·阿奎那基督教神学（包括生辰星占学）进行综述时说："天上星宿对人类肉体及人类性格，发生生克之力，因人之性格乃以人身情形为基础者。人之行动，多顺从其性格与资禀，如此，则人类行动亦间接受天上星宿之影响而转移。此种星宿对人类之影响，在人诞生时尤其重大。因此，据人之生辰八字表，即可大致预断其一生未来所走之路线。譬如在火星当权时诞生者，可以预言其未来必为一战士或一倔强之人；因胆汁黑而有忧郁质者，即来自土星，以人之脾脏乃受土星克制者。"托勒密《四书》也指出："受孕事实上只是精液导致了繁殖，而出生是人本身——因为婴儿在分娩的那一时刻，会获得许多在子宫里不能获得的特性。"[3]

然而现实世界总有许多降生于同一时刻的人却有着迥然不同的气质和命运，而许多相同遭遇的人却降生于不同时刻。对此，生辰星占学家可以辩护说："然一人生命中之趋向，得之生辰八字者，仅系一种约略之估计，而非百无一失者。其故有二：一因星宿能力对人类发生之影响，亦与人类感受性强弱有关，故有同时受胎而产生性别不同之双生子，及同时出生之婴儿，而有不同之性格，其理由即在此。其次，则因人类有自由意志，故人类亦能克服星宿之影响，而不受气化之牢笼。"[4]

2. 星占医学

关于星占医学，洛伊斯·N.玛格纳[5]有比较精练的论述，他指出："医学同其他艺术和科学一样，一直受到占星术、炼金术和其他各种神秘主义的干扰。由于艺术、科学和巫术的混合引发了对医学理论、哲学和实践的新挑战。一种被称作星占医学的占卜形式以人体状况和健康受天体运动影响的假设作为基础。从更广泛的角度而言，占星术是预言的一种。实际上，星占医学需要知道病人发病的确切时间；利用这些信息和对天象的研究，星占医学家可以用数学方法预测出疾病进程并避免危险的趋向。在治疗上，星占医学家的意见决定治疗的内容和时间、药物的选择和符咒的应用。例如，太阳控制慢性病，土星同忧郁有关，而月球控制潮汐和静脉中的血液流动，影响着外科疾病的发生、出血、腹泻和其他急性病。但是天体和人体之间的关系是如此复杂、不可计数，而且自相矛盾，以至于在实践中一个方案的实施不可能不打破一些规则。虽然星占医学在文艺复兴时期占据了显赫的位置，但是它被认为是中世纪教条的延续，不必和学术性的医学理论联系起来。医师或许持续研究着星占医学，但许多文艺复兴时期的医学论文漠视甚至直接谴责了星占医学。"

1. 江晓原. 世界历史上的星占学[M]. 北京：生活·读书·新知三联书店，2024：70-73.
2. 方豪. 中西交通史[M]. 长沙：岳麓书社，1987：1022-1023.
3. 转引自：江晓原. 世界历史上的星占学[M]. 北京：生活·读书·新知三联书店，2024：77.
4. 方豪. 中西交通史[M]. 长沙：岳麓书社，1987：1022-1023.
5. 洛伊斯·N. 玛格纳. 医学史[M]. 上海：上海人民出版社，2017：189.

星占医学归根结底只是一套"在什么时刻应该干什么"的时间选择学说，时间正是由天象的变动来体现的[1]。据当代一些医学史专家的看法，美索不达米亚地区在亚述和巴比伦时代的人们认为，人的生老病死、健康与否等，都依赖于天上星辰的玄妙力量。同时，人体内的体液（生命就存在其中），也被认为是受星辰运行的影响，好比星辰之影响自然力或月相盈亏之影响大海潮汐一样。古希腊时期"医学之父"希波克拉底论流行病常将星宿位置、季节气候与疾病相关联，还提出"人们必须观察星辰的升落，以推断饮食是否过量、风向如何及整个宇宙的状况，看人群中将出现何种疾病""天狼星出现时及稍前，用净化疗法会有些不适"[2]。盖伦特别注意病人得病的时间，在他的一篇医学论文中，讨论了月亮和行星在黄道十二宫不同位置时对疾病及治疗的不同影响。自从希腊、罗马时代之后，一个医生必须懂得一些星占学知识，就已为世人公认的准则了。星占医学家福利尼奥还研究了 14 世纪黑死病与天象的关系，他认为这场浩劫与前不久发生的日月交食和土星与火星之合有关。文艺复兴时期的帕拉塞尔苏斯（1493～1541 年）被视为星占医学的压轴人物，他强调医生必须"通过星辰获取苍穹的判断"，以此来解释病症、病因、病理等，在他看来，无论是病因、诊断、预测、治疗，还是疾病分类学、药理学、制药学，乃至各种日常意外伤病的治疗方法等，无不直接与星占学有密切关系。他在《评论书》中说："天即是人，人即是天。所有的人只构成一个天，而天仅仅是一个人。"这种"天人对应"，天上黄道十二宫与人体各部位对应，日月与五大行星也可以与人体各种器官对应的思想，无疑构成了星占医学的理论基础。帕拉塞尔苏斯《评论书》说："医学在于星辰的意志之中，它被星辰所引导和指点：属于大脑的东西被月亮引向大脑，属于脾脏的东西被土星引向脾脏，属于心脏的东西被太阳引向心脏。同理：水星将属于肾脏的东西引向肾脏，木星将属于肝脏的东西引向肝脏，火星将属于胆汁的东西引向胆汁。不仅这些器官的情况是如此，所有无法在此提及的器官也尽皆如此。"[3]

3. 星占学与运气禀赋说的比较

　　比较生辰星占学、星占医学与运气禀赋说，会发现许多有趣的相同之处。首先，它们产生的原因相似。关于星占学的产生，基思·托马斯[4]认为："在不存在任何对立的科学解释体系——尤其是社会科学（社会学、社会人类学、社会心理学）——的情况下，没有其他现成的思想主体（宗教除外）为光怪陆离的人类事务提供如此包罗万象的解释。同时，医学、生物学和矿物学等科学也没有发展到足以肯定和完全了解自然界的程度。这就是占星术所填补的知识空白，它促使人们试图了解普遍的自然规律。"江晓原[5]认为星占学盛行的原因，"比较可信的解释是，直到那时为止，人类仍未能对客观物质世界达到足够程度的了解；在人类的知识体系中仍有大块的基础性空白，还只是知其然而不知其所以然（比如，是什么机制使得天体运行不息），因此，占星学作为一种宇宙观、一种知识体系或解释系统，尚未能被有效地替代"。而运气学说以及运气禀赋说，也是在知其然而不知其所以然的情况

1. 江晓原. 世界历史上的星占学[M]. 北京：生活·读书·新知三联书店，2024：134.
2. 希波克拉底. 希波克拉底文集[M]. 赵虹钧等译. 北京：学苑出版社，2019：190，204.
3. 转引自：江晓原. 世界历史上的星占学[M]. 北京：生活·读书·新知三联书店，2024：137-140.
4. 基思·托马斯. 巫术的兴衰[M]. 芮传明译. 上海：上海人民出版社，1992：163-164.
5. 江晓原. 世界历史上的星占学[M]. 北京：生活·读书·新知三联书店，2024：179.

下，基于对自然现象的宏观观察与主观臆测，所建立的一套解释系统。其次，它们的基本原理相同。即自然感应论思想，认为日月星辰的运动变化会影响到人体的生命活动。东汉王充《论衡·命义》也说："至于富贵，所禀犹性，所禀之气，得众星之精，众星在天……天施气而众星布精，天所施气，众星之气，在其中矣。人禀气而生，含气而长，得贵则贵，得贱则贱，贵或秩有高下，富或资有多少，皆星位尊卑大小之所授也。"这种自然感应又不同于天人感应，二者的主要区别在于天人感应夸大人在天地中的作用，强调人能感动天地，而自然感应仅是认为天地万物同类可以相感。有了自然感应论，在日月五星的运行规律被掌握之后，占星术较天人感应说的应变能力大得多[1]。而星占医学则认为人体是天地星辰这个大宇宙的一种袖珍翻版，是一个小宇宙，故二者可以类比。最后，都要以个体出生时刻这一时间起算点为基本前提。

生辰星占学、星占医学与运气禀赋说最主要的区别在于：星占学必须涉及具体的天象，即一个人出生时刻日、月和五大行星在黄道十二宫中的不同位置。例如古巴比伦迦勒底王朝就曾留下以下的一些判断："月亮从地平线升上来时出生者，一生充满光明和幸福，成长过程一帆风顺，且又长寿。""火星从地平线升上天空时出生者，幼年即遭伤害，并将染病夭折。""若出生时刻适逢木星从地平升起，而火星恰没入地平，则此子将是幸运儿，但其妻会先他辞世。"至于婴儿出生时的月亮和五星的位置，可以在婴儿刚出生时实际观看，也可以在日后据运行法则推算[2]。运气禀赋说则犹如生辰八字说一样，只是用干支对出生时段的记录，并不是该时刻的天宫图，与生辰时刻的实际天象没有任何实质上的，或者哪怕只是形式上的联系，同时也不顾及干支推演与实际气候变化并不完全相符，特别是不同地域气候变化存在显著差异这一事实的情况。由此可见，运气禀赋说并不比生辰星占学、星占医学更有科学性。

星占学的思维方式，对于研究运气学说的学者来说，又是何其熟悉，而且星象与人体器官之间不借助任何推算直接关联，似乎更具科学性。但是到了17世纪，现代科学以极强的生命力生长和扩展，人类知识的增长开始进入有明显加速度的快车道，在与以往的文明史相比显得极为短促的时间内，人们发现大量先前必须借助星占学来解释的事物，已经由实验科学做出更为简明也更为切实的解释，星占学的衰落自然也就不可避免了。今天，星占学已经被认为是一种伪科学，虽然从它所使用的工具来说，星占学却是最早就"科学化"了的学问[3]。

综上所述，可见运气禀赋学说及其研究存在着诸多严重问题，可以借用虞抟《医学正传》的论述加以评价，他指出："此马宗素无稽之术，而以世之生灵为戏玩耳。""今草莽野人，而以人之年命合病日为运气钤法，取仲景之方以治之，是盖士师移情而就法也，杀人多矣。知理君子，辛勿蹈其覆辙云。"总之，对于中医传统学说，在开展当代研究前，必须搞清楚它讲了什么、为什么这样讲、讲对了还是错了、所讲的东西现在还有何价值等问题，在此基础上凝练出真正的科学问题开展研究，以避免误入歧途，浪费大量的人力、物力与财力。

1. 陈美东. 中国古代天文学思想[M]. 北京：中国科学技术出版社，2007：749-756.
2. 陈久金. 陈久金天文学史自选集（上）[M]. 济南：山东科学技术出版社，2017：170.
3. 江晓原. 世界历史上的星占学[M]. 北京：生活·读书·新知三联书店，2024：32.

第四章

发展规律篇

　　中医学术发展规律可谓中医学界专家学者、领导常讲的一个术语，但要问什么是中医学术发展规律，基本上都讲不清楚，这就是中医学界的实际状况。中医学术发展规律的研究与揭示，是事关中医发展的重要问题，对其研究亟须在国家层面立项，组织专家进行系统、深入的研究。笔者多年来一直关注相关研究，试图将中医学术发展规律概括为九个方面：①传统思想文化——观念引领；②人类健康需求——动力源泉；③自然国学知识——范式支撑；④政治经济因素——速度引擎；⑤学术核固带变——发展特征；⑥叠层累积发展——演变形式；⑦现代科学技术——助推动力；⑧开放兼容交叉——发展路径；⑨结构功能互演——对象特征。但并未系统深入论证，这里仅就已有的研究，提出一些粗浅的看法。

一、中医自身发展规律问题实质探讨

　　近年来，按照中医自身发展规律来发展中医学等类似的提法为众多学者所提倡，但什么是中医自身发展规律，如何按照中医自身发展规律来发展中医学，中医界的研究并不深入，认识也不一致。为了探讨这些问题，首先有必要搞清楚这种提法产生的时代背景，进而明晰按照中医自身发展规律来发展中医学命题的基本出发点。

（一）中医自身发展规律问题提出的背景

　　大约 20 世纪 80 年代，中医界开始提出中医自身发展规律的问题。从检索到的文献看，宋知行[1]首先提出了中医药学是一门在认识论、方法论上都具有独特性的科学这一观点，以及它是否存在某种固有的特殊发展规律的问题。他认为在中医发展史上，高潮与低潮时期交替出现，高潮时期一代名医对中医学术的推动大致有三种形式：一是博采众说，集其大成，而加以发挥和补充，成为中医学术中的代表著作；二是把某种哲理思想引入医学，与中医理论相结合，创造了新的中医理法；三是在临床实践的基础上，总结出某些疾病的治疗体系，其学术思想和治法方药推动了中医药学的发展。其中通过对中医基本理论某一方面认识的深化，从而解决临床某一大类病证，则是寻找中医发展突破口的重要途径。李仁先等[2]在对中医学术发展进程回顾的基础上，提出中医学术的发展是有其客观规律可循的，都是在中医学术自身的基础上，通过实践-理论-再实践的反复认识过程，通过不断地消化、吸收和利用而逐步丰富和发展起来，因此中医学术的发展有其自身的特点。其特点

1. 宋知行. 关于中医发展某些规律性的看法[J]. 中医杂志，1982，（1）：11-13.
2. 李仁先，邱士君. 中医学术发展规律的探讨[J]. 新中医，1989，（5）：2-5.

一是独特的中医理论体系构成了中医学术发展的巨大凝聚力，二是长期的临床实践基础赋予了中医学术发展的强大生命力，三是中医学术发展过程中与其他科学技术之间存在着相互转移的现象，四是社会条件对中医学术发展的影响。到了20世纪90年代，随着中医学界对中西医结合研究的反思，主流的观点认为中西医结合的研究成果，绝大部分既不能纳入中医学的理论体系，也并未对中医基础理论提供较多新的有益内容，对中医学的发展贡献甚少；既无法归入西医学的范畴，又未能在西医已有的理论基础上提出新的假说、新的发现或尚未注意到的新的事实，对西医学的发展也毫无意义。加之对中医特色的丧失与中医西化的担忧，保持中医特色，按照自身发展规律独立发展的观点进一步得到彰显，并逐渐在中医学界占据主导地位。

（二）中医自身发展规律问题的实质

中医自身发展规律问题提出的目的，是为了应对当代中医发展的困境，究其实质，是有关中医发展的特色发展论（也称之为保种发展论）的体现。这种发展论的提出是对近代以来中西医会通、中西医结合对中医学影响的判断，以及运用库恩科学范式理论与自然系统层次理论评判的结果[1]。但由于种种原因，学者们在对中医学按照自身发展规律独立发展的论证中，表现出逻辑混乱、不严密甚或错误的情况。如有学者认为中医是用宏观说明常观，西医是用微观阐明常观，既不能用中医说明西医，也不能用西医阐明中医。如果欲用西医学说明中医，只靠微观阐明常观是不行的，还要用微观阐明宏观，必须要有能够用微观物质变化规律来阐明天地自然和社会人文等宏观现象的能力[2]。这里首先抹杀了中、西医都有对常观的关注与研究的事实，其次混淆了自然科学与人文科学的界限，由此也消解了中医学科分化的期望。另有学者提出了"民族性决定了中西医结合的艰难"的命题，其论据一是医学是文化，文化具有民族性；二是医学是科学，科学具有民族性；三是医学是技术，技术具有民族性[3]。其中所论医学具有文化的要素，而文化具有民族性无疑是正确的，但是以科学的社会体系和技术发展、利用过程中的民族差异性来论证中西医学结合之艰难，恰好是舍本逐末，缺乏逻辑论证的严谨性。又如有人从中医的思维方式是比类取象思维而非逻辑思维，实验法是由逻辑思维派生、并与逻辑思维相适应的，就推论出比类取象思维是排斥实验法的。比类取象思维的起点是"象"而非逻辑意义上的概念。"象"的形成是在自然状况而非实验状况下获得的，其中并不蕴含任何实验操作信息，因而也就不可能像逻辑思维模式中的概念那样转化、还原为一系列的实验操作。并由此进一步推论出中医理论根本不具有可操作性，因而根本无法使中医理论客观化，中医理论的客观化研究模式是错误的[4]。这里一方面混淆了中医理论中哲学与经验理论的界限，另一方面也是对比类取象（宜称之为取象比类）思维的莫大误解。因为取象比类是一种或然性的创新性思维方式，由此思维方式所得到的结论，必须经过实践检验方可上升为理论，因此这种结论

1. 邢玉瑞. 正视问题，开放包容，继承创新——论中医学的发展问题（二）[J]. 浙江中医药大学学报，2007，31（5）：537-541，545.

2. 刘洋. 方法论的背离是中医现代研究和发展的障碍[J]. 中国中医基础医学杂志，2004，10（2）：7-9.

3. 张效霞. 回归中医——对中医基础理论的重新认识[M]. 青岛：青岛出版社，2006：349-358.

4. 王振华，李凤英. 走出中西医结合模式的误区[J]. 医学与哲学，2006，27（3）：74-76.

也恰好成为实验研究的切入点，可进一步转化、还原为一系列的实验操作。

如上所述，中医自身发展规律的提出源自对中医发展观的研究，但这种提法本身似乎存在逻辑缺陷。因为就中医发展而言，无非学术与行业两个方面，而"自身"应当与环境或其他什么相对应，就发展规律而言，又难以明确所指。因此，这里应该提中医发展规律即可，不必强调"自身"二字。

中医学的发展问题可谓错综复杂，存在着诸多矛盾，如自身独立发展与现代世界科学发展潮流相悖，且发展缓慢、公众认可度低；固守中医模式与特色，则难以引进和移植现代科学技术方法，无法实现中医现代化；借用包括西医在内的近现代科学手段研究则有可能导致中医的西化；中国传统哲学智慧与当代系统科学虽然思想相通，但理论和方法上又存在着巨大差异；中医学发展如何适应中国文化的巨大变迁等。如何正确处理好上述问题，将是对中医学人的巨大考验。面对中医医疗市场的萎缩、学术发展的滞后、大学扩招导致的生源质量下降、国内学术的权力化与浮躁、中医学术之源的传统文化尚待复兴、科学文化多元化的观念并未成为共识等艰难困境，中医学的发展，首先要营造宽松和谐的学术氛围，避免无谓的带有政治或感情色彩、超越学术范围的争论；重视中医主体发展，深入系统研究经典著作理论内涵及中医各家学说，理清中医学术的内涵与源流，区分经验理论与形上理论的差异，总结中医临床实践经验，挖掘与提炼中医理论精华，丰富和完善中医理论体系；要具有开阔的胸怀，敢于正视问题，以现代科学哲学与系统科学思维为指导，多元化发展，多途径探索，开放式合作；以回答和解决现代卫生保健的现实问题为指归，坚持科学精神，求真务实，力戒浮夸之风，严惩学术作假；重视中医方法论特别是思维方法的研究，明确理论建构思路，寻找与现代科学的正确切入点，加速中医理论的发展，推动中医学术的更新。著名科学哲学家库恩说："一个成功的科学家必须同时显示维护传统和反对偶像崇拜这两方面的性格。"[1]可作为我们发展中医学的有益借鉴。

（此文发表于《中医药学刊》2009 年第 12 期，略有修改）

二、中医发展规律的内涵探讨

所谓规律，是指自然界和社会诸现象之间必然、本质、稳定和反复出现的关系。当谈及发展规律的时候，人们常提到诸如生物发展规律、社会发展规律、经济发展规律等，或者从哲学的层面探讨自然科学发展规律，几乎没有诸如医学、物理学、化学、生物学发展规律等说法。中医自身发展规律的提出源自对中医发展观的研究，什么是中医自身发展规律，中医界的研究并不深入，认识也很不一致，实有深入研究的必要。

（一）中医发展规律研究的概况

对中医发展规律的研究，中医界主要从以下两个方面进行了探讨。

1. 从中医学术的方法特点认识中医发展规律

大多数的学者着眼于哲学观念、方法以及中医理论体系，来探讨中医发展规律。如程

1. 托马斯·库恩. 必要的张力[M]. 范岱年，纪树立，等译. 北京：北京大学出版社，2004：224.

昭寰[1]认为以中医的辩证思维为指导，运用中医传统研究方法或现代创新方法，遵循中医独特理论体系并不断取得创新成果，才是中医自身发展规律。也就是说，其规律应由辩证思维、研究方法和理论体系这三要素组成。其中对偶统一格局式的多层次研究，是中医学独特的研究方法。把握中医自身发展规律，应深入研究其组成的三要素及其之间的辩证统一关系。刘保延[2]认为，中医药学自身发展规律，就是在中医药学发展过程中逐步形成的相对稳定的内在规定性，是指中医在历史进程中所形成的，从人的运动状态及其转变规律入手，通过司外揣内、取象比类、临床验证等方法，构建对人体生命活动及其相关物质认识与调控的根本方法内在规定性（必然性）的描述。两千多年来，中医药学的发展始终没有离开《内经》《伤寒论》所建立的轨道，在此意义上说，中医药学早在两千多年前，就已经形成了自身发展的规律，确定了发展的道路。这一界说存在着两个问题：一是方法内在规定性的描述，只能说是对方法本质的揭示，也就是对方法的定义、说明等，怎么能说是中医药学的自身发展规律？因此对中医发展规律仍然没有表述清楚；二是《内经》《伤寒论》形成了中医药学的规范或范式，范式决定了发展的路径，而不能说早在两千多年前就形成了自身发展的规律。或者认为由理念、研究切入点、方法学以及理论体系的内在规定性所决定的发展道路，是不以人们意志为转移的学科自身客观发展规律，这一规律是中医学科各自固有的特点产生的源泉。并提出了基于临床实践的中医学术发展规律，即个体医生积累临床经验，形成自己独特的学术观点，这些学术观点一旦被医生群体所采用，则逐渐变成学术思想，后者被传承、被流传就形成了学术流派，被进一步提炼升华，就上升为中医理论。无论个人经验、个人学术观点、学术思想或中医理论都是在临床的实践中不断地得到检验和修正，不断地被凝练升华。这里由理念、研究切入点、方法学以及理论体系的内在规定性决定学科的发展道路，恐怕是所有学科发展的共同规律；而基于临床实践提出的中医学术发展规律，也是所有经验科学（包括早期西医学）发展的必由之路，但绝不是中医学术发展演进的全部。王旭东也提出实施中医药发展战略，特别要重视遵循中医药自身规律，即中医学蕴含的价值取向、认知方式和思维特点等本质，中医药才能振兴发展[3]。在价值观上强调整体的价值，在认知方式上注重事实的认定而不注重本原的识别，在思维上采用辩证逻辑为主的顿悟式思维。这就注定中医是以整体的人为起点，以宇宙为终点，以现象为目标的综合概念体系。上述观点认为中医学蕴含的价值取向、认知方式和思维特点等就是中医药发展的自身规律，即以中医学所特有的方法论作为其自身发展规律。

2. 从中医学术发展的历史现象认识中医发展规律

这种认识着眼于中医学术发展的历史现象，以总结其中呈现出的共性特点。宋知行[4]总结了中医学术发展的高潮与低潮交替出现，以及高潮时期一代名医对中医学术推动的三种形式。李仁先等[5]提出的中医学术通过实践-理论-再实践的反复认识过程，不断地消化、吸收和利用而逐步丰富和发展的模式，都属此类。贾谦[6]将中医自身发展规律总结为五大

1. 程昭寰. 论中医自身发展规律[J]. 上海中医药杂志, 2001, （2）：7-10.
2. 刘保延. 根据中医药学自身规律, 发展中医药学[J]. 首届中医思维科学学术研讨会文集, 2008: 90-125.
3. 周颖. 要遵循自身规律发展中医药[N]. 中国中医药报, 2008-3-10.
4. 宋知行. 关于中医发展某些规律性的看法[J]. 中医杂志, 1982, （1）：11-13.
5. 李仁先, 邱士君. 中医学术发展规律的探讨[J]. 新中医, 1989, （5）：2-5.
6. 贾谦. 中医五大自身发展规律[J]. 中医药文化, 2008, （5）：8-11.

规律：中医与中华传统文化密不可分；中医是临床医学，实验室研究不出中医药理论；中医属于意会知识范畴，适于师徒传承；个性化治疗使中医适宜于诊所形式；中医中药不分家。这五大规律主要也是着眼于历史现象，可以说总括了中医学术的自身发展与行业的自身发展两个方面，但其论述似乎有过激之嫌。王振华[1]从中西医理论形成原理及发展规律比较研究的角度，提出西医基于观察与抽象、感性与理性既彼此分离、独立，又相互协调、配合的关系而发展，其发展规律一是从分裂到协调，二是知识的数量由少到多，内容由简单到复杂的叠加律。而中医基于观察与抽象、感性与理性的合一，其发展规律一是早熟，二是在以象知义情况下有限的具体事物与无限的自然万物之间相互融通的贯通律。因此，贯穿于中医发展始终的主线不是西医那种知识量由少到多，内容由简到繁的叠加律，而是源与流的贯通，主要表现为对原有理论创造性地发挥，从而使原有理论不断深化和完善。而且常常不表现为对原有理论的否定，而表现为与原有理论特别是经典理论的贯通。这一认识可以说是对方法论与历史发展两个方面的概括。另外，吴以岭[2]将中医药学科的发展规律概括为以学术发展为主线，理论和临床相结合，医学药学不分家，开放兼容吸取多学科精华。这种概括似乎过于笼统，难以操作。

（二）从自然科学发展规律看中医学发展规律

医学是经验、科学、人文精神三位一体的融合物，中医学作为一门研究人体生命活动规律以及疾病防治的学科，虽然其中更多地包含着丰富的哲学、社会、文化等内容，但其学术主体肯定应该隶属于自然科学的范畴。因此，搞清自然科学发展规律，无疑对认识中医学发展规律有着重要的借鉴作用。

一般认为，自然科学发展规律，是指自然科学在社会实践的作用和科学内部各种要素之间的相互作用下表现出来的发展规律性[3]。主要包括：①自然科学与社会实践相统一的规律。自然科学作为人同自然界斗争经验的总结，归根结底只能来源于人的社会实践。社会实践既是科学发展的根本动力，也为科学提供了必要的观察材料和实验手段。与此同时，自然科学也给社会实践以反作用，为社会生产和技术发展开辟新的发展方向。不同社会制度及其不同的政治状态，往往给科学带来不同的命运。同时，科学作为历史的有力杠杆，也推动着社会的前进，不断创造出新的人类文明。②理论与实验相统一的规律。这是自然科学与社会实践相统一的规律反映到科学内部所表现出来的内在规律。理论是实验事实的某种概括，但又是创造性思维的结果，它可能"超前"于观察事实而预言未知事实，甚至包括仅仅由理论所导出的事实。因此，从实验到理论是一个反复探索的过程，其中包括各种想象、直觉的作用，也就是说，它是一个进行猜想、提出假说并在实验的反复检验中加以筛选以建立新的理论的过程。这是自然科学的基本发展机制。它要求科学理论不能仅仅是检验材料的集合，而应包含一定的理论思维形式，同时也要求哲学适应于自己的发展需要。这一规律决定科学理论必然要受一定的时代精神、哲学思潮、文化背景的或明或暗的制约，接受它们积极的或消极的影响。③科学具有通过学术争论、信息交流而发展的规律。

1. 王振华. 论中西医理论形成原理及发展规律[J]. 中国医药学报，2003，18（8）：487-490.
2. 吴以岭. 中医药发展应遵循学科自身规律[J]. 中国医药指南，2006，（4）：40-41.
3. 中国大百科全书总编辑委员会. 中国大百科全书（光盘）[M]. 北京：中国大百科全书出版社，2000.

只有在这一规律的作用下,科学的基本发展机制才能发生作用,得到实现。④科学发展的量变质变规律。自然科学革命是指由自然科学的一个或几个基本学科的理论变革所导致的整个自然科学系统的根本变革,其主要标志是思维方式的变革。一般情况是观察事实积累到一定程度,特别是由于发现了某一意义重大的新事实,引起原有理论及其思维方式的危机,于是科学的逐渐进步就让位于科学的革命飞跃,新的理论扬弃原有的理论,成为占统治地位的理论。有时事实的积累也可能只导致原有理论的逐步拓广,并不经过一种理论扬弃另一种理论的突变过程。科学的发展进程既不是单纯的量的积累,也不是永不间断的革命,而是在量变与质变的互相依存、互相转化中发展的。⑤科学整体化和科学知识增长的规律。随着整个社会生产的发展,各门自然科学学科不断地分化和整合,一方面是学科纵向深入,原有的基本学科中细分出一门或几门相对独立的学科;另一方面是领域前沿不断拓展,学科间相互交叉、融合与汇聚,新兴学科不断涌现,科学技术呈现协同发展的态势。科学知识的增长主要表现在量的积累上,这个积累过程与研究方式有关。新的研究方式可以使科学知识大规模更新,从而在新的基础上展开新的积累过程。

纵观自然科学的发展规律,也可以说中医学术发展规律即是在中国古代自然观的引领下,在社会需求的推动下,中医学术发展所呈现出的特有轨迹与趋势。这种规律性似乎具有以下特点:一是理论在来自实践概括的同时,部分理论来自哲学、文化知识的引进,以及在此基础上的演绎与猜测,并未得到很好的实践检验、筛选。二是学术发展主要依赖渐进性的积累,科学革命明显欠缺,并且在某种程度上畏惧中医学术的革命。三是由于游离于现代自然科学群之外,学科的分化与整合缺乏内外动力的推动,发展明显滞后。而近现代自然科学恰恰是在革命中诞生,并不断分化与整合发展的。哥白尼的"日心说"使整个自然科学挣脱了宗教的束缚,展开了自己的发展历史。17世纪末18世纪初牛顿力学沿着这个方向奠定了近代科学的理论基础。19世纪达尔文所创立的进化论不仅革新了整个传统生物学,并且有力地促进了人类社会的进步。20世纪以来相对论、量子力学所引起的物理学革命为现代科学开辟了全新的发展方向,复杂性科学则预示着科学发展的新前景。

三、中医学术发展的动力机制研究

在中医学术发展规律的研究中,势必要涉及中医学发展的动力问题,而这一问题至今并未引起中医界的重视。自然科学发展的历史表明,问题是科学发展的真正灵魂,贯穿于科学研究的始终。科学研究不但开始于问题,而且正是问题推动研究,指导研究。自然科学发展的历史,就是它所研究问题发展的历史,是问题不断展开和深入的历史。就中医学而言,其发展的动力也应该与问题的形成有着密切的联系,这些问题大致可以归纳为以下几个方面。

(一)实践问题

相对于自然科学的其他门类来说,医学仍然给予经验以更广阔的活动空间,中医学更是如此。经验活动主要体现为实践活动。首先,人类防治疾病、促进健康的需要提出种种实用性或技术性的问题,自然就成为推动中医学术发展的主要动力。如东汉著名医家张仲景面对传染病的肆虐，"感往昔之沦丧，伤横夭之莫救"，为解决传染病防治的问题，"乃勤求古训，博采众方"（《伤寒杂病论序》），通过对大量传染病所反映的症状、证候表现的分析与综合研究，形成了辨伤寒脉证并治思维体系，创立了具有继承、创新性的六经辨证论治方法论。可以说，中医学理论的发展、技术的发明，莫不来源于实践问题，是实践的需要推动着中医学术的发展。究其实质，则是总体上的实用性科学发展目标的内在要求。其次，寻找经验事实之间的联系并做出统一的解释，促进了中医理论的建构与发展。如人们对于中药性能的认识，先是在医疗实践的基础上，对单个药物功效的认识，随着对药物数量认识的不断增多，有必要建构一套理论来对众多分散的药物性能进行统一的解释，寻找诸多经验事实之间的联系，以此为动力，促进了中药四气、五味、升降浮沉、归经等理论的形成，陈藏器《本草拾遗》正是在大量积累药物知识的基础上，概括药物的功效为宣、通、补、泻、轻、重、滑、涩、燥、湿十剂，发展了中药学理论。再次，已有理论与经验事实的矛盾构成中医学术进步的动力。理论与经验事实的矛盾是科学发展的永久性矛盾，是科学进步的永恒动力。在中医临床实践中，某种新的事实和现象被观察到了，这种新事实或新现象是在某种原有理论的解释域之内，然而原有理论却解释不了这种新的事实和现象，甚至与这种事实或现象相悖，这时就会使原有理论面临难题或危机，有可能引起原有理论的变革而促进学术的发展。如吴又可杂气病因假说，正是基于所观察的新事实，如传染病病因优劣的差异性、种属的选择性、致病的特异性、广泛的传染性、表现的多样性、发病的潜伏性等，这些新事实难以用原有的六淫病因理论加以解释，故吴又可创造性地提出了温疫是由不同于六淫外感病因的杂气所致，感染途径由"口鼻而入"，特定的杂气可以引起相应的疾病，治疗上应采用针对性较强的方药以"逐邪"。这种自成体系的杂气学说，超越了传统的六淫致病模式，发前人所未发，揭示了传染病的诸多规律，预测到了致病微生物的客观存在，对传染病病因的研究思路与现代实验医学有着惊人的相似之处。只是在中医学中，经验事实局限于直观观察，理论长于思辨又局限于约定，二者相对分离，淡化了理论与经验的矛盾冲突，减弱了中医学发展的动力。

（二）逻辑问题

任何科学理论总是追求逻辑的自洽性，理论体系内部的逻辑矛盾，多种假说之间的差别和对立，或不同学科的理论体系之间的矛盾，造成了中医理论体系内外的逻辑问题，消解这些逻辑问题以达到逻辑上的自洽，同样对中医学术的发展起着重要的推动作用。首先，从理论体系的内部逻辑而言，中医学在阴阳五行哲学思想指导下，采用取象比类方法建构的理论体系，由于哲学思想与具体科学知识层次间的差异性，以及取象比类推理结论的或然性，不可避免地造成了中医理论内在的逻辑矛盾。如中医四时五脏阴阳理论的建构，由于四时阴阳与五行五脏之间难以整数对应，因此，在五脏与时间季节的配属上形成了不同的说法，造成了内在的逻辑矛盾。为解决这一问题，《内经》等著作提出多种解决办法，其一是土主季夏说，即春配肝木，夏季的前两个月配心火，季夏之月配脾土，秋配肺金，冬配肾水。这一配属方法中木、金、水各配 3 个月，而心火配 2 个月，脾土只配 1 个月。心火与脾土对应的时间偏少，尤其是脾土显然处于附属地位，原本五行皆应处于均等地位，至此不能相洽。为了解决五行、五脏时间配属不均的问题，《淮南子·天文训》提出了"土制四方"的含混之说，由此又导出了用春夏秋冬四季各季的末月配土的办法，这就是"土王四季"说。这样一来，土行占 4 个月，其他四行各占 2 个月，土又嫌太重。后又改进为将四季月的后 18 日来配土，这样五行各主 72 日，只是土所主 72 日分布在 4 个季月。如此一来，保留了"土制四方""五行莫贵于土"的思想，而同时五行与四时的配属也趋于整齐，使"土王四季"的观念得以成立，并为后世所采用。《金匮要略·脏腑经络先后病脉证》"见肝之病，知肝传脾，当先实脾，四季脾旺不受邪，即勿补之"的思想，乃至于脾为后天之本的观点，均与此相关。也正由于中医理论的建构大量借助于中国古代哲学理论，由此又造成了中医理论内部经验理论与哲学形上理论的矛盾。哲学形上理论一方面有利于中医学实践经验的归纳梳理，促进了中医理论的体系化建构；另一方面又成为限制中医学发展的重要因素，使人们满足于依据哲学形上理论的原则进行模糊的推演说明，不再继续重视客观现象的深入观察，一些很有价值的现象被提出后，往往得不到更深入的研究使之上升为理论；或者借助于哲学形上理论将经验理论无限推广，超出经验理论的适应范围而造成谬误。那么，理清经验理论与哲学形上理论及其二者的关系，也是推动中医学术发展的动力之一。

其次，由于认识客体的复杂性与多样性以及认识主体的世界观、研究方法、实验条件和所依据的资料不同，或由于研究者的知识水平、理论建构的能动性与差异性，即使是同一个研究对象，也会产生不同的学术观点、形成不同的理论学说、产生不同的学派，从而导致不同学说之间、不同学派之间的学术争鸣，促进了中医学术向纵深发展。中医发展史上金元四大家的学术争鸣、滋阴派与温补派的论辩，外感疾病寒温统一理论的建构等，无不与理论之间的逻辑问题相关联。学术的争鸣可以通过暴露矛盾、观点互补以及激励机制促进学术的进步。

最后，中、西医学作为两种不同的医学理论体系，中医学在元气论自然观的指导下，采用系统思维的方法，司外揣内，从整体来研究局部；西医学在原子论自然观的指导下，采用还原思维的方法，解剖分析，从局部来研究整体。两种医学体系采用不同方法各自研究了人体不同层面的生命活动规律，构建了不同的医学理论体系，形成了中、西医学两种研究纲领的矛盾与竞争，促进了医学的整体发展。

（三）文化问题

文化作为一种知识背景，无疑引导或决定着人们观察客观事物的目的、内容，并作出不同的观察陈述，形成不同的理论体系或流派。况且医学作为一门具体的学科，有着内在的特殊性，即医学的研究对象与研究者都是具有"社会-生物"双重属性的人，都处于具体的文化氛围之中，文化传统中的价值观念必然左右着他们的心态与追求目标，思维模式又限定着他们的研究方法与手段。因此，对同一客观事物或现象的认识和判断，由于认知主体不同的文化心理和视角，势必运用不同的认识手段，经过不同的思维加工过程，而形成不同的医学理论体系。总之，作为人类文化分支的医学，其本身也是文化的产物，文化影响着医学的起源、发展进程，并可作用于医学概念框架和方法论原则的形成，进而对医学理论内容和形式有所影响。

就中医学纵向的发展而言，也很容易发现中医学的演进和中国古代传统文化的发展之间具有同步演进的规律[1]。春秋战国以前呈现为创生期的同步演进，春秋战国、秦汉时期为第一高峰同步演进，晋、隋、唐时期为第二高峰同步演进，宋、金、元时期为最高峰同步演进，鸦片战争以后，随着传统文化的衰落，中医学也随之进入发展滞后期。换言之，从中医文化发展的脉络来看，每次理论的创新和突变都与此时的文化思潮、价值理念有着极为密切的关联，从秦汉之际的黄老学说到《内经》理论的出现；从汉魏易学卦爻六位模式的出现到《伤寒论》"六经传变"理论的提出；从魏晋时期"文人的自觉"到服食之风的兴盛；从隋唐儒道释三家思想的合流到"普救众生"医学伦理思想的倡导；从宋明理学的勃兴到丹溪"滋阴"思想的提出；从清代乾嘉学术的出现到清季医籍的厘定整理；从清末西学的侵入到"中西医结合""废除中医"等变革声浪的掀起。可以说每一次科学技术高峰都伴随着一次中医学的发展高峰，表现为高峰时相上的同步，并且在发展高度与性质上，二者也表现出同步性。总之，中医学的成长同样是一个文化过程。

文化作为内在于人的一切活动之中的因素，是影响人、制约人、左右人的行为方式的深层的、机理性的东西，特别是作为文化结构内核的思维方式，无疑是医学发生、演变的文化基因。中医学在自然观、认识论、方法论、逻辑推理、概念体系、技术手段等各个层面都一以贯之地体现着中国传统文化的特性，如天人相应的自然观、形神统一的整体观、辨证论治的治疗观、不治已病的预防观、阴阳自和的调理观、司外揣内的功能观、取类比象的思维观、哲学意蕴的语言观等，无不是中国传统文化基因的表达。但是，近代以来引进的科学技术知识，"支撑起了一个全新的话语系统和思想世界，使得原来建立在旧的知识结构基础上的思想文化传统因为脱离了原有知识系统的支持而失去了语境，经学体系最终坍塌了，而一种被称为'现代性'的新语境和新思想悄然兴起，由此标志着一种划时代意义的社会思想文化变革的开始。"[2]由此则引发了中医文化与现代社会文化之间的冲突，造成文化错位、话语阻隔等现象，导致了中西医学的百年论战，至今仍是中国医学界未能解决的问题。面对异质文化的挑战、冲击、刺激，面对已经变化了的文化环境，中医学如何能动地进行调整和适应，就成为摆在中医学界乃至热爱中医学与中国传统文化的学者面前必须解决的重大问题，这也必将是推动中医学发展演变的强大动力。

（四）技术问题

从近现代自然科学的发展而言，科学与技术常呈现出相互驱动的关系。首先，许多重要的科学理论的建立和持续发展离不开技术上的突破。其次，许多技术上的难题为科学理论的形成提供了大量有待解决的问题。科学理论与技术创新之间的相互推动是一个双向的建设性过程，不仅科学理论推动技术创新活动的不断升级，而且技术变革也在不断打造出更先进的科学观测仪器和科学研究工具，不断提出新的科学理论问题，科学与技术的相互渗透、转化和协同发展将成为新的潮流，共同推动着整个科学理论体系的演变和进步。就现代医学的发展而言，可以说医学技术一直引领着医学的发展，医学技术的快速发展，推动了现代医学迅速步入其发展的黄金时代。

1. 李如辉. 论中医文化学研究[J]. 浙江中医学院学报，2002，26（2）：4-7.
2. 段治文. 中国现代科学文化的兴起[M]. 上海：上海人民出版社，2000：9.

　　中医学的发展一方面存在着理论与技术的双向互动，如针灸器具的不断改进促进了经络腧穴学的发展，运用现代科学技术对瘀血理论及其证治、中药药理以及方剂配伍机理、中药有效成分以及新药开发的研究等，都在某种程度上促进了中医学术的发展。但是，由于历史以及其他诸多原因，中医学在技术层面相对一直处于弱势，理论与技术呈现出严重的分离现象，主要表现为两种形式：一是由于缺乏相应的技术条件的支撑，基于临床观察而提出的科学假说难以得到检验而上升为理论，如杂气学说的提出，由于我国当时科学技术水平的限制，没有现代实验科学相辅助一起向前发展，最终也落得被兼并和夭折的结果（当然，这并不是导致杂气学说夭折的唯一原因[1]）。二是由于缺乏对中医理论的正确评判，固守中医学原有的理论及方法不敢创新，不能及时地借鉴当代相关学科的先进技术，使中医学中一些本来思想很先进但方法错误的东西，未能得到正确及时的研究，而错失发展的良好机遇。如运气学说中所包含的气象医学思想、运气学说与子午流注等学说中所体现的生物节律、时间医学的思想等，中医学界并没有予以科学的研究，而被生物学、西医学的研究所超越。

　　从系统科学的角度而言，如果将中医学术体系看作一个开放的系统，那么中医学术的发展就是一个适应和负反馈的过程。系统的输出是有效的理论解释，系统的输入是新的实践或实验材料和作为理论基础的假说。如果经验与期望不一致，那么，或者是理论知识本身，或者是输入的假说，或者是实践或实验材料重新被加以提炼、调整，一直到观察与预言能够统一为止。在这一过程所形成的理论与经验事实的矛盾、理论体系内部的逻辑矛盾、不同研究纲领之间的矛盾和竞争等，就成为中医学术发展的内在动力。同时，系统科学理论告诉我们，任何系统都是在一定的环境中形成、存续和演化的，环境的特性以及系统与环境的相互作用，是系统的外部规定性。同一系统置于不同的环境中，必然表现出不同的特性和功能，发生不同的演化行为。就中医学术的发展而言，人类防治疾病的社会需要，社会文化所形成的自然观、认识论及方法论，技术水平及其与中医理论的匹配关系等，则成为中医学术发展的外在动力。

　　综上所述，从中医学术发展的历史来看，中医学术的发展有两部发动机，一部在中医学术体系内部，主要体现在认识论层面的各种矛盾；另一部在社会环境，包括政治、经济、文化诸多因素。社会因素既可从外面推动中医学术的发展，如社会对中医事业的人力、财力、物力的投入，对中医学术研究所需要的设备、仪器、工具的保证；同时，社会的文化因素也可作用于中医学术系统中的经验和理性因素，影响中医理论体系的结构、内容和发展方向。就现实中医学术的发展而言，上述问题仍然是中医学术发展的主要动力，只不过由于现代科学、文化的发展，上述动力要素所起的作用有所变化而已。如实践问题虽然是中医学术发展的永恒动力，但由于现代医学技术的发展，在某些方面或某种程度上有被削弱的趋势，但在肿瘤、病毒性疾病、一些慢性疾病的防治、疾病康复等方面仍有着明显的社会需求；中医学与现代科学文化的冲突，转而成为中医学术发展的强大动力；现代科学技术的发展，也将为中医学术的发展提供强有力的保障。

（此文发表于《医学与哲学》2009 年第 9 期）

1. 邢玉瑞. 杂气学说的沉浮及其思考[J]. 江西中医学院学报，2007，19（3）：1-8.

四、中医学术发展规律的研究方法探讨

方法与主体及其目的、客体对象，构成了人类一切活动中不可或缺并紧密相关的三个方面。其中目的是回答"做什么"的问题，方法则是解决"怎样做"的问题，因此研究方法总是与研究目的密切相关的，研究中医发展规律的方法自然也受制于其研究的目的。就研究中医学术的目的而言，似乎可概括为理清中医学术的内涵与源流、建构完善的中医理论体系、指导中医临床实践以及中医学术的现代研究三个方面。为适应上述目的，中医学术发展规律的研究方法，可以概括为既相互联系又可相对区分的两个方面。

（一）中医学术演变研究

任何理论体系都是由基本范畴、概念通过一定的逻辑结构所建构起来的，中医学也不例外。因此，研究中医学的基本范畴、概念（包括临床医学的范畴与概念）的发生、演变及其逻辑结构、思维方法，无疑是研究中医学术演变的核心环节。笔者曾先后对正治与反治、元阴与元阳、命门、胃气、虚实等概念的发生、内涵、演变进行过研究，这里以命门学说的发生演变为例加以说明。

众所周知，"命门"一词，最早见于《内经》，是指眼睛（睛明穴）。《难经》阐述了命元三焦系统的思想，后经宋、金元医家的发展，特别是明代医家的充实和完善，使命门学说得以成熟。

从中医理论自身的逻辑发展来看命门学说的形成，首先，就中医对个体生命发生的认识而言，《内经》主要认为肾藏精气，主个体的发生发育，《灵枢·经脉》明确指出："人始生，先成精，精成而脑髓生。"后世医家进一步将肾与个体生命发生的关系，概括为"肾为先天之本"。但肾主精气的个体生命发生理论，有着明显的局限性，因为五脏中的任何一个脏都不能概括和说明生命早期状态及其发生发育的事实和种种复杂变化[1]。因此，《难经》提出命门原气主宰个体发生发育说，企图摆脱肾主精气学说的束缚。待至明代，随着太极宇宙起源及演化的认识方法与理论内容在中医学领域的渗透，医学家们逐步认识到命门为人身先天之太极，主宰五脏的生成，贯穿于五脏六腑之中，以维持其结构的存在和功能的发挥，命门理论得以进一步完善，避免了肾为先天之本说中的相关悖论。其次，就中医学对人体脏腑机能调节控制的认识而言，《内经》对人体脏腑机能调节控制的主宰曾有不同的论述，《素问·灵兰秘典论》提出了"十二脏之相使，贵贱如何"的问题，并指出："心者，君主之官，神明出焉。"确立了心为生命主宰的地位。《素问·太阴阳明论》从脾为中宫之土，土为万物之母的角度指出："脾者土也，治中央，常以四时长四脏。"后世医家由此发挥，提出脾为后天之本的观点。虽然《内经》对人体脏腑机能调节控制的主宰有不同的论述，但其中心为君主之官的认识，得到了先秦哲学家的支持，因而心为主宰的思想在《内经》中居于绝对的主导地位，并影响现代中医理论。同时，就中医学对人体发生发育的认识而言，《内经》认为肾藏精气，主个体的发生发育，《中藏经》则指出："肾者，精神之舍，

1. 朱荣华. 命门（太极）理论与发生遗传学[J]. 南京中医药大学学报，1997，13（6）：10-12.

性命之根。"后世医家则进一步提出肾为先天之本，内含肾阴、肾阳，肾阴、肾阳又为诸脏腑阴阳的根本，对人身阴阳具有调节作用。如汪绮石《理虚元鉴·卷上》也指出："盖肾之为脏，合水火二气，以为五脏六腑之根。"但是，上述心为主宰或者肾的阴阳对全身脏腑阴阳有调节作用的观点，一旦纳入藏象五行学说之中，势必产生逻辑上的矛盾。按五行学说，五脏之间在生理状态下呈现为生克制化的协调关系，各脏之间相互化生，相互为用，并相互制约，心或肾与他脏并列，难以成为主宰者或诸脏腑阴阳的根本。

上述理论发展上的逻辑矛盾，必然促使医家提出新的学说来加以解决。《难经》继承和发展了《内经》关于脏腑"贵贱"的学术思想，提出了在人体内有一个主宰人体生命活动的中枢——命门。明代赵献可确认命门是主宰十二官的"真君真主，乃一身之太极"。张介宾则从阴阳调节论的角度做了进一步的阐述，在《景岳全书·命门余义》中指出："命门为元气之根，为水火之宅。五脏之阴气非此不能滋，五脏之阳气非此不能发。"均强调了命门对人体脏腑阴阳的整体调节作用。现代学者对命门学说的探讨，提出了许多不同观点，但在命门是人体生命机能活动的调节系统的认识上则完全一致。命门作为独立和高于五行脏腑系统的调节枢纽的认识，进一步完善和丰富了中医学有关人体生命机能调节的理论。

中医学术演变研究，除采用一般的文献梳理、逻辑分析方法外，应该注意充分借助现代相关学科的方法与技术，特别是文献计量学方法、语料库语言学方法，将以变量、操作化、测量、假设检验为主要特征的量的研究与以强调自然情景、参与观察、亲身体验、主观理解为主要特征的质的研究方法[1]充分结合起来，以更加准确地揭示中医学术的发展规律。

（二）中医学术环境研究

中医学相较于其他学科而言，更多地移植了中国古代哲学的道、气、阴阳、五行、四时、天人、形神、形名、应因等概念，借助中国传统文化的思维方式来建构其理论体系，中医学术的发展更多地受制于中国古代社会文化以及科学技术等因素。因此，研究中医学术发展规律，势必要关注中医学术发展的环境条件的变化，诸如社会、文化、科学技术等。如上述命门学说的发生与演变，除取决于中医理论的逻辑发展外，又与中国古代哲学、文化中的水生万物说、道教内丹术以及太极范畴之间有着密切的关系。古代将水视为万物本原的物质发生说，构成了命门学说中生命来源的理论，如先天、性命之根、脏腑之本等思想；道教内丹术关于两肾水火阴阳等论述，确立了命门学说基本内容；太极范畴所揭示的阴阳一体的和谐模式，"物物一太极"的全息思想等，经过金元医家的引申发挥，迄于明代，在中医学中发展成为论说人身太极的命门学说，而太极无形生有形的思想，也影响着命门学说，使命门的形质空化，而有命门无形之说。

运气学说的发生与演变，似乎更能说明中医学术环境与中医学的关系。首先，运气学说"天人合一"的整体观指导思想、阴阳五行的理论基础来自中国古代哲学，干支纪时及其推算方法无疑与中国古代术数学有着密不可分的联系。其次，宋代运气学说的兴盛，一

1. 嘎日达. 方法的论争——关于质的研究与量的研究之争的方法论考察[M]. 北京：北京出版社，2008：13.

是与宋代经济发展、文化昌盛、科学技术取得长足发展有关；二是理学思想诱发了医家对运气学说的重新认识；三是政府对医学的特殊重视，使相当数量的儒士投入医学领域，以及医学教育对运气学说兴盛的推动。最后，新世纪对运气学说的再次关注，表面上看是由SARS 的爆发、流行而引起，但深层次的原因，则是中医学术发展面临困境所导致的。就中医临床而言，面对 SARS 的爆发、流行，人们对 SARS 的预防与治疗一时束手无策，试图从中医经典中寻找制胜的法宝，由此引发了运气学说与 SARS 防治的研究小高潮；就中医理论而言，随着对近百年来中医理论研究结果的反思，中医特色（主体或独立）发展、中西医结合发展、中医现代化发展三种观点争论不休，人们对中医理论的研究陷入深深的困惑迷茫之中，难以找到准确的切入点与突破口，反而转向运气学说的研究，促进了运气学说小高潮的形成。

当然，学术主体与环境总是交互作用，相互影响，决定着中医学术的发展方向与轨迹。通过对上述两方面因素的研究，搞清中医概念形成的经验或文化基础、内涵演变以及概念新生、淘汰的过程，阐明中医理论建构的方法，进而揭示中医学术发展的机制与规律，对于中医学的正确发展无疑有着重要的指导意义。

（此文发表于《现代中医药》2014 年第 6 期）

五、现代科学技术与中医学的融通——中医学术创新的新路径

对于中医学的发展而言，继承与创新可谓放之四海而皆准的原则，也是永恒的话题，核心问题是如何继承与创新，以及怎样处理继承与创新的关系。纵观现代对于中医学发展路径的探索，大致可概括为特色（独立）发展、中西医结合、中医现代化三种观点，三者差异显著甚或争论激烈。有不少学者担心中医特色的消亡，提出中医理论归真或回归中医；或基于中西医范式不同不可通约的认识，提出反对西化等观点。这些观点无疑有许多值得商榷之处，本文特从技术发展、理论创新、哲学思辨等方面予以讨论。

（一）现代科学技术与中医诊疗技术的发展

"以技术为基础的科学"的大量涌现，是 20 世纪科学技术发展的一个最重要、最明显的特点[1]。作为应用性的医学，技术应用是其现实基础，是其科学体系的重要方面，也是其科学性和合理性的最终体现。中医学受其方法论与基础理论的影响，对人体内部的组织结构及生理病理状态缺乏清晰的认识，在诊断治疗上缺乏明确具体的技术规范和具体完备的操作程序，在确定治疗的效果上缺乏明确具体的疗效标准以及判定疗效的具体医学操作程序，影响了中医诊疗技术的发明。因此要提高中医临床诊疗水平，则必须改革传统的四诊方法，提升诊疗技术。信息科学以及现代医学诊疗技术的迅猛发展，为中医诊疗技术的发明与借鉴提供了良好的机遇。

以胃镜技术的应用为例，传统中医辨证依赖于人体感觉器官的固有能力，胃镜检查可延伸中医望诊的视野，为中医辨证提供更加丰富的客观指标，使宏观辨证与形态辨证相结

---

1. 陈昌曙. 技术哲学引论[M]. 北京：科学出版社，2011：144.

合，以提高治疗的针对性和有效性。如王克建[1]将胃镜下黏稠性黏液、黏膜充血、水肿、点状出血、浅表糜烂、黏膜色淡、黏膜色灰、血管显露、胆汁反流、溃疡、结节等形态改变，用中医传统的观点加以认识，作为中医望诊与辨证的补充。詹继烈等[2]在 2000 例临床检查分析的基础上，明确提出了胃黏膜微观辨证的概念，具体分为胃寒、胃热、胃络瘀滞、胃络灼伤 4 型，详细描述了各自的胃镜下表现，探讨了宏观辨证与微观辨证之间的关系，提出当临床宏观辨证与胃黏膜微观辨证不一致时，以胃黏膜微观辨证指导下的治疗效果为好。赵雷等[3]分别探讨了胃黏膜表现、胃内容物、病理、Hp 检测等中医辨证的参考价值，认为胃镜检查可视为中医四诊的延伸，和中医辨证相结合可以更为准确地把握慢性萎缩性胃炎及其癌前病变的病机病理，提高中医临床疗效。秋增超等[4]报道了慢性胃炎肝胃不和、脾胃湿热、脾胃虚弱（寒）、胃络瘀血、胃阴不足等证的胃镜征象。柴可夫[5]分别描述了萎缩性胃炎脾胃虚寒、肝胃不和、脾胃湿热、胃阴亏损证的胃镜征象。

当然，其他影像诊断的技术，也可作为中医望诊视野的扩展，应用于中医临床诊疗实践之中。但必须在统一研究思路、方法、标准等基础上，开展规范的协同研究。

（二）现代科学技术与中医理论的发展

现代中医病因病机理论的创新大多与"毒"有关，如王永炎提出的中风病"毒损脑络"理论、陈可冀提出的冠心病瘀毒致病理论、周学文提出的消化性溃疡毒热致病理论等。上述理论的创新，除对中医临床经验的总结外，其背后都隐含着现代科学技术特别是医学技术对相关疾病机理认识的支撑。现代医学技术的研究结果，可以是中医理论创新的思想源头，同时也可以是中医创新理论论证的重要依据。

1. 毒损脑络病机提出的现代科学依据

传统中医学对中风病的发病机理，一般认为与风、火、痰、虚、瘀诸要素有关，病机为诸因素扰动脑神、壅塞经络致神识昏蒙、半身不遂。20 世纪 80 年代后期日本学者运用黄连解毒汤治疗中风取得良好疗效，继而国内也有大量运用黄连解毒汤加减治疗中风的报道，加之中风病临床以清开灵、醒脑静注射液为主，运用于中风病急性期的治疗，效果显著。其中清开灵注射液主要含有牛黄、水牛角、金银花、栀子、黄芩、板蓝根等药物，醒脑静注射液主要含有牛黄、黄连、栀子、郁金、冰片等药物，皆可谓集清热解毒药之大成，具有明显的清热泻火解毒之功。王永炎[6]在总结中风病临床病变特征、治疗成败经验的基础上，指出现代科学研究中脑血管疾病多因素的致病机制及中医单一和多因辨证疗效的不确切和不可靠，促使我们对中风病的病因病理做更加深入的研究。提高脑血管疾病疗效的突破口就在于重视病因病理学说的发展，"毒邪"和"络病"可以作为深入研究的切入点。

1. 王克建. 胃内望诊与中医辨证初探[J]. 沪州医学院学报，1985，8（2）：105-107.
2. 詹继烈，罗靖，何萍. 胃黏膜相微观辨证分型探讨——附 2000 例分析[J]. 中医杂志，1989，（4）：57-60.
3. 赵雷，陆为民. 中医辨证结合胃镜检查治疗慢性萎缩性胃炎及其癌前病变的探讨[J]. 中医药信息，2011，28（1）：39-41.
4. 秋增超，窦小玲. 辨证分型结合胃镜检查治疗慢性胃炎 65 例[J]. 陕西中医，2008，29（9）：1141-1142.
5. 柴可夫. 结合胃黏膜相辨证治萎缩性胃炎 103 例报告[J]. 江西中医药，1991，22（6）：18-20.
6. 王永炎. 关于提高脑血管病疗效难点的思考[J]. 中国中西医结合杂志，1997，17（4）：195-196.

李澎涛等[1]认为"毒损脑络"的病机假说提出的理论与实践依据有三：一是脏腑虚损为本，瘀、痰、火化毒损络；二是对中风病理机制的深入研究，为"毒损脑络"病机假说提供了现代生物学依据；三是泄毒治法的实践发展。张锦等[2]对急性多发性脑梗死"毒损脑络"的机制研究认为，急性脑梗死中"毒"是由缺血、缺氧能量代谢障碍引起的一系列病理过程中产生的大量有害物质，如乳酸堆积、大量自由基释放、钙超载、各种细胞因子过度表达等；"毒"的作用则是酸中毒、脂质过氧化反应、炎症反应等，其后果是引起细胞坏死、组织损伤，即为毒损脑络的最终效应。由此可见，"毒损脑络"是在对中风临床疗效进行深入思考后，在继承传统的发病理论基础上，结合现代科学研究成果，提出的创新的病机理论。而现代医学研究成果，不仅是毒损脑络理论提出的基础前提之一，而且也是该理论得以完善、证实的重要条件。

2. 瘀毒致病理论提出的现代科学依据

20 世纪 90 年代，Ross 动脉粥样硬化炎症假说渐成为当前研究的主流学说，认为炎症反应贯穿于动脉粥样硬化起始、进展及斑块破裂血栓形成的全过程，尤其是斑块不稳定发生破裂的中心环节。西医的炎症反应在一定程度上符合中医的毒邪致病学说，这说明易损斑块的形成实质上是中医内毒致病的结果。此外，存在于易损斑块中的肺炎衣原体、幽门螺杆菌、巨细胞病毒等病原体均属中医"起居传染之秽毒"范畴，这说明无论是外毒还是内毒，均对易损斑块的形成及进展有着重要作用。周明学等[3]提出中医毒邪致病理论，尤其是脂毒、瘀毒致病理论与易损斑块的形成及进展颇有共通之处。史大卓等[4]认为，对于心脑血管血栓性疾病发病过程中的血小板活化、黏附、聚集和血栓形成，传统中医药学多将其病因病机归于"血脉瘀阻"的范畴；但组织坏死、过氧化应激损伤、炎症反应等病理改变，远非单一"血瘀"病因所能概括。根据传统中医"毒"邪病因的认识，心脑血管血栓性疾病发病当存在"毒"邪致病或"瘀""毒"从化互结致病的病因病机。张京春等[5]认为炎症反应与毒热是相通的。急性冠脉综合征出现的慢性炎症变化，如淋巴细胞、巨噬细胞等炎症细胞浸润，炎症反应标志物、炎症介质水平增高等，应当与传统中医学的因毒致病学说相关。导致斑块不稳定的炎性因子、细胞因子均可归属于中医学之"毒"的范畴。加之临床表征方面的毒瘀特点，故中医学以"瘀血"为急性冠脉综合征（ACS）的主要病因病机的传统认识似应扩展为"瘀毒"致动脉粥样硬化（AS）易损斑块破裂从而引发 ACS。可见现代医学技术研究成果，是冠心病瘀毒致病理论提出的重要依据。

3. 毒热致病理论提出的现代科学依据

消化性溃疡是一种临床常见的多病因消化道疾病，病程长且易复发。周学文通过长期

1. 李澎涛，王永炎，黄启福."毒损脑络"病机假说的形成及其理论与实践意义[J]. 北京中医药大学学报，2001，24（1）：1-6，16.

2. 张锦，张允岭，娄金丽，等. 从急性多发性脑梗死大鼠海马缺血损伤探讨毒损脑络机制[J]. 天津中医药，2006，23（4）：316-319.

3. 周明学，徐浩，陈可冀. 中医脂毒、瘀毒与易损斑块关系的理论探讨[J]. 中国中医基础医学杂志，2007，13（10）：734-737.

4. 史大卓，徐浩，殷惠军，等."瘀"、"毒"从化——心脑血管血栓性疾病病因病机[J]. 中西医结合学报，2008，6（11）：1105-1108.

5. 张京春，陈可冀. 瘀毒病机与动脉粥样硬化易损斑块相关的理论思考[J]. 中国中西医结合杂志，2008，28（4）：366-368.

的临床实践和科学研究，对消化性溃疡病因病机进行分析，创新中医病因学说，提出"毒热"理论，认为"毒热"是消化性溃疡形成的主要原因，在治疗中以痈论治，采取清热解毒、消痈生肌之法，为治疗本病探索出一条行之有效的新途径。关于毒热致病理论提出的理论与实践依据，周学文[1]概括为四个方面：即消化性溃疡与外科的疮疡存在病因上的一致性、病机上的相通性、胃镜下表现的相似性、"以痈论治"方药的有效性。消化性溃疡胃镜下的表现为：溃疡基底部覆有白色、黄白色或棕褐色厚苔，边缘光整，周围黏膜充血水肿，如有红晕环绕，有时伴出血糜烂。显微镜下观察，溃疡的最上层为急性炎症渗出物，由红细胞、白细胞和纤维蛋白组成。第二层为嗜酸性坏死层，为一层无组织结构的嗜酸性类纤维蛋白坏死物质。这些与外科痈证"红、肿、热、痛、急性化脓性炎症"的表现极其相似[2]。这里毒热病机理论的提出，以及"以痈论治"治则的确立，无疑都与现代医学技术的应用有着密切关系。

（三）中、西医不可通约性的哲学论辩

"不可通约性"是科学哲学中历史主义的代表库恩在《科学革命的结构》中与"范式"一同提出的重要概念与命题。"不可通约性"是以范式、科学共同体范畴为基础的。他认为科学家们是在范式规定的框架内从事科学研究工作，范式支配着科学家认识什么，怎么认识，结果如何等。不同范式的科学家"从同一视点注视同一方向时，他们看到不同的东西……他们都在注视这个世界，而且他们所注视的东西并没有改变。但是在有些领域中他们看到不同的东西，而且他们所看到的东西彼此间的关系也不同"[3]。中、西医分别诞生于不同的文化土壤，受不同文化传统的影响和思维方式的制约，造成了二者在观念形态、器用特征、致知方法、医家行为规范乃至审美意趣等方面的明显差异，从而形成了大异其趣的两种医学范式。中、西医之间不仅存在着传统与现代的"时间性"上的差异，而且存在着东方与西方科学传统的"空间性"的不同，二者的差异从某种意义上要比库恩所言的新旧范式之间的差异还要大。因此许多学者主张中、西医之间具有不可通约性[4、5、6]，中医话语和西医话语是两种不同的语言游戏，彼此不能解释和论证[7]，甚或认为在中医的世界里，中医按照自己的看法，把该说的要说的说清楚了，就是清楚了。至于科学（包括西医学）说不清楚中医，这对于科学对于中医都不应该有任何影响，科学是科学，中医是中医。因此，中医学的问题一定要由中医学的发展来提出和解决，要由中医学用自己的方法来解决，用现代科技和西医学越俎代庖是不行的[8]。

然而，范式与不可通约性是库恩作为科学发展模式理论提出来的，在库恩看来，整个科学史就是通过一个从前科学时期→常规科学时期→反常和危机时期→科学革命时期→新

1. 周学文. "以痈论治"消化性溃疡的理论基础[C]. 中华中医药学会内科分会学术年会资料汇编，2007：265-266.
2. 肖景东，周学文. 创新"毒热"理论以痈论治消化性溃疡[J]. 中华中医药学刊，2008，26（6）：1166-1168.
3. 托马斯·库恩. 科学革命的结构[M]. 金吾伦，胡新和译. 北京：北京大学出版社，2003：135.
4. 李致重. 论中、西医的不可通约性[J]. 科技导报，2001，（8）：24-27.
5. 匡萃璋. 中医当代教育的文化冲突[J]. 江西中医学院学报，2003，15（2）：11-14.
6. 祝世讷. 以其头脑昏昏，何来理论昭昭[J]. 山东中医药大学学报，2006，30（2）：91-92.
7. 吴宗杰，吕庆夏. 中医话语的语言哲学分析[J]. 浙江中医学院学报，2005，29（6）：72-75.
8. 刘洋. 方法论的背离是中医现代研究和发展的障碍[J]. 中国中医基础医学杂志，2004，10（2）：7-9.

的常规科学时期的周期运动规律而向前推进和发展的。中医学自《内经》确立其医学范式以来，可以说并未发生过范式变革的科学革命。那么，随着当代科学的发展，人们信仰的变化，也预示着中医学范式变革的必然性，因为已经出现了"两个敌对范式之间为争取科学共同体的忠心而竞争"[1]的局面了。另外，关于不可通约性的理解，1982年库恩在美国科学哲学学会大会上宣读的《可通约性、可比较性、可交流性》的论文，把"不可通约性"定义为"局域不可通约性"，认为"两个理论不可通约的主张，便是两个理论——被认为是语句的集合——不可能完全彻底或无所遗留地被翻译为某种语言（无论是中性的或别的什么）的主张。"李创同[2]认为当遭遇不可通约性现象之时，还有一种可行的办法是创造出一种不同的理解方式，去超越不可通约性现象造成的障碍。张宗明[3]也认为科学认识发展的优化律揭示两种不同的理论范式之间的竞争与选择，除了一方战胜淘汰另一方的情况之外，还有一种情形，那便是两种理论范式各自独立发展到一定阶段，将被一个新的更高水平的理论范式所取代。这种取代不是对前两者的全盘否定与推翻，而是一种扬弃，是在吸收其合理内核的基础上的一种更高层次上的重组、融合、互补。两千年来中西医学长期共存、共同发展的事实预示着这一历史趋势。

综上所述，关于不可通约性，库恩修正了观点认为，语言具有不可通约性和不可译性，但是可以"部分交流"或"不完全交流"。这就是说观点截然对立的派别通过彼此交流，其观点是可以在一定程度上进行比较的，只是不存在着一种"中性"语言，能够将二者完全对等，没有损失地翻译过来。据此也可将不可通约性改称为难以通约性，而中、西医学的研究对象和研究目的的一致性，决定了中西医在一定层次上的可通约性。如果过分夸大中、西医学范式不可通约性，必将导致中、西医的不可比性，最终从根本上否定中、西医结合的可能性，甚至拒绝用现代科学技术来研究和发展中医；无视中、西医的本质性差异，忽视或否定两者之间存在着的难以通约性，则会导致实践中在中、西医之间进行的"对照""互释""互参"，简单地利用西医的理论和方法来取舍、验证、改造中医，其结果必然造成"中医西医化"。

（四）结语

在现代科学技术环境及语境下，中医学术的研究，应持开放包容的态度，既要保持中医的特色与优势，也应考虑中国文化的走向，以及中国人生活方式的变迁，同时遵循科学技术的一般规律。要理性认识中医，规范概念术语，准确理解内涵，把握科学问题，借助学科交叉，促进学术发展。在从当代中医临床实践经验中总结、创新、发展中医理论的同时，也要积极梳理60余年来多学科特别是应用现代科学技术研究中医所取得的丰硕成果，采用数据挖掘等技术，分析、提炼创新性理论。

（此文发表于《医学与哲学》2019年第5期）

1. 托马斯·库恩. 科学革命的结构[M]. 金吾伦，胡新和译. 北京：北京大学出版社，2003：131.
2. 李创同. 论库恩沉浮——兼论悟与不可通约性[M]. 上海：上海人民出版社，2006：433.
3. 张宗明. 医学与时空——中西医学范式比较研究[J]. 科学技术与辩证法，1997，14（1）：33-37.

附：溯源析流，探索学术发展规律，促进中医守正创新

——《黄帝内经学术发展史略》评介

我在十多年前的珠江中医药论坛会议上，讨论中医基础理论的发展问题，在聆听各位专家的发言过程中，脑子中闪现出"我是谁，我从哪里来，我将走向何方"几句话。也就是说，在当代科学技术语境下，基于西方传统的科学理论占据着话语主导权，导致中医学人有必要向学科外的人讲清楚中医理论到底讲了什么，即本体内涵是什么。如藏象理论是以气、阴阳、五行为哲学基础，以关系为研究重点，在较为粗疏的解剖知识基础上，主要采用取象比类的方法，所建构的关于人体生命活动的功能模型；经脉是在"诊-疗一体"实践基础上，基于上述哲学思维方法，所形成的关于人体远隔部位间纵向关联规律的解释；六淫是以六种气候现象为天然模型，以人体整体反应性为基准所建构的综合性病因模型。而要讲清楚诸如上述中医理论的本体内涵，就必须搞清楚中医理论是如何形成的，也就是要开展发生学的研究。在此基础上，方可进一步搞清楚中医理论发展的趋势与前景。"我是谁，我从哪里来，我将走向何方"这三个问题，又隐含着中医学术发展的规律。中医学术界常常强调要按照中医学术发展规律来发展中医，然到底什么是中医学术发展规律，却甚少有人去认真探究。多年前在中医基础理论的"973"项目研究中，笔者曾将中医学术发展规律总括为临床实践问题——动力源泉、传统思想文化——观念引领、自然国学知识——范式支撑、学术核固带变——发展特征、叠层累积发展——演变形式、现代科学技术——助推动力等六个方面，但由于种种原因，也没有去深入研究。时至今日，中医学术发展规律仍然是中医界需要加以研究的重大问题。

王庆其教授是《黄帝内经》研究领域的著名专家，他学验俱丰，思维敏捷，老骥伏枥，耕耘不辍，在以往《黄帝内经》版本、校勘、注释、释义、文化、医学理论与临床医学等横向研究的基础上，另辟蹊径，几经寒暑，旁搜远绍，钩玄稽沉，撰成《黄帝内经学术发展史略》一书，从历史的纵向时序角度，溯源析流，对《黄帝内经》的学术发展历程进行梳理、分析、研究和反思，厘清《黄帝内经》理论在后世的传承、变化与发展，提炼学术思想，评判剖析得失，并本着"中医学术史的研究是探索中医药自身发展规律的重要途径"的理念，力求从学术发展的演变概括出某些规律性的认识，从而系统挖掘、传承学术精髓。全书一方面分哲学思想、基础医学、临床医学三部分，结合秦汉以来历朝历代著名医家的经验积累与理论阐发及创新，纵向梳理了《黄帝内经》学术发展的脉络和进程，使后学对《黄帝内经》的学术传承与创新了然于心，以便于进一步继承发扬。以扶正祛邪的治则治法为例，通过系统梳理，指出继《黄帝内经》之后，《难经》提出"子母补泻""泻南补北"的理论；张仲景倡"攻补相辅"，重扶正气；孙思邈重"温补扶正"；李杲重脾胃内伤，甘温除热，补泻同用；张从正奉"气血流通为贵"，以重祛邪为要务；朱丹溪倡"阴常不足，阳常有余"，滋阴泻火同用；张介宾治虚重温补同重阴阳，倡导"阳常有余，阴常不足"；吴有性治疫祛邪宜早，攻补兼施，瘥后养阴；叶桂辨治温病注意固护阴液；吴瑭扶正养阴，立"增水行舟"之法。如此使后学知扶正祛邪治则治法的历史演变，以便于临床根据需要加以应用。

另一方面，该书力求从学术发展的演变概括出某些规律性的认识，可以说是对中医学术发展规律研究的一个小样本探索，似乎可以概括为以下几个方面。

1. 临床实践问题——动力源泉

中医学理论的形成，主要基于实践经验与中国古代哲学思想。人类健康所面临的实践问题，始终是推动中医学术发展的动力所在。犹如 21 世纪的 SARS、新型冠状病毒感染对中医临床诊疗理论提出的挑战一样，历史上传染病的大流行常常是促进中医学术发展的重要因素。对此，《黄帝内经学术发展史略》已有较为清晰的认识与总结，如提出张仲景恰逢疫疠流行，"感往昔之沦丧，伤横夭之莫救"，在总结前人经验的基础上，结合自己的临床实践，创立外感病六经辨证论治体系；金元时期瘟疫的大流行导致鼎盛于北宋的经方学的衰败，医家纷纷转向经典医经中寻求治病新法，这就使《黄帝内经》的学术得到了大力的发展；而吴有性异气病因说的提出，温病卫气营血、三焦辨证的创立，也莫不如是。其他如巢元方《诸病源候论》对疥疮、绦虫等寄生虫病，以及漆疮、晕动病、瘿病的认识，同样也是临床经验的总结。因此，该

书认为"从《内经》病因病机理论的传承发展中，可以看出，医家的临证实践探索和理论总结是发展的根本所在"，"从秦汉魏晋唐时期《内经》四诊理论的传承发展历程中，不难看出，临床实践是其发展的核心推动力"，其实中医各学科的发展概莫能外，而临床医学的发展更是如此。

2. 传统思想文化——观念引领

中医学植根于中国传统文化的土壤之中，受到中国传统文化思想的深刻影响，中国传统文化的连续性发展是中医学在世界其他传统医学衰落后仍然能够存在并不断发展的根本保障之一。中国传统学术的先秦诸子学、两汉经学、魏晋玄学、隋唐佛学、宋明理学、清代朴学等，都不同程度影响了中医学术的发展。如《四库全书总目提要》"儒之门户分于宋，医之门户分于金元"之说，正是这一现象的反映。在这一方面，《黄帝内经学术发展史略》有着更为自觉的探索。首先，该书开宗明义地总结了《黄帝内经》或者说是中医学的核心理念，其中的天人合一、形神合一、中和以及人本思想等，均为中国传统文化的重要组成部分；其次，在上篇"《内经》学术发展史略总论"中，分述了《黄帝内经》学术形成与发展的不同历史时期的思想文化背景，在下篇"《内经》学术发展史略各论"中，先论气、形神、人与天地相应、阴阳、五行等哲学思想，并明确指出《内经》学术思想发展与当时的政治思想与社会哲学思想的关系最为密切，受其影响而形成了不同于西医学的独特思维特征。另外，在对一些具体学术发展演变的分析中，也贯穿了上述思想，如论秦汉魏晋隋唐时期藏象理论的发展，重心逐渐由脏腑形态转向脏腑功能，经历了从实体到功能态的演变，呈现出"重用轻体"的发展特点，这与思想文化的变迁息息相关，一是受封建礼教的束缚，二是受气论哲学思想的深刻影响，三是儒道"重用轻体"思想的反映。再如太极学说对命门学说的影响等。由此也反映出中国传统思想文化促进或者说引领着中医学术的发展。

3. 学术核固带变——发展特征

科学哲学家拉卡托斯在《科学研究纲领方法论》中指出："一切科学研究纲领都有一个'硬核'表现各自的特征。纲领的反面启发不允许我们把否定后件论证用于硬核。我们只能发挥创造性，说明或发明一些'辅助假说'，围绕硬核形成一个保护带，只能把否定后件论证用于这些辅助假说。正是辅助假说保护带必须首当其冲经受检验，必须经过一再调整，甚至全部被取代，以捍卫由此而愈来愈硬的核。"也就是说一个研究纲领的硬核是不可改变的，它是研究纲领今后发展的基础。这里借用拉卡托斯的思想方法，可以认为中医理论也有其不可改变的"硬核"，由于中医理论在历史的发展中从未发生过学术的革命，因此，学术的发展呈现出一种"硬核"固定，而只是一些保护带发生形式的变化。《黄帝内经学术发展史略》首先提出《黄帝内经》的学术理念，即人是"天-地-人"关系的总和、生命是"形神合一"的统一体、健康是人体的一种和谐状态、"气化"是人体代谢的基本形式、"亢害承制"是人体的自稳调控机制、"人为天地之镇"的人本思想、"治未病"思想体现人类忧患意识，可谓中医学术之"硬核"，在历史的发展中一直得以保留并发展，故严世芸教授认为这些也是中医学的核心理念。当然，除此之外，气、形神、人与天地相应、阴阳、五行等哲学思想，以及藏象、经络、病机与一些诊疗、预防思想，也属于其"硬核"的范围。正由于中医学术发展呈现出"核固带变"的特征，所以中医学术发展的形式也与现代科学之新陈代谢不同，而表现出叠层累积发展的演变形式。

4. 现代科学技术——助推动力

《黄帝内经》建构中医学理论体系，不仅以中国古代哲学思想为基本方法论，同时也充分吸收了当时的天文、历法、音律、地理、农学等多学科的知识，呈现出开放包容的态势。当代科学技术的发展，更是呈现出多学科交叉、融合的趋势。对于中医学术的发展而言，现代科学技术不仅可以扩大中医学研究的视野，获取新事实，而且有助于启迪思维，提出新观点，以及验证假说，形成新理论，因此，无疑是中医学术发展的助推动力。《黄帝内经学术发展史略》由于截止时间下限为清末，故甚少涉及这一议题。但在藏象理论的发展史中，提及清代王清任的新发现及部分纠错，如对以往一些器官形态描述的纠正，对相关动脉形状和位置的观察，发现了幽门括约肌、胆总管以及胆管在十二指肠的入口、胰腺、输精管、肠系膜等，阐发了"灵机记性不在心而在脑"的理论等，已初显端倪。

综上所述,《黄帝内经学术发展史略》一书,不仅详细地梳理揭示了《黄帝内经》学术发展的轨迹,开辟了《黄帝内经》学术研究的新路径,同时也对《黄帝内经》学术发展的规律进行了初步探索,可以视为中医学术发展规律研究的一个样例。但如主编前言中所言:"毕竟此项工作既复杂且又面广量大,其中十一之漏在所难免。"例如虽然也论述了各个历史时期的其他科学技术成就,但对这些成就与《黄帝内经》学术发展的关系尚缺乏深入的揭示,也就难以阐明自然国学知识作为中医学术范式支撑的价值;再如对受古代一分为三思想影响的三焦辨证方法,其萌芽于《内经》时代,尤其是在《素问·咳论》中有体现,初创于唐代孙思邈等,成熟于清代的发展轨迹揭示不够;对《黄帝内经》五行学说的总结过于简单等。但总体而言,诚如严世芸教授评价所说:"王庆其教授成就是书,其论之迂阔,理之精深,充分显示了他深厚的学术积淀和广阔的学术视野,以及他学而不倦、锲而不舍、着意创新的精神。"该书值得后学认真研读,王老师的治学精神、能力、成就,也堪称我们后学的榜样。

第五章

理论创新篇

　　创新是各门科学竞相发展的必由之路。中医学作为基于中国传统文化产生且保持完整体系、不断发展着的唯一自然科学门类，在当代科学交叉融合、快速发展的趋势，特别是在当代科学技术背景下现代医学迅猛发展的竞争态势下，如何创新发展，无疑是其面临的难题之一。为此，人们提出了独立发展论、中西医结合论、中医现代化论等创新发展的路径，但至今尚未有效解决好中医理论创新发展的问题，还需进一步地探索。

一、论科学精神与中医理论研究

　　科学探索、科学革命与科学精神密不可分。众所周知，近代科学革命并未发生于中国，对此，费正清[1]在《剑桥中国晚清史》中曾指出："导致中国衰落的一个原因恰恰就是中国文明在近代以前已经取得的成就本身。"厚重的文化积淀对中国近代科学革命产生了阻碍作用。中医理论发展的迟滞，从某种角度来说，也受到了传统文化及其对近代科学革命阻碍的影响。为了理清中医理论发展滞后的原因，并确定现代研究的方向与方法，就必须从科学精神的高度加以研究。这种研究至少应包括两个方面：一是中医理论中的科学精神，二是科学精神对中医理论研究的规范作用。

（一）什么是科学精神

　　一般认为，哥白尼 1543 年公开出版《天体运行论》，创立了太阳系学说，标志着近代自然科学冲破神学桎梏而诞生。1896 年，梁启超在《变法通义》中首次采用"科学"一词。然而，什么是科学？什么是科学精神？学术界并没有一个公认的界定。如《不列颠百科全书》将科学定义为："涉及对物质世界及其各种现象并需要无偏见地观察与实验的所有各种智力活动。一般说来，科学涉及一种对知识的追求，包括追求各种普遍真理或各种基本规律的作用。"[2]《中国百科大辞典》则将其定义为："以概念、范畴、定理、定律组成的知识体系把握客体本质及规律的过程和结果，人类精神活动和社会意识形式之一。"[3]两者的表述虽然不尽相同，但基本都涉及科学的三个层次：一是指描述世界的知识体系，二是指建立在观察与实验基础上的社会活动，三是指与社会政治、经济、文化处于互动之中的社

---

1. 费正清. 剑桥中国晚清史（上卷）[M]. 北京：中国社会科学出版社，1985：9.

2. 中国大百科全书出版社不列颠百科全书编辑部. 不列颠百科全书（第 15 卷）[M]. 北京：中国大百科全书出版社，1999：137.

3. 中国百科大辞典编撰委员会. 中国百科大辞典（第 4 卷）[M]. 北京：中国大百科全书出版社，1999：2979.

会建制。科学的本质即在于科学应该是系统化的，它是对个别现象的一般性、共同性、规律性的描述；科学要对统一性和预测性做解释，力图对事物做出统一的、数量化的、因果性的解释；科学要求有在严格控制的条件下，用严密的方法，重复、独立得到的观察和实验结果验证；科学是一种自己补充、自己扩张的知识系统，科学知识的扩张遵循自有的规律；科学探索具有好奇取向，并不完全是任务取向；现代科学与技术之间有良好的互动关系；科学是开放性的，它接纳一切新的探索的思想，当然它们必须遵循实证与理性的科学规则；等等。

基于上述对科学概念的认识，现代学者又对科学精神进行了多方面的探讨，并取得了一定的共识。科学精神通过上述科学知识体系、科学研究活动、科学社会建制三大层面映射出来，是对科学知识体系、科学探索活动、科学程序的基本界定，其核心内容一是追求逻辑上自洽，即追求知识的统一性、兼容性；二是寻求可重复的经验证据，证据不因时空位置、实验主体变化而不同[1]。此即科学的理性精神与实证精神，是科学的鲜明标识，也是科学的精神价值的最根本的构成要素。而以实证和理性为根基的科学固有的怀疑和批判精神，则是科学的生命，是科学进步的保障和原动力。作为科学的社会建制，即科学共同体的规范结构或科学的精神气质，则是美国科学社会学家罗伯特·默顿所提倡的普遍性、公有性、无私利性、独创性、有条理的怀疑主义[2]。

（二）中医理论中的科学精神

中医学是指在中国古代元气论有机自然观指导下，主要以系统整合型意象思维方式研究整体层次上的机体反应状态所形成的传统医学体系。就地域而言，它是处在半封闭的大陆-海岸型生态环境中的中华民族所特有的；就时代而言，主要属于古代的经验医学时期；就思维方法而言，主要是在元气论有机自然观指导下形成的系统整合性意象思维；就研究对象而言，重在整体层次上的机体反应状态[3]。一般认为，大约汇编成书于西汉中后期的《内经》和东汉时期的《难经》《伤寒杂病论》，从不同方面奠定了中医理论体系的基础，形成了中医学的学术范式，确定了中医学理论体系发展的基本路径。此后，中医理论虽在不断地发展着，但其知识体系的核心并未发生根本性的变革，仍然以元气、阴阳、五行的形式框架为理论解释系统，而这种解释系统有着模棱两可、似是而非、貌似全面、既不可证实也不可证伪的特点。因此，严格地说，中医学及其理论并不属于现代意义上的科学。

科学是在历史上发展着的对客观世界的认识。在发展过程中，一方面错误的东西不断被排除，另一方面，有些知识虽然仍然正确，但已普及于民众，成为常识，从而不能再代表时代的科学水平；同时，被抛弃的学说仍不失为当时的科学，而最新的学说也不会是人类认识的终结。因此，当我们说中医学及其理论不属于现代意义上的科学时，并不否认中医学及其理论中包含着十分丰富的科学思想、方法和科学精神。首先，中医学是高度发达

1. 刘华杰. "科学精神"的多层释义和丰富涵义[J]. 见：王大珩，于光远主编. 论科学精神[M]. 北京：中央编译出版社，2001：207-218.
2. 李醒民. 探索科学精神的人文底蕴[J]. 见：王大珩，于光远主编. 论科学精神[M]. 北京：中央编译出版社，2001：97-105.
3. 邢玉瑞. 论中医学的地域、时代、方法与对象特点[J]. 上海中医药大学学报，2002（1）：19-21.

的经验医学，其相关理论历经千百年来临床实践的验证，临床的有效性是中医学及其理论存在与发展的根本原因；其次，中医学的有机自然观、朴素的系统方法、丰富的辩证法思想以及相关的经验性与理论性科学方法，是其形成独特医学体系的内在依据，有些观念、方法与现代系统科学方法有相通之处；再次，中医理论在其形成时，吸收了当时最先进的哲学思想和各门自然科学的成果，充分呈现出开放性，只是在后来的发展中，由于各种客观及体系内在的原因，而逐渐趋向封闭。当然，中医学及其理论就认识自然的程度而言，大多处于认识其存在、形象和表象的经验规律层面，尚未达到对自然规律的本质的认识深度。究其原因，则与中国传统文化的影响密切相关。中医理论的构建以元气、阴阳、五行说为基本框架，而这种学说是基于感觉经验的归纳，同时，是将这种感觉经验的归纳向外无限制地推类和联想所形成的一种解释系统。元气说为大千世界的物质基础提供了质料因，阴阳说为事物的存在和变化提供了动力因，五行说为大千世界的分类和联系提供了形式因。但气是一种非结构性的物质基元，而阴阳、五行着眼于事物表象的直观的无限制的类比，均具有非实证性、非逻辑性、非定量性和非结构性的特点。以这种学说为指导认识自然，则对自然图景和万物存在不是注重其内在的物质结构，而是更关注从变化的过程来认识，更多的是关注表象的变化，而不探究表象变化发生的物质原因，不注意事物的静态的固定结构和局部关系，限制了人们在层次水平上深入了解物质结构的组成，阻碍了人们进行局部分割、实验观察、定量分析等活动。因此它对各种自然现象的解释，不是从具体的物质原因来寻找因果关系，而是从一种固定的解释框架给出基本一样的说明。这种一般性的解释、说明由于不涉及特定认识对象的具体的因果关系和物质结构形态，因此是不可能通过实践活动和逻辑加以证实和证伪的。这既不能对理论认识和思维活动提供任何新的信息，也不能使实践和认识活动中理论解释与客观事实的矛盾在不断地证实和证伪的过程中被逐步深入地揭示。而且，这种笼统、直观、思辨、臆测的解释框架是一种一成不变的封闭的模式，所以它不注重在实践中出现的新现象、新事实、新问题，也不注重从长期积累的经验知识中通过归纳分析的途径，概括、总结出关于具体现象、具体事物的因果关系。反而将大量在实践活动中发现的事实和积累的经验知识都湮灭在这种似是而非、模棱两可、可作多方解释的框架之中，压抑了思想的自由，形成了传统的"述而不作，信而好古"，引经据典，烦琐考证，靠注释权威著作进行学术研究，缺乏大胆探索、创新的学风的局面。同时，理论认识因为其臆测、玄虚而和实践经验相分离，因而缺乏实证性和逻辑性。由此造成包括中医学在内的中国传统科技体系显现出一种固有模式：天人感应式的哲学思辨与经验技术相结合，直观观察与直觉内省相混合，现象描述与朦胧概括相混合，技术孤立地超前发展，虽然在某些技术上有惊人的发明，但在科学理论、科学方法方面却始终停留在简单、朴素、臆测的水平上[1]。

（三）科学精神对中医理论研究的规范作用

近年来，人们不断呼吁中医学及其理论要现代化，要使中医传统理论逐步实现向现代理论的变革。为此，首先必须搞清楚为什么要现代化与现代化的目标是什么。其实，这两

---

1. 邢兆良. 中国传统科学思想研究[M]. 南昌：江西人民出版社，2001：232.

个问题又是互为表里地扭结在一起的。就中医理论层面而言，如上所述，中医理论的构建将实践经验技术直接与哲学理论相结合，使哲学直接渗透于中医学的各个领域、各个层次的理论和实践环节中。在这里哲学原理是中医之"道"，"道"规定并指导着中医之法和技，技也可"进乎道"，这种"道"、法、技的高度统一使中医表现出极强的生命力，也是其魅力之所在。但是，在"道"与法、技之间却省略了将整体分解成局部，进行经验考察、分析的思维阶段，犹如人的个体智力发育一样，从幼儿开始的能分辨认识外界事物的朦胧阶段，跨越了中、青年理性分析的阶段，进入了老年那种周而复始、宿命论式的思维阶段。这是一种早熟而不健全的理论体系，它虽然在中医学发展的早期对医疗实践和知识总结有一定作用，但它却从根本上杜绝了中医学向解剖分析、定性定量研究、实证判断方向发展的可能性，从而造成中医理论的封闭性、停滞性、先验性，无法在实证事实的检验中得到修正、变革，更无法与现代科学技术相融通，始终游离于现代科学之外，不能与之互动而加速发展。因此，中医理论现代化的目标无疑应是现代科学化，最终融入现代科学体系之中。

要实现中医理论的现代化，就必须坚持实证、理性、怀疑、批判等科学精神。第一，要正确认识中医理论经验科学与人文科学相结合的性质，并加以区别对待，以正确地选择中医理论的研究方向和方法。第二，要对中医的科学体系进行解构与重建，即用现代科学（包括现代医学）的方法、成果、技术和表达方式对中医原有的概念和理论系统进行分析批判，使中医学中的科学知识和规律能用现代科学的方式加以昭示，用现代科学的语言加以表述，从而使中医理论与现代科学得以沟通和融合，使中医学能自如地吸收和利用现代科学技术的成果而走上加速发展的道路。第三，移植、借鉴现代科学哲学与现代思维科学的研究成果，特别是现代系统科学的理论和方法，加强中医理论建构与临床思维方法的研究，以实现思维方法的融通。第四，要在理清中医理论建构思路的基础上，科学设计，积极开展实验研究。第五，在上述研究的基础上，将中医理论的研究逐步从现代科学诠释、证实性研究发展为自主创新性研究，因为科学理论只有不断地创新才有生命力；否则，迟早会被淘汰。当然，要实现上述目标，又需要我们具有超越现实利害以追求真理的纯粹的求知精神，即只问是非，不计利害，为科学而科学的精神。在当前情况下，对中医理论的研究而言，还应该提倡怀疑、证伪、创新的精神，反对功利主义、实用主义以及学术腐败等不利于学术发展的思潮。

（此文发表于《山西中医学院学报》2002年第2期，略有修改）

二、中国传统思维与中医学术创新

当代中医学的发展，面临着三大困境：一是中医学术创新不足，发展相对缓慢；二是面临现代医学及其技术快速发展的极大挑战，临床阵地趋于萎缩；三是当代文化环境的巨大变化，中国传统文化尚待复兴，中医学的科学普及受阻。针对上述发展困境，如何认识中医传统思维在促进中医学术创新中的作用，是值得关注的重要问题。

（一）中国传统思维方式是中医学的"文化基因"

医学并不是单一的自然科学，而是自然科学、心理科学、社会科学和哲学发展的综合产物。王一方[1]认为医学穿透人文与科技、道德生活与商业动作、世俗关注与终极关怀的各个层面，表达着人性、知性、理性的深刻关系。因此，任何一种医学的发展都是一定文化的产物，与特定的思维方式相关联。如熊月之[2]所言："西医最得西方古典科学重具体、讲实证的精神，中医最得中国传统文化重整体、讲联系的神韵，如果在各种学科中，举出最能体现中西文化特征的一种，我以为医学最为合适。"可以说，中医学与西医学的发生与演变，犹如一面巨大的文化透镜，聚敛着中学与西学、传统与现代、民族情绪与科学思潮、农耕文明与工商业文明、都市化与田园情结等各种冲突与张力。民族的文化传统，特别是其思维方式和价值观对中、西医学的形成和发展起着非常重要的指导作用，它不仅影响着医学对象和方法的选择，而且制约着医学的性质和发展方向，中、西医学范式的差异本质上是中西不同文化模塑的结果。从这个意义来说，医学无疑是活生生的文化标本。

中医学是中国传统文化、哲学和科学思想同医学实践相结合的产物。中医学发生、成长在中国文化的土壤里，它从中华文化的母体中分化出来，带着母体的哲学精神与方法。中国传统思维方式，可称之为中医学的"文化基因"，它不仅奠定了中医理论的方法学基础，而且成功地为中医临床实践提供方法论的指导，同时也决定着中医学未来发展的方向。反过来说，中医思维方式不仅体现了中国传统思维方式，而且促进了中国传统思维的发展，进而成为中国传统思维的有机组成部分。基于中医学与中国传统文化之间的这种密切关系，我们就可以也应该从中国传统思维特征的角度来讨论中医学术创新的问题。

（二）从中国传统思维的优势看中医学术创新

刘大椿[3]曾指出：当西方哲学倾向于从质料中发现现实之时，中国哲学倾向于从关系中发现实在，当西方哲人创立了机械论哲学之时，在中国却发展起了有机论自然哲学。这种有机论的观点，认为宇宙是一个包括社会和生物的变化在内的演化过程，宇宙万物呈现出一个生生不息的无限过程，万物相联而存在，相通而变化。由此又衍生出由用知体、重在关联、循环往复的思想，呈现出古朴的系统思维和大化流行的整体观。现代科学技术发展显现出的一些崭新征兆，在宇宙观、价值观和方法论方面，与中国古代的思维方式暗中契合。如 F.卡普拉[4]将科学中的新观点归纳为六点，并强调它们在东方传统思想中都有类似的观点：①整体和部分的关系，从以了解部分性质为主转为把整体放在主要地位；②从以考虑基本结构为主到重视过程，所观测到的每一结构都是其潜在过程的表现；③从客观科学到认识科学，在研究自然时不能不谈到自己（测不准原理）；④承认作为知识基础的经典观念，如基本定律、基本原理等亦在变化，把我们的描述、概念、模型、理论看成一个相互联系的网络，不存在基本原理等；⑤从追求发现"真理"走向进行近似描述；⑥从持有对自然与人类的控制和主宰态度转向倡导两者的合作和非暴力。

中国传统思维方式就认知过程而言，不注重向纵深的抽象、分析、推理的纯思辨方向

1. 王一方. 敬畏生命[M]. 南京：江苏人民出版社，2000：6.
2. 熊月之. 西学东渐与晚清社会[M]. 上海：上海人民出版社，1994：710.
3. 刘大椿. 互补方法论[M]. 北京：世界知识出版社，1994：264.
4. F.卡普拉. 物理学之道——现代物理和东方神秘主义之间的相似性的探讨[M]. 朱润生译. 北京：北京出版社，1999：315-322.

发展，也不向观察、归纳、实验的纯经验论方向发展，而是重点关注对横向的事物之间的相互关系、整体联系的把握，并在这方面进行开拓，企图把天文、气候、物候、社会政治以及人体生命活动等，都纳入一个相互联系、彼此影响并遵循普遍规律的统一框架中。李泽厚[1]认为它是由功能走向结构，把许许多多不同的事物按功能的接近或近似组织安排在一个系统之中，从实用理性的高度来概括地把握它们，从而产生了一种原始的、朴素的系统论思想。这种思维方式立足整体，统筹全局，在动态中把握和协调整体与部分的关系，从整体上探寻解决复杂系统问题的方法论原则。因此，它在未来科技和社会中的作用不可低估，如果运用得当，可以在发展科技事业中做出新的贡献。自然，正因为中医学秉承了中国传统思维的这些优势，所以，坚持和正确运用中医学的思维方式，是保持中医学术特色与促进中医学术创新的重要环节。

（三）从中国传统思维的缺陷看中医学术创新

中国传统思维的缺陷是与其优势相伴而存在的，是与西方近现代思维方式相比较而言的。刘大椿[2]在《科学哲学》中将之概括为以下三个方面：一是整体观与结构性弱点。反映在科学认识上，主要是中国古代科学没有形成自己的基本概念范畴和独立的理论体系。元气、阴阳、五行、八卦等既是哲学范畴，也是自然科学基本范畴，由此造成科学理论的非实证性弊端。二是一体化的认知模式与狭隘的人伦技术化倾向。中国传统思维认知的目的不是探求客观世界的纯知识，而是对天道的体认，并且落实到人伦日用的实践上。知识论（包括逻辑学）从来没有得到独立的发展，从而使科学理论难于得到相对独立的发展机会。三是直观比类与不同层次过渡的模糊性。中国传统思维善于直接比类，推崇知觉的领悟，不讲究严密的逻辑推理和体系的形式结构，忽视宇宙万物之间存在着一系列不同层次和过渡环节，必然导致科学理论的人格化。

上述思维方式的缺陷，无疑在中医思维中都有所反映，如中医理论的哲理化、在天人合一观下忽视事物层次差异并将自然与人体生命活动直接比附、理论发展中新概念的匮乏等，这些无疑成为制约中医学术创新的重要因素。就此而言，中医学者要善于变革思维方式，一方面要借鉴形式逻辑思维的方法，重视实验分析、数学方法等的运用；另一方面，要以现代科学哲学与系统科学思维为指导，超越古朴的系统整体思维方法。

傅世侠等[3]比较东西方思维方式的差异认为：东方传统思维方式的主要特征是直觉性，由此而演绎出东方人思维出发点的整体性和有机性，思维过程的体悟性和跳跃性，心理表征的形象性，思维结果的模糊性和混沌性，擅长使用的是介于逻辑与非逻辑方法之间的模拟方法。西方思维方式的最主要特征是逻辑性，由此演绎出西方人思维出发点的分割性和可析性，思维过程的严密性和连续性，心理表征的抽象性，思维结果的精确性和确定性，擅长使用的方法为分析法和演绎法。这一概括，同样也适用于对中、西医学思维方式的认识。面对中医学术发展缓慢的困境，以及当代思维所呈现出的综合性、系统性、多维性、开放性、创造性等特点，从思维方式、方法的角度而言，中医学的发展应当在两种思维方

1. 李泽厚. 中国古代思想史论[M]. 合肥：安徽文艺出版社，1994：164.
2. 刘大椿. 科学哲学[M]. 北京：中国人民大学出版社，2006：301-304.
3. 傅世侠，罗玲玲. 科学创造方法论[M]. 北京：中国经济出版社，2000：648.

式之间建立一种太极图式的互补、和谐、互动关系，必须继承中国古代思维方式的长处，克服其缺陷，借鉴近代科学逻辑思维方法的优点，以现代科学哲学与系统科学思维为指导，多元化发展，多途径探索，开放式合作；瞄准现代社会的病痛，以临床疗效与未来发展为指归，坚持科学精神，求真务实，不断推动中医学术的创新。著名科学哲学家托马斯·库恩[1]指出："一个成功的科学家必须同时显示维护传统和反对偶像崇拜这两方面的性格。"可作为我们现代研究发展中医学的有益借鉴。

（此文发表于《中国中医基础医学杂志》2017 年第 2 期）

三、2017 年诺贝尔生理学或医学奖带给中医学的思考

2017 年诺贝尔生理学或医学奖颁发给美国遗传学家杰弗里·霍尔（Jeffrey C. Hall）、迈克尔·罗斯巴什（Michael Rosbash）和迈克尔·杨（Michael W. Young），以表彰他们成功地分离出周期基因，发现了周期基因编码的 PER 蛋白、*Tim* 基因和 Tim 蛋白、*DBT* 基因和 DBT 蛋白，在揭示"控制昼夜节律的分子机制"方面的突出贡献。而昼夜节律机制的现代研究，最早始于 1792 年法国天文学家德梅朗对含羞草昼开夜合机制的探索。其后科学家陆续发现，不仅植物有生物钟，动物和人类也有生物钟帮助自身生理状态适应环境的日常变化。这种常规性适应被称为"昼夜节律"。从 20 世纪 70 年代美国科学家在果蝇体内发现"周期（period）基因"始，经过三位诺贝尔奖获得者以及其他科学家的共同研究，迄今已经阐明人和动物的生物时钟是由 *Clock* 基因和 CKI ε 蛋白（激酶）、*Per* 基因和 Per 蛋白、*Tim* 基因和 Tim 蛋白、*DBT* 基因和 DBT 蛋白这 4 种基因及其对应的蛋白共同作用，形成了动物和人 24 小时的生物节律。这一系列基因的研究，不仅阐明了生物钟的调控机制，也对行为学和遗传学领域产生了重大影响。

中医学作为一种时态医学，无论是对人体生理、病理的分析，还是诊断和治疗行为，都具有明显的时间性特征。时间性被中医理解为人的基本存在方式，是健康的本性之一，时态性也是中医判断生理健康与否和分析病因的标准之一。早在《内经》中，就有大量关于昼夜节律的论述，并提出了阳气昼夜消长节律、营卫昼夜运行节律、气机昼夜升降节律、五脏昼夜主时节律、气血昼夜流注涨落节律等五种昼夜节律模式[2]。虽然诺贝尔奖对昼夜节律机制的研究与中医昼夜节律认识之间存在文化、时代等巨大差异，但二者都是对同一生命现象的探索与认知，因此，对诺贝尔奖有关昼夜节律机制研究与中医昼夜节律认识进行比较研究，对于中、西医学的相互借鉴，特别是反思中医传统研究的优劣，借助现代科学技术以促进中医学术的发展，都有着重要的现实意义。

（一）中医认识昼夜节律的方法

以往的研究，大多集中于中医对昼夜节律认识结果的梳理，而对中医是如何认识到昼夜节律的方法问题甚少探究。分析中医认识昼夜节律的方法，大致可以概括为以下几个方面。

1. 托马斯·库恩. 必要的张力[M]. 范岱年，纪树立，等译. 北京：北京大学出版社，2004：224.
2. 邢玉瑞. 黄帝内经理论与方法论[M]. 2 版. 西安：陕西科学技术出版社，2006：341-353.

1. 天人合一的类比推理

天人合一的思想在《内经》中主要表述为"人与天地相参"、"人与天地相应"、人与天地"同纪"等形式。从人与自然的关系角度而言，天人合一可表述为天与人之间同源、同构、同道的关系，也就是天地自然与人体具有相同的物质来源、相同的架构以及相同的规律。其中，天人同源于一气可以说是中医理论体系建构的基元，天人的阴阳、三才、五行等同构是中医理论体系建构的框架，天人同道是中医理论体系建构的理据[1]。由于人与自然同源于一气，具有相同的阴阳、三才、五行等结构，所以，人与自然万物之间也具有相同的阴阳消长及五行生克制化等规律，由此认识到时间因素对人体生理、病理的影响，并在诊断与治疗过程中结合时间因素加以论治。诚如《灵枢·经别》云："余闻人之合于天道也，内有五脏，以应五音、五色、五时、五味、五位也；外有六腑，以应六律；六律建阴阳诸经，而合之十二月、十二辰、十二节、十二经水、十二时、十二经脉者。此五脏六腑之所以应天道。"《灵枢·本脏》也指出："五脏者，所以参天地，副阴阳，而连四时，化五节者也。"由此构建了中医学的时间医学理论。

2. 道法自然的目标追求

天人合一观不仅是中医学理论构建的认识论、方法论，也是中国传统哲学与中医学的价值观，它从天、地、人一体，天人合道的角度，规定着人生的价值取向。人作为天地万物的一部分，应该与其他物类一样，遵循天地之道，由此得出道法自然的结论。《老子》第二十五章说："人法地，地法天，天法道，道法自然。"这里"自然"即宇宙万物按照一定时序自然而然地变化。王夫子在《周易外传·杂卦传》中指出："道之所行者时也。"由于"道"本身就处于周而复始的运动状态，是把宇宙展开为一个"阴阳无始，动静无端"的时间绵延，所谓"周行不怠"，即要通过一个有来有往的时间序列显示出来，而时序又蕴含着人们必须遵循的法则，故"时"与"道"相互渗透，相互包含。正由于如此，面对茫茫宇宙，中国古人更青睐时间，着眼于时间的流动和延续，把对时间的体察看得比对空间的度量更为重要。故道法自然强调在不破坏自然整体和自然生化规律、尊重万物所禀赋之性的前提下，认识万物，辅助和赞化万物。其具体做法，就是"顺""因""赞""辅"，以使万物遂其天赋之性，自为、自化、自治。故《素问·五常政大论》说："无代化，无违时，必养必和，待其来复。"人类只有与时同步、顺时而行，才能真正达到人类自身生命状态的佳境。

张再林[2]对中国古代原生态时空观的研究认为，中国古人对作为宇宙变化之道的时间的观察和把握，实际上是以身体为基准、坐标和尺度，即以身为度，坚持时和身须臾不可分，同时对于古人来说，有"身"即有"生"，且身生相通，因而时间也就是一种生命化的时间，二者共同具有当下、作息、两性、和谐、征候、利害以及超越等属性，生命的规定同时也就是时间的规定，对生命的解读同时也就是对时间的解读。中医学正是基于这种天人合一、道法自然的理念，着重把人视作生命功能状态和信息传导的自然流动过程，研究人身自然生命运动的时间性规律，由此形成了包括昼夜节律在内的诸多生命活动节律的认识。

1. 邢玉瑞. 天人关系理论与中医学研究[N]. 中国社会科学报，2016-11-22-7.
2. 张再林. 中国古代身道研究[M]. 北京：生活·读书·新知三联书店，2015：128-137.

3. 阴阳五行的模式推演

《素问·天元纪大论》说："夫五运阴阳者，天地之道也，万物之纲纪，变化之父母，生杀之本始，神明之府也。"阴阳家则把阴阳五行作为天道变化的定数，认为天道变化定数即体现为阴阳五行的天时运行节律，"时"即阴阳五行定数周回运转的结果，阴阳五行定数的周回运转直接上应日月五星天象，是天道的象征，同时也映射到人体生命的活动之中。如刘长林[1]所言，按照阴阳五行理论，宇宙整体和万事万物具有统一的时间节律，即宇宙间阴阳二气的消长转化和五行生克制化过程中所表现出来的五行轮流当令的规律。

陈久金[2、3]通过对文献学、考古学、民族学的研究认为，黄帝时代的历法为阴阳五行历，现代人称之为十月太阳历，并认为阴阳五行的起源与之相关。《管子·乘马》云："春夏秋冬，阴阳之更移也；时之短长，阴阳之利用也；日夜之易，阴阳之变化也。"可见古人认为阴阳二气的消长转化导致了气候和物候年复一年地发生周期性的变化，使自然界显示出一定的时间节奏，其基本的节拍即"一阴一阳"，"一阴一阳"之道本身就反映着、包含着宇宙的时间节律。五行之核心为四时，四时递嬗，统领五方，实现五行生克。万物归类五行，也是依其与四时相应相动的关系而定。董仲舒《春秋繁露·五行相生》云："天地之气，合而为一，分为阴阳，判为四时，列为五行。行者，行也。其行不同，故谓之五行。"说明五行蕴涵着时间节律的思想。

阴阳五行构成中医学的理论框架，而阴阳五行本是时间性范畴，由此规定和制导着中医学的取向，这就决定了中医学所揭示的生理病理规律以及全部内容都具有鲜明的时间性特征。阴阳、五行作为中医时间医学的推理模式，中医所认识的生命时间节律总是呈现出阴阳消长、五行递相主时的特征。如《素问·宝命全形》所言："人以天地之气生，四时之法成。"《素问·脏气法时》则提出"合人形以法四时五行而治"的命题。

（二）诺贝尔奖与中医昼夜节律认识的比较

中、西医学研究的对象、目的相同，而之所以形成两种不同的医学体系，关键在于自然、社会、地域文化等诸多因素的历史积淀与影响，所形成的不同民族的思维方式的差异，可以说思维方式是决定中、西医学差异的文化基因。因此，诺贝尔奖对昼夜节律机制的研究与中医昼夜节律认识之间的差异，可以从文化、时代等不同角度加以探讨，但这里主要从问题意识、思维方法、研究方法与结果等几个方面加以分析。

1. 问题意识

科学发展的历史告诉我们，科学研究从问题开始，问题推动、指导着科学研究，自然科学发展的历史，就是它所研究的问题发展的历史，是问题不断展开和深入的历史。科学哲学家卡尔·波普尔[4]指出："科学开始于问题，而不是开始于观察……科学和知识的增长永远始于问题，终于问题——愈来愈深化的问题，愈来愈能启发新问题的问题。"著名数学

---

1. 刘长林. 中国系统思维——文化基因探视[M]. 北京：社会科学文献出版社，2009：267.
2. 陈久金，张昌明. 中国天文大发现[M]. 济南：山东画报出版社，2008：24-53.
3. 陈久金. 阴阳五行八卦起源新说[J]. 自然科学史研究，1986，5（2）：97-112.
4. 卡尔·波普尔. 猜想与反驳：科学知识的增长[M]. 傅季重，纪树立，周昌忠等译. 上海：上海译文出版社，2015：320.

家希尔伯特[1]说:"只要一门科学分支能提出大量的问题,它就充满生命力;而问题的缺乏则预示着独立发展的衰亡和终止。"就问题意识而言,传统中医与诺贝尔奖获得者之间由于分别受东西方哲学的影响,二者的差异首先表现为提问的方式与问题指向不同。西方哲学致力于回答"是什么",它的兴趣在于物的本质。其思维以主客对立为前提,热衷于寻求终极真理。而中国哲学的目标在于回答"怎么样",关心的是物的功用。其思维以"大化流行"的整体为根本,以"经世致用"为目标。其次,是关注问题的程度有巨大差异。基于西方哲学的现代科学,呈现出对现象本质、终极真理的不断追问:如昼夜节律是内源的还是外源的,内在调控物质是什么,周期基因怎样影响果蝇的昼夜节律,昼夜节律变化是如何产生并维持的,PER 蛋白在夜间聚集到细胞核是如何到那儿的,是什么控制了这种变化的频率,昼夜节律研究的下一步路径是什么等。而基于中国古代哲学的中医学,更多的是对观察现象的描述、归纳,以及在此基础上的应用。如桂枝加龙骨牡蛎汤治疗营卫失调的睡眠障碍,后世针灸治疗中推演出子午流注、灵龟八法等时间针灸的治疗方法等,缺少对昼夜节律本质的深度追问与探究。

2. 思维方法

基于现代科学的昼夜节律研究,主要依靠逻辑分析的方法,着眼于实体、因果关系,通过严密的逻辑分析去获得和传递精确、可靠、稳定的知识,注重规则的缜密,重视认识的客观性与同一性。中医对传统昼夜节律的认识,主要依靠取象比类的方法,着眼于各种关系,虽然体现了哲学和现代科学关于"交互作用是事物的真正的终极原因"的基本观点,与现代关系实在论思想相通,但取象比类的思维方法不能摆脱具体现象的限制,忽视了宇宙存在着一系列不同层次和过渡环节的事实,思想家们只是把直观体认到的东西告诉我们,并不体现任何演绎体系中的概念的逻辑规范性,因而不可避免地带有主观随意性、或然性和神秘性。由此造成中医昼夜节律的相关理论说明缺乏内在的自洽性,如五种昼夜节律本身以及相互之间的逻辑矛盾,从古至今没有得到应有的关注。

3. 研究方法

从研究方法的角度而言,众所周知,中医学是以日常生活世界的现象为其主要的研究对象,人们在经验常识和习惯的表象中认识世界,自发地领悟人与世界的关系。直觉乃是"对经验的共鸣的理解"。因此,中医对昼夜节律的认识主要采用的是经验方法、心悟方法,研究方式以定性研究为主,对昼夜节律是内生还是外源尚缺乏明确的认识。这种源于观察与经验,依赖于体悟的研究,还与数术方法有着密不可分的联系,如营卫昼夜运行节律构建中所涉及的人体 28 脉长度为 16.2 丈,一昼夜的呼吸次数为 13500 息,一息气行 6 寸,一昼夜营卫运行 50 周次,其中就蕴含着数术的模式推演[2]。50 周次则与《易传·系辞上》"大衍之数五十"有关。由此构建的中医时间医学理论还有待实践的检验。

昼夜节律的现代机制研究,采用实验方法、数学方法及定量研究,揭示了内源性昼夜节律的分子机制。从最早的含羞草的简单观察实验、果蝇的基因诱变实验,到果蝇基因序列测定实验、小鼠基因测定实验,实验、计算、定量可谓贯穿始终。而且早在 20 世纪 90

1. 希尔伯特. 数学问题[M]. 李文林, 袁向东编译. 大连: 大连理工大学出版社, 2009: 38.

2. 卓廉士. 从古代数术看经脉长度与营气流注[J]. 中国针灸, 2008, 28 (8): 591-595.

年代，利昂·格拉斯等[1]就已经开始从非线性动力学的角度研究生物节律，首次提出了"动态病"的概念，认为这种疾病不是病原体感染的结果，而是由基本机能定时异常造成的，并讨论了建立动态病的数学模型、生物学模型，以及诊断和治疗的问题。居维埃说："观察者听取自然的报告；实验者则查考自然，逼迫他自露真相。"贝尔纳指出："实验方法在科学上所完成了的革命就在于用一种科学的标准以替代个人的权威。"[2]实验方法作为科学发展的加速器，且为证实、证伪假说的客观标准，无疑有力推动了现代昼夜节律机制的研究。

4. 研究结果

问题意识、思维方法与研究方法的差异，自然会导致研究结果的不同。就传统中医与现代昼夜节律机制的研究而言，主要反映为研究结果的自然哲学与自然科学、或然与必然、定量与定性的差异。现代昼夜节律机制的研究，是一种跨学科的研究，不断地获得新知识，推动应用学科的发展，呈现出知识不断更新的特点，开启未来的态势。20 世纪 60 年代以来，随着时间生物学与时间医学的兴起，特别是 1988 年四川生理科学会专门成立了时间生物学专业委员会，同年举办了国际时间生物学和时间医学学术会议，催生了中医学者对中医时间医学的关注与研究。纵观近 30 年中医昼夜节律的研究成果，大多局限于古代文献的梳理和临床验案的报道，采用的基本上是一种"以学科为中心"的知识产生途径，利用本学科的基本原理研究本学科的问题，严格限定研究的范围，在本身的学术框架内活动，并产生被界定为本学科的知识。即便是利用现代科学技术开展研究工作，其目的仅仅在于证实中医固有理论的正确性，是一种科学诠释而不完全是知识创新。过于崇拜经典，没有凝练出相应的科学问题，跨学科研究较少，缺乏创新性研究，理论创新不足，难以有力推动应用学科的发展。

纵观 50 余年来有关生命科学的奖项内容，可以清楚地看到现代科学学科之间交叉渗透的发展历史，跨学科性研究是未来研究的最根本的特征。人类生活于空间与时间两个维度之中，相对而言，现代医学的发展主要着眼于空间维度，相关的研究也达到了很高的水平，但对于时间与生命的关系研究较为薄弱。而传统中医学更重视时间维度，在时间与生命活动以及疾病的防治方面积累了较为丰富的实践经验，并从理论上进行了有益的探索，但相关经验和探索并未引起中医学界的足够重视和深入研究。因此，在现代科学技术环境及语境下，中医有关生命节律的研究，应当充分发现科学问题，借助学科交叉的优势，利用多学科新知识、新成果，诸如冷冻电子显微技术、光遗传学技术等为中医对生命状态认识研究提供的技术支撑，在临床流行病学调研和实验研究的基础上，系统总结和归纳中医有关人体生理、病理节律模式，探索时间节律的调控机制，创建新的时间医学理论，进而指导中医临床诊断与治疗，并开发针对时间相关性疾病的治疗方法与技术。

四、现代医学技术有助中医学术发展——以胃镜的临床应用为例

关于中西医结合的问题，中医界往往有一种警惕性的反思，以李致重"'西化'：中医

1. 利昂·格拉斯，迈克尔·C. 麦基. 从摆钟到混沌——生命的节律[M]. 潘涛，曾婉贞，潘泓等译. 上海：上海远东出版社，1994：179-186.
2. 克洛德·贝尔纳. 实验医学研究导论[M]. 夏康农，管光东译. 北京：商务印书馆，1991：8，44.

科研的致命错误——'肾的研究'之剖析"为代表[1]，认为近50年来国家投入了大量的人力、物力、财力所取得的中西医结合研究成果，绝大部分既不能纳入中医学的理论体系，也并未对中医基础理论提供任何新的有益内容，对中医学的发展贡献甚少。但认真梳理现代中医学术的发展，似乎可以看到许多反例，在此仅以胃镜的临床应用为例，来说明现代医学技术对中医学术发展的影响。

（一）解决中医临床疗效评价证据不足的困境

王琦[2]多次提到，困扰中医临床的重要问题之一是疗效评价证据缺失，他指出中医疗效的记录应客观陈述，要做到两个靠（靠数据、靠证据），三个变（功能状态的改变、异常指标的改变及脏器组织修复的改变）。胃镜检查作为上消化道病变的首选检查方法，在临床上已得到广泛使用，而电子胃镜的出现，可以把检查情况反映到荧光屏上，术者及更多的人可以通过荧光屏发现病变，而且可录像，作为资料备查。因此，胃镜检查自然也就成为中医诊疗脾胃系统疾病不可或缺的手段，2010年中华中医药学会脾胃病分会发布的《慢性萎缩性胃炎中医诊疗共识意见》[3]中，将疗效评价分为病理组织学评价、胃镜评价、症状评价、生存质量量表测评、终点指标评价等，其中前两项评价指标都是现代医学技术的应用。可见在现代科学技术条件及语境下，现代医学技术是弥补中医临床疗效评价证据缺失或不足的必由之路。

另外，胃镜检查弥补了单纯中医辨证缺乏标准化、规范化、客观化的不足，可以解决一些传统中医四诊"无证可辨"或因信息量少"难以辨证"的问题，借助于胃镜所提供的诊断证据，即可辨病论治，或同时结合形态辨证进行治疗。

（二）为中医临床辨证论治提供客观指征

传统中医辨证依赖于人体感觉器官的固有能力，胃镜检查可延伸中医望诊的视野，为中医辨证提供更加丰富的客观指标，使宏观辨证与形态辨证相结合，以提高治疗的针对性和有效性。在此方面，已有学者从以下三方面进行了有益探索。

1. 胃镜下异常形态的中医四诊理论认知

将胃镜下异常形态视为中医四诊信息之一，从中医诊疗理论的角度加以认知。如燕东等[4]通过对396例慢性胃炎患者胃镜像进行观察，探讨了证型与胆汁反流、病变部位、贲门状态、黏膜色泽、黏膜血管网、黏膜糜烂、胃镜下诊断之间的关系，初步将胃镜像分为黏膜相（如出血、糜烂、红相白相、黏膜颗粒、黏膜血管网等）、黏液相（如胆汁反流、黏液池等）及运动相（如贲门幽门的开合度、松紧度等）。发现贲门松弛或疝囊形成者多为脾虚气滞；胆汁示有热无热，有胆汁者多为脾胃湿热，且黏液池多呈黄绿色；部位分有寒无寒，全胃炎多为脾胃虚寒；色泽辨有瘀无瘀，黏膜以白相为主者多为胃络瘀阻或胃阴不足，

1. 李致重. 中医复兴论[M]. 香港：奔马出版社，2005：330-357.
2. 王琦. 中医人要认清三个临床问题[N]. 健康报，2015-6-3-5.
3. 中华中医药学会脾胃病分会. 慢性萎缩性胃炎中医诊疗共识意见[J]. 中医杂志，2010，51（8）：749-753.
4. 燕东，王维武，白宇宁. 据胃黏膜像慢性胃炎辨证流程图的初步构思[J]. 现代中西医结合杂志，2015，24（5）：466-468，570.

且往往伴有血管网改变，黏膜若以红相为主，则多见于肝胃不和；糜烂发生于胃络瘀阻型者远高于其他证型。并建立了据胃黏膜像辨证的初步流程图。赵雷等[1]分别探讨了胃黏膜表现、胃内容物、病理、Hp检测等中医辨证的参考价值，认为胃镜检查可视为中医四诊的延伸，和中医辨证相结合可以更为准确地把握慢性萎缩性胃炎及其癌前病变的病机病理，提高中医临床疗效。

2. 中医传统方法结合胃镜下形态改变辨证

将胃镜下的形态改变作为中医辨证的补充，直接从中医辨证类型的角度使用胃镜下形态改变信息。如董丽霞等[2]探讨263例慢性胃炎中医辨证与胃镜像的关系，分别描述了脾胃虚弱、肝胃不和、脾胃湿热、瘀血阻滞型慢性胃炎的胃镜像特征。唐伟等[3]对234例胃脘痛患者中医宏观辨证与胃镜检测结果进行分析研究，结果显示脾胃虚弱（寒）证与胃黏膜苍白，或溃疡浅，红肿不明显相关；肝气犯胃证与胆汁反流相关；湿热中阻证与黏膜红肿明显，或溃疡有黄白苔相关；胃阴亏耗证与黏膜粗糙，血管显露，或黏液稀少相关；瘀血停胃证与黏膜隆起肿胀，糜烂相关；饮食伤胃证与水食物潴留，或可见较多黏液附着黏膜相关。通过胃镜等现代腔镜检查手段，可更加客观深入地把握胃脘痛的辨证特点，提高临床辨证准确性。高伟伟[4]研究也发现，慢性胃炎患者胃镜下黏膜表现与中医各证型之间的差异，有显著的统计学意义。脾胃虚弱证和肝胃不和证患者的胃黏膜以红白相间为主要表现，脾胃湿热证则以水肿、充血、糜烂为主，胃阴不足证以红为主。而且内镜下胃黏膜表现与舌苔、舌色之间存在一定的相关性和规律性。苏泽琦等[5]对慢性胃炎中医证候演变规律进行研究，发现慢性胃炎在由非萎缩性胃炎向萎缩、肠化及不典型增生转化过程中存在由实至虚、渐见阴虚、血瘀的证候演变规律。

李贞玉等[6]临床研究发现，反流性食管炎（RE）胃镜下分级为Ⅰ级的患者多为肝胃郁热、脾胃湿热、肝胃不和证，Ⅱ级者多为脾胃湿热及脾胃虚弱证，Ⅲ级者以脾胃虚弱及胃阴不足证为主，不同中医证型的胃镜下分级的差异有统计学意义（$P<0.01$）。RE中医证型与病程、胃镜下表现之间以及RE舌象与食管黏膜表现之间存在一定的相关性。赖宇飞等[7]也认为，RE的食管黏膜胃镜分级在一定程度上对中医辨证分型具有参考价值，A、B级以实证为主，而其中尤以肝胃郁热证为主。

3. 依据胃镜下形态单独辨证

将胃镜下形态改变作为独立信息单元进行中医辨证分型，然后再分析黏膜辨证与中医

1. 赵雷，陆为民. 中医辨证结合胃镜检查治疗慢性萎缩性胃炎及其癌前病变的探讨[J]. 中医药信息，2011，28（1）：39-41.

2. 董丽霞，王伟明. 263例慢性胃炎电子胃镜下表现与中医辨证的相关性研究[J]. 中国民族民间医药，2015，（9）：128-129.

3. 唐伟，周正光，王欢欢. 胃脘痛中医辨证与胃镜表现的关联规则分析[J]. 中国中西医结合杂志，2013，33（3）：303-306.

4. 高伟伟. 慢性胃炎的内镜下表现与中医辨证分型的相关性研究[D]. 济南：山东中医药大学，2013.

5. 苏泽琦，李培彩，郭强，等. 慢性胃炎中医证候演变规律研究[J]. 北京中医药大学学报，2015，38（11）：762-767.

6. 李贞玉，刘敏. 反流性食管炎中医证型及舌象与胃镜下表现的相关性研究[J]. 中国中医药信息杂志，2013，20（1）：22-24.

7. 赖宇飞，汪红兵，王艳玲，等. 反流性食管炎的中医证型与食管黏膜胃镜分级的相关性研究[J]. 中国中西医结合消化杂志，2008，17（3）：191-192.

传统辨证的关系。如詹继烈等[1]在 2000 例临床检查分析的基础上，明确提出了胃黏膜微观辨证的概念，将其具体分为胃寒、胃热、胃络瘀滞、胃络灼伤 4 型，详细描述了各自的胃镜下表现，探讨了宏观辨证与微观辨证之间的关系，发现在脾胃虚弱证组病例中，胃寒型黏膜占 55.1%，脾胃虚弱证占胃寒型黏膜组的 73.3%。胃络血瘀证组则多见胃络灼伤型黏膜，占 51.8%，胃络血瘀证占胃络灼伤型黏膜组的 64.5%。胃阴不足证组以胃热型黏膜为多见，占 34.8%，而肝胃气滞证组则以胃热型和胃络瘀滞型黏膜为多见，分别占 37.9% 和37.7%。提出如果临床宏观辨证与胃黏膜微观辨证不一致时，以胃黏膜微观辨证指导下的治疗效果为好。周道慧[2]将 112 例胆汁反流性胃炎胃黏膜微观辨证分为 5 型，即肝胃不和、胃肠郁热、胃肠瘀滞、胃络阴伤、胃肠虚弱型，描述了不同证型的黏膜病变特点，研究发现两种辨证分型的相符率均大于 1/3，其中相符率最好的是肝胃郁热与肝气犯胃，分别为60.0%、59.4%。认为各宏观证型与胃镜下黏膜病变有密切关系，并存在一定的规律性。但何毓佩[3]对 98 例慢性浅表性胃炎患者中医病候、证候与内镜像的相关性研究发现，实证与虚证之间在内镜像上没有显著的差异性。

纵观胃镜下黏膜形态在中医辨证中的应用研究，一方面由于设备差异、技师视觉误差、病人个体差异等原因，研究结果并不尽一致；另一方面，研究思路、方法不一致，标准不统一，缺乏规范的协同研究。这些都是急需加以解决的问题。

（三）中西医结合提高临床疗效

传统中医重辨证而轻辨病，对一些疾病本质的认识相对不足，如作为中医病名的胃脘痛，实际上是一种症状描述，包括西医的多种疾病在内，如果不明确疾病诊断，而仅仅依靠传统的辨证论治，则难以取得最佳疗效，甚至延误病情，造成诊疗失误。故陈可冀等[4]指出：病证结合的临床诊疗和研究模式是中医学历史发展的必然，是对中医学发展的巨大贡献。

胃镜检查的结果对于一些消化道病变的诊断，往往是不可或缺的客观指征，有助于明确相关疾病的诊断，促进中医辨证论治与辨病论治的结合。如闫慧敏等[5]报道对 300 例胃脘痛患儿进行胃镜检测，结果 300 例患儿中胃镜疾病检出 295 例（98.3%），其中浅表胃炎占 53.3%，十二指肠炎占 8.7%，胃炎合并十二指肠炎占 19.0%，消化性溃疡占 6.3%（包括十二指肠球部溃疡 40 例，胃溃疡 9 例），食道炎占 1.0%，未见异常表现 5 例。同时分析了中医宏观辨证与胃镜下形态辨证的相互关系，指出胃镜检查与宏观辨证相结合，为中医辨证提供了有力的客观化指标，克服了宏观辨证的不足。王文忠等[6]以中医辨证与胃镜辨病相结合治疗消化性溃疡，在中医辨证论治前提下，根据不同的胃黏膜像参以清热、解毒、化痰、活瘀、制酸、止血、降逆等法。如溃疡面苔膜较厚，黏膜周缘充血、糜烂较甚者，

1. 詹继烈，罗靖，何萍. 胃黏膜相微观辨证分型探讨——附 2000 例分析[J]. 中医杂志，1989，（4）：37-40.

2. 周道慧. 胆汁返流性胃炎胃镜像的中医证候学研究[D]. 成都：成都中医药大学，2007.

3. 何毓佩. 慢性浅表性胃炎胃镜像的中医病候学研究[D]. 北京：北京中医药大学，2006.

4. 陈可冀，宋军. 病证结合的临床研究是中西医结合研究的重要模式[J]. 世界科学技术—中医药现代化，2006，8（2）：1-5.

5. 闫慧敏，杨燕. 小儿胃脘痛中医辨证与胃镜表现之关系的探讨[J]. 中国中西医结合杂志，2006，26（7）：617-619.

6. 王文忠，郭淑云，张霭，等. 中医辨证与胃镜辨病相结合治疗消化性溃疡 130 例[J]. 中医研究，1992，5（2）：36-38.

治疗选加黄连、公英、川贝、败酱草等清热解毒、化痰散结之药以抗菌消炎。若溃疡周缘黏膜水肿较甚者，选加半夏、茯苓、车前子等利湿化痰之品以消除水肿，减轻炎症。报道治疗溃疡病 130 例，取得了较好的疗效。

另外，胃镜检查不仅为辨证加辨病治疗提供了依据，也促进了宏观辨证与形态辨证治疗的综合应用。燕东等[1]从中医阴阳学说的角度探讨慢性胃炎胃镜像的阴阳属性，分别从胃黏膜像、胃黏液像、胃动力像、胃增生像等方面进行论述。通过辨别胃镜像的阴阳属性，可以为慢性胃炎的宏观辨证提供胃镜下的微观信息，据此辨证施治。如胃黏膜以苍白色为主，多因气血亏虚所致，呈现为寒证、虚证等阴证表现。其中胃黏膜苍白而光滑、黏膜下血管网未显露，伴有胃蠕动减缓，则为脾阳亏虚，阳虚内寒，治疗需酌加益气温阳类药物，如干姜、黄芪、党参等；若胃黏膜苍白而粗糙不平，黏膜下可见树枝状血管网显露，则为脾气虚而胃络瘀阻，治疗应在益气健脾的同时加用活血化瘀之品。若胃黏膜充血水肿明显，呈樱桃红或绛红色，多由胃热炽盛所致，属实热阳证，治疗时可酌加清热解毒、制酸止痛类药物，如黄连、浙贝母、瓦楞子等。徐秀鹏等[2]则将胃黏膜疾病分脾胃湿热、肝气郁滞、瘀血阻络、饮食伤胃、胃阴不足、脾胃虚寒 6 个证型，分别论述其胃镜下黏膜表现及治则治法。柴可夫[3]总结 103 例萎缩性胃炎的中医辨证治疗情况，一般以中医宏观辨证为主，结合胃黏膜形态改变而进行中药的加减治疗，如宏观辨证属脾胃虚寒，而胃黏膜像局部辨证有充血、水肿等湿热现象，则应予以健脾温中，佐以清热化湿，采取寒温并用法。

（四）促进中医诊疗理论的创新

胃镜检查直接、客观、全面地反映了胃黏膜的实际情况，在扩大中医望诊视野的同时，对胃黏膜状态的直接观察以及对临床经验的总结，也会促进中医诊疗理论的创新。

早在 20 世纪 90 年代，李玉奇[4]根据萎缩性胃炎与诸般痈证在气血凝滞、溃烂坏死、红肿热痛等病理和证候方面相吻合的特点，就提出了以痈论治慢性萎缩性胃炎的观点。何毓佩[5]也认为，慢性浅表性胃炎在胃镜下所表现出的胃黏膜充血、糜烂、点状出血与皮外科的某些实证、阳证、热证病证有着相近的表象，将皮外科某些疾病的治法变通地用于慢性浅表性胃炎的治疗，也是整体辨证与局部辨证相结合的临床观点，不失为一种可行的治法。

周学文[6]认为消化性溃疡与外科的疮疡存在病因上的一致性、病机上的相通性、胃镜下表现的相似性以及"以痈论治"方药的有效性，提出消化性溃疡应属于内痈范畴，其病名应为"胃痈"。消化性溃疡胃镜下的表现为：溃疡基底部覆有白色、黄白色或棕褐色厚苔，边缘光整，周围黏膜充血水肿，如有红晕环绕，有时伴出血糜烂。显微镜下观察，溃疡的最上层为急性炎症渗出物，由红细胞、白细胞和纤维蛋白组成。第二层为嗜酸性坏死层，为一层无组织结构的嗜酸性类纤维蛋白坏死物质。这些与外科痈证"红、肿、热、痛、急

1. 燕东，汪红兵. 慢性胃炎胃镜像的中医属性初探[J]. 北京中医药，2015，34（3）：225-228.
2. 徐秀鹏，朱峰波，曹志群. 胃黏膜疾病不同证型的胃镜下表现及治疗[J]. 湖南中医杂志，2013，29（9）：61-62.
3. 柴可夫. 结合胃黏膜相辨证治萎缩性胃炎 103 例报告[J]. 江西中医药，1991，22（6）：18-20.
4. 鲁国良. 李玉奇教授以痈论治慢性萎缩性胃炎[J]. 新中医，1994，（4）：12-14.
5. 何毓佩. 慢性浅表性胃炎胃镜像的中医病候学研究[D]. 北京：北京中医药大学，2006.
6. 周学文. "以痈论治"消化性溃疡的理论基础[C]. 中华中医药学会内科分会学术年会资料汇编，2007：265-266.

性化脓性炎症"的表现极其相似。在此基础上，周学文等[1、2]创新中医病因学说，提出"毒热"理论，认为"毒热"是消化性溃疡形成的主要原因。毒热是指病由毒起，热由毒化，多因素交互作用，损害机体结构和功能的致病因素。其致病特点为损伤胃络，易伤气血，易生痈疡；导致脾胃气机升降失常；导致胆气上逆而胆汁反流；导致热盛肉腐，甚则灼伤脉络；久稽于胃，可致气血津液不足。胃毒热证是以毒热为发病原因，以毒蕴、热盛、肉腐、溃疡为病机演变过程，以胃脘胀满、疼痛、嘈杂、食少纳呆、嗳气、失眠、小便黄、烦躁、舌红、苔黄腻、脉弦或弦滑为主要临床表征信息的病证。治疗上确立了"以痈论治"为基本治则，清热解毒、消腐生肌为基本治法，将中医外科"消""托""补"法引入本病的治疗，取得较好临床疗效，为治疗消化性溃疡探索出一条行之有效的新途径。这里"毒热"病因理论的提出，以及"以痈论治"治则的确立，无疑都与现代医学技术的应用有着密切关系。

综上所述，通过总结胃镜检查在中医临床诊疗实践中应用的情况，可见现代医学技术不仅可以扩大中医四诊的视野，拓展临床客观证据收集的范围，提高中医临床疗效，提供临床疗效评价的证据，而且有助于中医诊疗理论的创新，促进中医学术的发展。

（此文发表于《医学争鸣》2016 年第 4 期）

五、中西医结合视域下的中医理论创新探讨

在当代中医学术的发展过程中，人们提出了中医特色（独立）发展、中西医结合、中医现代化三条路径，对这三条路径的选择，不同的学者之间存在着巨大的争议，特别是一些持有中医特色发展论的学者，认为中西医结合的研究成果，绝大部分不能纳入中医学的理论体系，并未对中医基础理论提供任何新的有益内容，对中医学的发展贡献甚少，反而导致了中医学的严重西化，因此对中西医结合研究的价值多给予否定。比较有代表性的如黄开泰[3]明确指出：中西医结合走到了否定中医（或称之为异化中医）的道路上，使本来是中国独特的、以自然客观的生命为本、领先于世界的中医学变得岌岌可危。刘洋[4]提出中医学的问题一定要由中医学用自己的方法来解决，用现代科技和西医学越俎代庖是不行的。针对上述观点，有必要认真加以辨析。

科学理论的发生与演变，一般是基于经验事实提出科学问题，针对问题的解答形成科学假说，再经过经验事实的验证而形成科学理论。传统中医学是一种对研究对象不加干扰的观察科学，而现代西医学是一种对研究对象的自然状况加以干扰的实验科学。法国科学家 G.Cuvier 形象地指出："观察者听命于自然界，而实验者则质问自然界，并且迫使自然界祖露她的秘密。"[5]实验是科学发展的加速器。因此，基于实验、数学、逻辑方法的西医学，无疑可以为中医理论的创新发展提供有力支撑。

1. 周学文，郑洪新."毒热"与胃溃疡活动期[N].中国中医药报，2007-12-26-005.
2. 郑洪新，王垂杰，王文萍，等.胃溃疡活动期"毒热"创新病因的系统研究[J].世界中医药，2014，9（5）：557-560，567.
3. 黄开泰.中西医结合的文化地位与中医危机关系（一）——从"证"概念谈起[N].上海中医药报，2016-8-5-010.
4. 刘洋.方法论的背离是中医现代研究和发展的障碍[J].中国中医基础医学杂志，2004，10（2）：7-9.
5. 克洛德·贝尔纳.实验医学研究导论[M].夏康农，管光东译.北京：商务印书馆，1991：8.

（一）扩大视野，获取新事实

"以技术为基础的科学"的大量涌现，是 20 世纪科学技术发展的一个最重要、最明显的特点[1]。技术方法学对现代科学研究具有极大的促进作用，西医学正是借助现代科学技术的发展，其临床诊疗技术与医学理论才得到了迅猛发展。反观中医学，仍然主要依赖人体感觉器官的固有能力，通过望、闻、问、切的传统手段收集经验事实，无法深入到体内从机体深层获取更丰富的病理信息，自然会影响中医学术研究，导致中医理论发展的迟缓。而中西医结合，借用现代医学诊疗技术与信息科学方法等，可以弥补传统中医之不足，极大地丰富中医研究收集经验事实的方法。如现代胃镜技术已经广泛应用于中医临床诊疗辨证之中，不仅扩展了中医望诊的视野，为中医临床辨证论治提供新的客观指征，使宏观辨证与形态辨证相结合，提高了中医治疗的针对性和有效性，而且促进了中医诊疗理论的创新。再如随着现代医学科学的长足发展，日益精密的实验室检查及影像学诊断，发现了大量仅仅依靠中医传统四诊手段无法发现的疾病，对这部分"无症可辨"的患者，无法做到传统意义上的辨证论治。而现代技术检查可以解决一些传统中医四诊"无症可辨"或因信息量少"难以辨证"的问题，借助于现代技术检查所提供的诊断证据，即可辨病论治，或同时结合形态、功能方面的异常情况辨证进行治疗。故干祖望提出了中医"望、闻、问、切、查"五诊合参的诊疗观点[2]，并举喉炎为例，历代医家往往以"金实不鸣""金破不鸣"来概括声音嘶哑的病机。今有查诊，喉镜犀烛窥见诸如声带小结、声带息肉之类，很多不属肺实肺虚之证，却可以用消痰化瘀法获效。还有一些鼻咽癌、喉癌等患者，若无查诊也不能早期发现，而坐失治疗良机。沈自尹[3]则提出微观辨证的概念，认为微观辨证是在临床收集辨证素材过程中，引进现代科学，特别是现代医学的先进技术，发挥它们长于在较深入的层次上，微观地认识机体的结构、代谢和功能特点的优势，更完整、更准确、更本质地阐明证的物质基础，从而为辨证微观化奠定基础。郭尧杰[4]提出微观辨证望诊可借助显微镜、电子显微镜、耳镜、眼底镜、小肠镜、结肠镜、子宫镜、阴道镜、纤维胃镜以及消化道表面微型相机进行摄影，穿透性观察如 X-射线透视、摄片、CT 检查、核磁共振成像和超声波检查等；闻诊时可借助听诊器检查患者的呼吸音、肠鸣音、血管流动杂音等响声的变化；切诊时可利用脉搏记录仪、心电图、胃电图、超声心动图、脑电图和肌电图等。由此可见，中西医结合不仅提升了中医研究中经验事实的收集能力，而且促进了中医诊疗理论的创新。

（二）启迪思维，提出新观点

现代中医理论发展与创新方式无外乎科学诠释的解析说明性研究、基于文献梳理的理论建构性研究、通过实践升华的理论创新性研究、提炼科学问题的发现创新性研究，而围绕科学问题，借用现代科学技术开展实验研究，则是中医理论加速发展的必由之

1. 陈昌曙. 技术哲学引论[M]. 北京：科学出版社，2011：144.
2. 张镜源. 中华中医昆仑[M]. 第 6 集. 北京：中国中医药出版社，2012：424.
3. 沈自尹. 微观辨证和辨证微观化[J]. 中医杂志，1986，（2）：55-57.
4. 郭尧杰. 论微观辨证[J]. 厦门大学学报（自然科学版），2002，41（4）：513-515.

路[1]。从新中国成立以来中医理论创新中新观点形成的实际情况来看，大多与中西医结合研究密切相关，即受西医对相关疾病病理变化深入认识的启发，而提出中医的理论假说。以冠心病瘀毒病机假说为例，20世纪90年代，Ross动脉粥样硬化炎症假说逐渐成为当前研究的主流学说，认为炎症反应贯穿于动脉粥样硬化起始、进展及斑块破裂血栓形成的全过程，尤其是斑块不稳定发生破裂的中心环节。西医的炎症反应在一定程度上符合中医的毒邪致病学说，这说明易损斑块的形成实质上是中医内毒致病的结果。此外，存在于易损斑块中的肺炎衣原体、幽门螺杆菌、巨细胞病毒等病原体均属中医"起居传染之秽毒"范畴，这说明无论是外毒还是内毒，均对易损斑块的形成及发展有着重要作用。周明学等[2]提出中医毒邪致病理论，尤其是脂毒、瘀毒致病理论与易损斑块的形成及进展有着共通之处。史大卓等[3]认为，对于心脑血管血栓性疾病发病过程中出现的血小板活化、黏附、聚集和血栓形成等现象，传统中医药学多将其病因病机归于"血脉瘀阻"的范畴；但组织坏死、过氧化应激损伤、炎症反应等病理改变，远非单一"血瘀"病因所能概括。根据传统中医"毒"邪病因的认识，心脑血管血栓性疾病发病当存在"毒"邪致病或"瘀""毒"从化互结致病的病因病机。张京春等[4]认为炎症反应与毒热是相通的，急性冠脉综合征的慢性炎症变化，如淋巴细胞、巨噬细胞等炎症细胞浸润，炎症反应标志物、炎症介质水平增高等当和传统中医学的因毒致病学说相关。导致斑块不稳定的炎性因子、细胞因子均可归属于中医学之"毒"的范畴，加之临床表征方面的毒瘀特点，故中医学以"瘀血"为急性冠脉综合征（ACS）主要病因病机的传统认识似应扩展为"瘀毒"致动脉粥样硬化（AS）易损斑块破裂从而发生ACS的认识。可见现代医学技术的研究成果，是提出冠心病瘀毒致病假说的重要依据，也是该理论得以完善、证实的重要条件。

再如周学文[5、6]基于消化性溃疡胃镜下的表现与外科痈证"红、肿、热、痛、急性化脓性炎症"的表现极其相似，提出"毒热"的病因病机假说，认为"毒热"是消化性溃疡形成的主要原因，确立了"以痈论治"为基本治则，清热解毒、消腐生肌为基本治法，为治疗消化性溃疡探索出一条行之有效的新途径。任继学[7]提出喉肾相关是慢性肾风病理演变的一个关键环节，这也正是基于西医学对咽部炎症与慢性肾小球肾炎病理机制的深入认识。其他如脉络学说、营卫承制调平、生理性肾虚、潜隐证、急性虚证、急瘀证、菌毒并治等新观点、新概念的提出，也是如此。

1. 邢玉瑞. 现代中医理论发展与创新方式[J]. 中医杂志，2015，56（12）：991-994.

2. 周明学，徐浩，陈可冀. 中医脂毒、瘀毒与易损斑块关系的理论探讨[J]. 中国中医基础医学杂志，2007，13（10）：737-738.

3. 史大卓，徐浩，殷惠军，等. "瘀"、"毒"从化——心脑血管血栓性疾病病因病机[J]. 中西医结合学报，2008，6（11）：1105-1108.

4. 张京春，陈可冀. 瘀毒病机与动脉粥样硬化易损斑块相关的理论思考[J]. 中国中西医结合杂志，2008，28（4）：366-368.

5. 周学文. "以痈论治"消化性溃疡的理论基础[C]. 中华中医药学会内科分会学术年会资料汇编，2007：265-266.

6. 郑洪新，王垂杰，王文萍，等. 胃溃疡活动期"毒热"创新病因的系统研究[J]. 世界中医药，2014，9（5）：557-560，567.

7. 刘艳华，任喜洁，王健，等. 任继学应用喉肾相关理论诊治慢性肾风经验[J]. 中医杂志，2015，56（4）：283-285.

（三）验证假说，形成新理论

传统中医学主要基于实践提出假说，再通过实践加以验证而形成新的理论，走的是实践—理论—再实践—理论的过程。这种过程存在着客观性弱、规范性差、时间周期长等缺点。如明代医家吴有性创立杂气学说，超越了传统的六淫致病模式，揭示了传染病的诸多规律，预测到了致病微生物的客观存在，对传染病病因的研究思路与现代实验医学有着相似之处。但吴有性之后，杂气学说并未得到继承与发展，更不用说发展成为病原微生物学。究其原因，除受到以元气阴阳五行学说为核心的中医理论的排异外，当时科学技术水平的限制，无疑是重要原因之一。现代中西医结合研究，则为假说的验证提供了更为客观、规范、快捷的途径。如贝尔纳[1]所说："实验方法在科学上引起的革命就是：确定了一个科学的标准，来代替个人的权威。"即提供了证实、证伪的客观标准。以急性心血管事件瘀毒病机假说为例，徐浩等[2、3]研究认为在"瘀毒致变"引发急性心血管事件之前的量变过程中，传统"毒"的临床表征如疮疡红肿热痛，舌质红绛、苔焦或起芒刺，舌苔垢腻等在冠心病患者中并不多见，故可称之为"潜毒"。但血液中多种炎症血栓相关因子如超敏 C 反应蛋白、肿瘤坏死因子-α、单核细胞趋化蛋白-1、血栓调节蛋白、血栓前体蛋白、氧化型低密度脂蛋白、基质金属蛋白酶-1/9、CD40 配体等，可能是较为切合实际的"瘀毒内蕴"微观表征，并认为超敏 C 反应蛋白（hs-CRP）增高，提示机体有慢性炎症反应，是"毒"的征象。徐伟[4]研究认为冠状动脉易损斑块色泽黄、温度高、糜烂、溃疡、出血增生、钙化等炎症反应的表现类似于热毒红、肿、热、痛的特征，微观上符合中医热毒的诊断。超敏 C 反应蛋白、白细胞总数、中性粒细胞百分比及心肌酶值显著升高，冠脉血管主要是三支病变较多，可以看作是急性冠脉综合征"瘀毒"证的微观指标。表面看是在寻找瘀毒的微观指标，其实质也是借助现代西医检查技术对瘀毒病机假说的一种验证。

再如周仲瑛提出瘀热是慢性肾炎重要病机的假说[5]，对此假说的验证，除通过传统的中医临床实践验证外，从西医学相关检测指标的角度论证，也是重要的一环，研究发现实验室检查多有高凝状态以及脂质代谢紊乱，这为慢性肾炎"瘀热"的存在提供了有力的证据。肾小球是由毛细血管丛组成，慢性肾炎肾脏活检病理改变多以增生性和硬化性病变为主，加之血液流变学的异常、微循环障碍及小球内微血栓的形成等，与中医认为的"瘀血"的意义是相通的。

（四）小结

综上所述，可以说中西医结合研究贯穿于现代中医理论创新的全过程。之所以能够如此，则涉及对中医学与西医学关系的认识，以及中西医结合研究对中医学术发展的价值评价问题。所谓中西医结合，首先是中西医临床诊疗技术结合，已被国内临床所广泛使用，

1. 克洛德·贝尔纳. 实验医学研究导论[M]. 夏康农，管光东译. 北京：商务印书馆，1991：44.
2. 徐浩，史大卓，殷惠军，等. "瘀毒致变"与急性心血管事件：假说的提出与临床意义[J]. 中国中西医结合杂志，2008，28（10）：934-938.
3. 徐浩，曲丹，郑峰，等. 冠心病稳定期"瘀毒"临床表征的研究[J]. 中国中西医结合杂志，2010，30（2）：125-129.
4. 徐伟. 急性冠脉综合征与稳定性冠心病"瘀毒"表征的比较研究[D]. 北京：北京中医药大学，2010.
5. 刘彩香，郭立中. 周仲瑛教授从瘀热论治慢性肾炎经验[J]. 中国中西医结合肾病杂志，2008，9（2）：98-99.

但不容忽视的问题是中西医诊疗方法的联用基本上还处于一种依靠个人经验的状态。其次是中西医理论结合，可分为两个问题：一是基于实践经验的理论结合，二是源于哲学理论的结合。从实践经验的理论角度而言，中西医学面对同样的生命活动或临床事实，给予了不同的理论解释，这两种理论之间是可以相互翻译或通约的。中西医结合研究能够促进中医理论的创新，究其实质，也正是因为二者源于实践经验的理论之间具有可通约性。而中医学中源于哲学的理论，则与现有西医理论难以通约，目前还很难找到相互结合的路径与方法。

当然，在中西医结合的语境下研究中医的发展，应防止中医的纯粹西化，对此，现代中医界也有较为强烈的反响[1]。这里关键是要解决好研究的思路与方法问题。首先，从技术手段的角度而言，西医的检查方法作为中医四诊的延伸，有助于扩展临床资料收集的范围，核心问题是从中医理论的角度分析这些新的临床事实。其次，从中西医理论结合的角度而言，应坚持诠释学的原则与方法，从认识论、本体论上完整理解中医理论的内涵，正视中西医的本质性差异，寻找正确的研究方法。最后，运用现代系统论的方法，既讲究系统的整体调节，同时强调对细节实事求是地分析，超越中医朴素的系统论与西医的还原论，将二者有机结合，在新的高度实现两者的统一。

（此文发表于《医学与哲学》2023 年第 1 期）

六、中医理论创新研究的思考

进入 21 世纪以来，中医理论的创新受到了中医学界内外的高度重视，以"中医理论""创新研究"为主题词，在中国知网可检索到 200 余篇论文，几乎全部集中在 2000 年以后，也有不少专家学者对中医理论创新研究的重要性、必要性进行了专门阐述[2, 3, 4]，认为中医理论创新是学术创新的源头，是提高临床疗效、推动中医学科建设、促进中医事业发展的关键环节，而中医理论创新不足已经成为制约当代中医学术发展的瓶颈。创新的原则与方法，包括核固带变论、扬弃发展论、系统方法论。创新的具体路径主要有病机突破论、技术引领论、藏象理论创新论、临床经验总结论、方药总结论、综合创新论等。

研究中医理论的创新发展，有必要了解现代科学理论创新发展的一般路径或规律，这有助于我们深入理解中医理论的创新问题。现代科学理论的创新涉及多方面的因素，但至少以下两点可谓基本共识。

（一）自然科学从自然哲学中分化独立

在人类的历史中先后出现了宗教体系、形而上学体系，然后又出现了科学体系，自然科学是从自然哲学范围内分化发展起来的。17 世纪数学和力学逐渐从自然哲学中分化独立出来，19 世纪中叶自然科学的巨大发展、西方现代哲学的诞生，为正确认识自然界的普遍

1. 李致重. "西化"是中医科研的致命误区——从"肾的研究"说起[J]. 中华中医药杂志，2016，31（11）：4368-4378.
2. 王永炎. 创新是中医学术发展的必然要求[J]. 山东中医药大学学报，2005，29（6）：415-416.
3. 朱少均. 创新——中医发展的根本动力[J]. 时珍国医国药，2015，26（6）：1439-1441.
4. 王颖，郑红斌. 2018 新时代中医理论传承创新西湖峰会专家共识[J]. 中华中医药杂志，2018，33（8）：3493-3494.

联系提供了科学依据和世界观，这宣告了自然哲学的终结。哲学理论对科学的发展虽有某种启发的作用，但通常只有在创建或者修改某种科学理论的过程中才起作用，当某种科学理论创建和修改以后，原来的形而上学"命题"就应该消失在该种建立的科学理论之中，成为该种科学理论中的内在原理而不再具有原有的形而上学性质。一门科学理论愈是不成熟，其中所包含的形而上学成分就会愈多。虽然在当代的各个科学领域中，绝大部分理论都还远未达到像相对论和量子力学那样成熟的程度，而且，在各门科学理论中也都包含有形而上学的成分，但不断地区分并剔除科学理论中的形而上学成分，正是科学理论取得进步的重要的甚至主要的途径[1]。现代西方医学也正是从 16～17 世纪逐步剥离古典医学的哲学思辨部分，建立起以"实证精神"及"实验精神"为本的科学方法，及时吸收现代科技成果而发展为世界医学的主流。

中医学的发展从未发生过革命性的变革，其理论呈现出经验规律与哲学理论的融合。中医的阴阳五行学说是一种彻头彻尾的形而上学理论，它完全不接受经验检验，在中医中的作用至多是对中医的诊断和治疗做出一种表浅的、无真正逻辑关系的比附性"说明"，并且这种比附性"说明"的牵强附会也是十分明显的[2]。诚如杨振宁[3]论《易经》对中国科学的影响所说，《易经》影响了中华文化的思维方式，而这个影响是近代科学没有在中国萌芽的重要原因之一。近代科学一个特点就是要摆脱掉"天人合一"这个观念，承认人世间有人世间的规律，有人世间复杂的现象，自然界有自然界的规律与自然界的复杂现象，这两者是两回事，不能把它们合在一起。因此，中医学术的发展，应当彻底扬弃形而上学知识，在保持和丰富其现有的有效经验成分的基础上，引进当代实验科学的精神和方法，创新发展中医学理论。

（二）由解决科学问题的假说发展为理论

科学理论的发生与演变，一般是基于经验事实提出科学问题，针对问题的解答形成科学假说，再经过经验事实的验证而形成科学理论，即科学问题→提出假说→验证→理论。波普尔曾经把科学知识增长的过程简要地表述为：$P_1 \rightarrow TT \rightarrow EE \rightarrow P_2$，其中 P 为问题，TT 为试探性理论，EE 为排除错误。邦格把科学研究程序的方法论循环概括为如下过程：提出表达清晰的问题；设计可供检验的假说；导出假说的逻辑结论并加以批判地考察；根据结论制定检验假说的技术方案，检验技术方案本身的可靠性；进行实验并依据令人满意的相互协调的诸理论来解释实验结果；评价假说的真理性和实验技术装置的精确性；最后讨论所获得的解决方案，确定该方案的适用范围和它支持（或削弱）我们以往知识到什么程度，以及由此产生的新问题[4]。总之，科学研究从问题开始，问题推动、指导着科学研究，自然科学发展的历史，就是它所研究的问题发展的历史，是问题不断展开和深入的历史。因此，从科学的眼光来看，"保卫"某种学说，或者只许"坚持"某种学说，是有违科学精神的。科学需要怀疑精神，怀疑精神是从事科学探索的第一把钥匙，因为它是产生"问题"

1. 林定夷. 科学·非科学·伪科学——划界问题[M]. 广州：中山大学出版社，2016：57.
2. 林定夷. 科学·非科学·伪科学——划界问题[M]. 广州：中山大学出版社，2016：60-62.
3. 杨振宁.《易经》对中华文化的影响[J]. 自然杂志，2005，27（1）：1-3.
4. 转引自林定夷. 问题学之探究[M]. 广州：中山大学出版社，2016：13.

之源。从历史上看，科学中任何一种新的学说去代替旧的学说，总是发端于怀疑[1]。诚如英国思想家培根所说："如果一个人从肯定开始，必以疑问告终；如果他准备从疑问着手，则会以肯定结束。"法国哲学家阿伯拉尔也指出："在学问上最好的解决方法是坚持地、经常地怀疑……怀疑把我们引向研究，研究使我们认识真理。"[2]

（三）中医理论创新的思路

16世纪以前，中医的地位始终是独一无二的，在世界范围也是先进的。然而近现代以来，支撑中医学术发展的中国传统哲学思想以及与此相关的传统自然科学知识发展断裂，如方东美[3]所说："中国哲学到清代初已经死了。""所有创造性的思想停止了，到今天三百多年，哲学已经死了三个世纪。"再加上中医临床阵地萎缩，特别是临床中西医混合治疗的普遍实施，从临床总结理论的传统中医理论发展通道受阻，阻碍了中医理论的发展。之所以出现两个支撑的断裂、一个理论来源的萎缩，主要是因为西方文艺复兴以来哲学、自然科学包括医学的快速发展，对中国传统文化以及中医学造成了巨大的冲击，导致中医理论在当代科学及西方文化占统治地位的情况下，失去了应有的话语权，丧失了哲学理论的引导以及现代自然科学的支撑。对此，李约瑟早有较为系统的阐述。第一，李约瑟认为《易经》总体而言对中国自然科学的发展有抑制作用，因为《易经》诱使人停留在根本算不上解释的图式的解释上。事实上，《易经》是一个用来整理自然新现象的巨大归档系统，是一张省心的精神安乐椅，坐上去之后便不再需要做观察和实验了。第二，古代道家思想家（公元前3、4世纪）虽然深刻而富有灵感，但或许由于他们非常不信任理性和逻辑的力量，而未能发展出任何类似于自然法则观念的东西。他们由于欣赏相对主义以及宇宙的博大精微，而在没有奠定牛顿式世界图景的基础之前就在摸索一种爱因斯坦式的世界图景。科学沿着这条道路是不可能发展的。第三，原始的或中世纪的假说与现代假说显然大不相同，它们因其内在的本质模糊性总是无法得到证明或证伪，而且容易在空想的认知关联系统中结合在一起。第四，从历史上看，自然科学不经过一个"神学"阶段能否达到它目前的状态，这仍然是个问题。第五，问题在于，如果不走西方科学实际所走的道路，我们能否认识到统计规律性及其数学表达呢？[4]总之，如果现代科学发展没有自然科学从自然哲学中分化独立、由解决科学问题的假说发展为理论的第二条道路可走，那么不经过现代科学发展的道路与历程，中医理论的创新发展是否还有其他道路可走，就值得我们深入思考与研究了。

1. 理清中医理论的本质内涵

现代科学术语学提出的一个基本要求是：理论中所使用的术语具有单义性，并且能够通过它们达到对于对象或概念进行客观的、可公共一致的描述。换言之，在同一个理论系统中，必须始终在同一种意义下使用同一个术语。科学的进步是和它所使用的语言的精确性的提高相同步的。纵观中医学的概念、术语，则以自然语言为主体，定义较少且多为外

1. 林定夷. 问题学之探究[M]. 广州：中山大学出版社，2016：53-54.
2. 北京大学《欧洲哲学史》编写组. 欧洲哲学史[M]. 北京：商务印书馆：185.
3. 方东美. 生命理想与文化类型——方东美新儒学论著辑要[M]. 北京：中国广播电视出版社，1992：233.
4. 李约瑟. 文明的滴定[M]. 张卜天译. 北京：商务印书馆，2020：5，250，294，310-311.

延定义，呈现出多义性、形象性、辩证性、规范性弱，逻辑性差及符号替代性弱等特征[1]。因此，有必要借用逻辑学方法揭示概念的内涵与外延、发生学方法揭示概念的形成与本义、诠释学方法揭示概念的意蕴与价值，为建构结构合理、层次清晰、逻辑自洽的中医理论体系奠定坚实的基础。

以玄府概念的演变为例，《素问·水热穴论》曰："所谓玄府者，汗空也。"玄府本义为汗孔，即人体之"门户"，宋代刘完素在当时对人体微观结构无法准确把握的情况下，基于日常生活与临床经验，采用取象比类方法，从汗孔发泄气液猜想人体内部也有相似的结构存在，提出玄府为气液运行之通道。现代学者基于玄府通道说，提出玄府与微循环说、离子通道说[2]、玄府-细胞间隙说[3]、水通道蛋白说[4]、淋巴说[5]、周细胞说[6]、脑玄府与血脑屏障说[7]、肺玄府-络脉与肺气血屏障说[8]、肝玄府与肝筛结构说[9]、肾玄府-络脉与肾小球滤过屏障[10]、肾玄府-足细胞裂隙隔膜说[11]等诸多假说，这些现象反映了中医概念的叠层累积发展造成含混、多义和缺乏清晰性的特点，以及中医理论建构的逻辑问题、实体缺位造成理论发展的障碍等，说明中医理论的研究应注意中医概念的规范化研究、中医理论逻辑自洽性的研究以及理论建构中实体结构的研究。

2. 重新建构中医理论体系

理论的重新表述和重构常会引起范式本身的重要变化。因此，在对古今中医原始文献系统研究的基础上，提取中医理论的概念、命题并加以分门别类，确认其理论意义、实践基础、内在联系，借用逻辑学、发生学、诠释学等方法重构中医学理论，建立结构合理、层次清晰、概念明确、表述规范、能够指导临床、体现学科内在规律的体系框架，也是中医理论创新的一个重要方面。

以传统的病因理论七情学说为例，《中医基础理论》"十四五"教材仍然沿用七情内伤的概念，即喜、怒、忧、思、悲、恐、惊七种情志的异常变化[12]。但从临床实际和现代情绪心理学的研究成果来看，情志病因可根据划分标准的不同，分为基本情志与复合情志、情志太过与情志不及、正性情志与负性情志等，其涵盖的范围已远远超出了传统七情所指[13]。再如现代对七情之"思"含义的认识，有隶属情志范畴与认知范畴的争议，如果将七情之"思"视为某种基本或复合情绪，不仅至今难以确定"思"为何种情绪，而且也与现代情绪心理学难以融通。如果将七情之"思"当作思考、思虑看待，则明显不属于情志活

1. 邢玉瑞. 中医概念问题研究[M]. 北京：中国中医药出版社，2017：7-17.
2. 郑国庆，黄培新. 玄府与微循环和离子通道[J]. 中国中医基础医学杂志，2003，9（4）：13-14，31.
3. 常富业，王永炎，高颖，等. 玄府与细胞间隙的比较[J]. 安徽中医学院学报，2005，24（2）：1-3.
4. 张天娥，罗再琼，张勤修，等. 玄府与水通道蛋白的比较[J]. 辽宁中医杂志，2009，36（7）：1110-1111.
5. 肖亮，付西，李蒙丽，等. 基于"淋巴玄府"探讨风药论治恶性淋巴瘤[J]. 吉林中医药，2019，39（9）：1121-1123.
6. 黄伟，沈金峰，谢娟，等. 初探"玄府司使-周细胞"对肾纤维化的影响[J]. 辽宁中医杂志，2019，46（2）：275-276.
7. 董丽，李波，白雪，等. 脑之玄府与血脑屏障的相关性[J]. 中医杂志，2013，54（22）：1969-1971.
8. 陆鹏，任凤艳，潘迪，等. 肺玄府-络脉与气血屏障论[J]. 中医杂志，2016，57（16）：1433-1435.
9. 黄文强，彭宁静，何利黎，等. 肝玄府学说理论初探[J]. 中医杂志，2012，53（11）：901-903.
10. 陆鹏，刘丽香，潘迪，等. 论肾玄府-络脉与肾小球滤过屏障[J]. 中医杂志，2016，57（21）：1888-1890.
11. 韩世盛，王怡，徐艳秋，等. "肾玄府"实质探讨——"玄府-足细胞裂隙隔膜"假说[J]. 上海中医药杂志，2013，47（12）：28-30.
12. 郑洪新，杨柱. 中医基础理论[M]. 北京：中国中医药出版社，2021：156.
13. 邢玉瑞. 情志病因概念研究[J]. 中华中医药杂志，2015，30（8）：2732-2733.

动的范畴，同时与病因之劳神过度重复，不符合理论简洁性的原则。因此，在中医理论框架的建构中，应将"思"从情志病因中剔除，从生理的角度而言，可置于有关神的论述之中；从病因的角度，应归属于劳神过度[1]。因此，在中医病因学的研究中，应该用情志病因概念替代七情内伤的概念，以创新中医病因理论。故王象礼[2]认为，中医学目前一方面处于前现代化期，与现代科学相对表现为另类性、异质性、封闭性、排异性，另一方面与新起的后现代科学之间又表现出某种超越时空的高度契合性与一致性。他提出重构中医学理论体系的设想，认为现代中医学体系可分为中国人体生命哲学部类、理论中医学部类、基础中医学部类、应用中医学部类、中医工程技术学部类 5 大部类。

3. 围绕科学问题开展多学科研究

如前所述，科学问题是科学研究的真正灵魂，贯穿于科学研究的始终。科学的历史已经证明，在科学研究的过程中，是否善于从新的角度上提出问题，常常是科学研究中造成突破的重大关键。林定夷[3]概括科学中产生科学问题的主要途径有：①寻找经验事实之间的联系并做出统一解释；②已有理论与经验事实的矛盾；③多种假说之间的差别和对立；④一种理论体系内部的逻辑矛盾；⑤不同学科的理论体系之间的矛盾；⑥追求理论普适性和逻辑简单性的需求；⑦为了验证假说和新发现的事实而提出对它们进行检验的问题；⑧根据生产和实际生活的需要而提出种种实用性或技术性的问题。总之，提出科学问题的路径，主要是理论与经验的矛盾以及理论的内在逻辑矛盾，而具有质疑批判的精神，则是提出科学问题的重要前提。

中医学基于传统哲学思想与长期经验积累所形成的知识体系中，蕴含着许多重要的科学问题，但由于中医学人缺乏质疑批判的精神以及逻辑思维的能力，不能从新的角度提出问题，往往导致研究工作误入歧途，甚或错失创新发现的良机。如中医运气学说，其合理内核是认为天文、气候、物候变化与人体生命活动密切相关，但借用阴阳、五行、干支符号进行的推演则明显是错误而无效的[4]。现代学者固守传统思路对运气学说的研究，存在着复杂性问题的认识简单化、科研方案设计欠合理、研究结果相互矛盾、研究结论不合逻辑、模式推演的低水平重复、科学精神欠缺且对其评价过高等诸多问题[5]，甚或闹出了新型冠状病毒感染引发的疾病被认为结束于 2020 年 5 月 20 日至 7 月 22 日的"科技玩笑"[6]。这里的核心问题是没有抓住古人所意识到的天文、气候、物候与人体生命活动的关系，将之凝练为物候变化与人体生命活动之间、气候或气象要素与人体生命活动之间、天文与人体生命活动之间，以及天文与气候、物候、人体生命活动等之间到底存在什么样的规律性联系的科学问题，然后抛弃干支推算等不科学的成分，充分借助现代多学科的方法与技术开展更广范围的协同研究，争取取得创新性的知识、技术成果。再如中医学对日节律的认识，有阳气昼夜消长节律、营卫昼夜运行节律、气机昼夜升降节律、昼夜五脏主时节律以

1. 邢玉瑞. 七情"思"的含义及其在中医理论框架中的地位[J]. 中医杂志，2015，56（3）：262-263，268.
2. 王象礼. 重构中医学理论体系——中医学二次革命、四次浪潮的先导工程[J]. 山西中医学院学报，2008，9（2）：2-10.
3. 林定夷. 问题学之探究[M]. 广州：中山大学出版社，2016：121-128.
4. 邢玉瑞. 运气学说的科学性探讨[J]. 世界科学技术—中医药现代化，2016，18（9）：1447-1451.
5. 邢玉瑞. 当前运气学说研究中值得注意的几个问题[J]. 中医杂志，2016，57（22）：1964-1970.
6. 唐利，古继红，杨忠华. 基于《素问遗篇》三年化疫对新型冠状病毒疾病的认识[J]. 世界科学技术—中医药现代化，2020，22（3）：561-565.

及昼夜气血流注涨落规律五种形式，20 世纪 90 年代前后，中医界也掀起过一轮中医时间医学的研究热潮，但由于缺乏问题意识，以及欠缺研究方法，并未产生创新性的理论。与 2017 年诺贝尔生理学或医学奖对控制昼夜节律的分子机制的研究相比较，二者在问题意识、思维方法、研究方法、研究结果等方面有明显差异。因此，中医有关生命节律的研究，有必要充分把握科学问题，借助学科交叉优势，利用多学科新知识、新成果，诸如冷冻电子显微技术、光遗传学技术等，为中医对生命状态认识的研究提供技术支撑，在临床流行病学调研和实验研究的基础上，系统总结和归纳中医有关人体生理、病理节律模式，探索时间节律的调控机制，创建新的时间医学理论[1]。贝弗里奇[2]在《科学研究的艺术》中指出："如何辨别有希望的线索，是研究艺术的精华所在。具有独立思考能力，并能按其本身的价值而不是根据主宰当时的观念去判断佐证的科学家，最有可能认识某种确属新东西的潜在意义。"这里强调"按其本身的价值而不是根据主宰当时的观念去判断"，对中医学术研究无疑具有重要的启迪作用，近十年来，运气学说的再度兴起和许多人从事运气学说的学习与研究，即明显带有"根据主宰当时的观念去判断"的色彩。法国生理学家贝尔纳[3]说："过于相信自己的理论或设想的人，不仅不适于做出新发现，而且会做出很坏的观察。"过于自信使我们丧失好奇心和不再怀疑，不能激发我们的思考；而且在进行研究时，由于不能保持客观态度，就有可能不自觉地歪曲结果。

综上所述，在现代科学技术的环境及语境下，中医理论的创新研究，应持开放包容的态度，基于中医传统理论，分离、重构人文与自然科学，遵循科学技术发展的一般规律，以质疑批判的精神，准确理解中医理论的内涵，把握科学问题，即中医理论到底是怎么回事、说明了什么、如何说明、现代价值何在。然后借助学科交叉的优势，利用多学科新知识、新成果，基于新经验、新事实，提出新概念，揭示新规律，创造新理论，发展完善中医基础理论的学术体系，为中医药科技进步提供新的动力。

（此文发表于《中医杂志》2025 年第 3 期）

七、《黄帝内经》的研究方法与路径思考

《黄帝内经》（以下简称《内经》）作为以生命科学为主体的"百科全书"，同时汲取和融会了秦汉及其以前的哲学、天文、历法、气象、地理、心理等多学科知识，确立了中医理论与临床的基本范式，深刻影响着中医学术的发展。因此，其也得到了近现代中医学界广泛、深入、持续的研究，《黄帝内经百年研究大成》对此做了较为全面系统的总结，但就《内经》的研究方法与路径而言，则缺乏较为深入的梳理与分析。而《内经》的研究方法与路径，直接影响着内经学乃至中医学术发展的方向，决定着中医学术研究的成效，值得进一步深入研究。

1. Meng X，Ke-shen Q，Yu H，et al. A Reflection on the 2017 Nobel Prize for Physiology and Chinese Medicine[J]. Chinese Journal of Integrative Medicine，2020，26（11）：867-872.
2. W.I.B.贝弗里奇. 科学研究的艺术[M]. 陈捷译. 太原：北岳文艺出版社，2015：40-41.
3. 转引自 W.I.B.贝弗里奇. 科学研究的艺术[M]. 陈捷译. 太原：北岳文艺出版社，2015：56.

（一）以往研究的方法与路径

总结《内经》成书以来历代研究概况，有关《内经》研究的方法与路径可概括如下。

1. 考据学研究

考据学的具体内容包括古籍的整理、古书的辑佚、古书的辨伪、古书文字的校证、名物制度的考释等，具体到《内经》的研究，主要涉及《内经》成书年代、书名由来与作者、版本及其源流、校勘等研究。此方面的研究，《黄帝内经百年研究大成》有所总结[1]。关于《内经》的成书问题，班兆贤著《〈黄帝内经〉书名与成书年代考证》（2009 年），其他著作如龙伯坚《黄帝内经概论》（1980 年）、任应秋等编《〈内经〉研究论丛》（1982 年）、马继兴《中医文献学》（1990 年）、廖育群《重构秦汉医学图像》（2012 年）都有专题论述。廖育群[2]认为今本《内经》并非《汉书·艺文志》所著录的"《黄帝内经》十八卷"，《素问》《灵枢》的最终成书年代在《七略》之后，且两书内容皆有古今之分，今本《内经》极有可能是在博采《汉书·艺文志》所著录的各种医经著作的基础上成书的。马继兴[3]系统阐述了《黄帝内经》的著作系统。关于《内经》的校勘，多集中于《素问》，古代代表作如顾观光《素问校勘记》和《灵枢校勘记》、胡澍《素问校义》、俞樾《读书余录·素问篇》（又名《内经辨言》）、于鬯《香草续校书·内经素问》、田晋蕃《内经素问校证》等，现代如郭霭春《黄帝内经素问校注》（1992 年）、李今庸《李今庸读古医书札记》（2015 年）、范登脉《黄帝内经素问校补》（2009 年）等。《内经》辑复方面的研究，唯有段逸山所著《〈素问〉全元起本研究与辑复》（2001 年）。

2. 语言文字学研究

传统语言文字学研究主要有文字学、训诂学、音韵学、修辞学等方法，现代又涉及注释、翻译、语法以及语料库语言学方法等。《内经》"其文简，其意博，其理奥，其趣深"（《素问》王冰序），因此运用语言文字学方法以识字、析义、明理，自然成为古今研究《内经》的基本方法。就传统语言文字学研究而言，大多数医家的注释之作，古代如杨上善《太素》、王冰注《素问》、马莳《素问注证发微》《灵枢注证发微》、吴崑《素问吴注》、张志聪《素问集注》《灵枢集注》、高世栻《黄帝素问直解》等。值得一提的是日本学者丹波元简等《素问识》《素问绍识》《灵枢识》、森立之《素问考注》，在比较前代医家注释的基础上多有所创见；还有专就《内经》语言文字进行研究的学者与专著，如陆九芝的《内经难字音义》、江有诰《江氏音学十书·内经韵读》以及钱超尘所编《清儒〈黄帝内经〉古韵研究简史》等。现代学者运用传统语言文字研究《内经》，当首推钱超尘所著《内经语言研究》（1990 年），分别从训诂、音韵、语法三方面对《内经》作了全面研究和分析。《内经》修辞学研究，当以班兆贤的《〈黄帝内经〉修辞研究》为代表。

现代学者常将校勘、注释、语译、析义等方法综合运用于《内经》研究，较有代表性的著作如郭霭春《黄帝内经素问校注语释》（1981 年）、《黄帝内经灵枢校注语译》（1989 年），山东中医学院等编《黄帝内经素问校释》（1982 年），傅贞亮主编《黄帝内经灵枢经析义》

1. 王庆其，周国琪. 黄帝内经百年研究大成[M]. 上海：上海科学技术出版社，2018：418-444.
2. 廖育群. 重构秦汉医学图像[M]. 上海：上海交通大学出版社，2012：147-167.
3. 马继兴. 中医文献学[M]. 上海：上海科学技术出版社，1990：68-102.

（1993 年）、《黄帝内经素问析义》（1997 年），张登本主编《白话通解黄帝内经》（2000 年），
中医研究院研究生班编著《黄帝内经·灵枢注评》《黄帝内经·素问注评》（2011 年），张
珍玉《灵枢语释》（2017 年）等。工具书的编撰也是现代《内经》语言文字研究的重要方
面，代表性著作有傅贞亮等编《内经词典》（1990 年）、郭霭春等编《黄帝内经词典》
（1991 年）、凌耀星等编《实用内经词句辞典》（1994 年）以及笔者所编《中医经典词典》
（2016 年）。

进入 21 世纪，一些学者开始借助现代语言学方法跨学科研究《内经》，比较有代表性
的如赵丽梅[1]以认知语言学里的原型范畴理论、隐喻/转喻理论和框架语义理论为指导，对
《内经》中的典型多义词进行了深入探讨，具有一定的开创性。语料库语言学作为一门新兴
学科，主要研究机器可读自然语言文本的采集、存储、检索、统计、自动切分、词性标注、
语义标注，并研究具有上述功能的语料库在词典编纂、语言教学、语言定量分析、词汇研
究、词语搭配研究、语法研究、多语言跨文化研究、作品风格分析等领域中的应用。闻永
毅等[2、3]探索了以语料库语言学的方法研究《内经》的语言文字。杨茗茜等[4]结合本体构建
及扎根理论方法，获取《素问》脾藏象理论相关咳类疾病术语 49 个，建立术语关系 63 条，
形成并诠释脾藏象理论相关咳类疾病知识本体。

以上两个方面也可归属于文献学研究。文献学研究方法主要包括目录、版本、校勘、
训诂、辑佚、辨伪及历史研究方法等，其原则是尊重历史，尊重原著，尊重原意，试图最
确切、最清晰地再现原作者的本来认知和经验，因此是《内经》研究的前提与基础，张灿
玾主编《黄帝内经文献研究》（2005 年版，2014 年修订）可谓此方面研究的重要成果。但
文献学方法也有其局限性，它研究的结果只是为人们提供了一些历史的资料，给人们以某
种启示、线索或进一步研究的依据，而不是医学科学研究的结论，对文献研究的结果要放
回实践活动中加以验证和评价。

3. 诠释学研究

通过对经典的不断诠释来传承与拓展一种思想传统，历来是中国文化的一大特点，
也是中医学术发展的特点之一。因此，中国学术史上有源远流长的经典诠释传统和丰
富多样的人本诠释经验，但从来也不存在一种作为理论出现的诠释学。诠释是指站在
某个"视点"展开的理解活动，再给出一套语言文字符号的建构。诠释学作为一门关
于理解、解释和应用的技艺学，经历了作为圣经注释理论、语文学方法论、理解和解
释科学或艺术、人文科学普遍方法论、此在和存在理解现象学和实践哲学的诠释学的
发展与转向，已经成为当今世界十分活跃的哲学思潮，其影响已经超出人文科学范畴，
而波及自然科学。

现代诠释学包含理解、解释、应用和实践四方面的意义，从诠释学的角度而言，《内
经》的学术研究史，可以说就是《内经》的诠释史，只不过不同的历史时期有着不同的

1. 赵丽梅. 认知与中医对话：《黄帝内经》一词多义的认知研究[M]. 北京：中国社会科学出版社，2016.
2. 闻永毅，樊新荣. 基于语料库的《黄帝内经》研究方法探索[J]. 中国中医基础医学杂志，2011，17（5）：493-495.
3. 闻永毅. 基于语料库语言学的《内经》中"盛"字的词义研究[J]. 陕西中医学院学报，2011，34（4）：8-10.
4. 杨茗茜，袁东超，倪菲，等. 《素问》脾藏象理论相关咳类疾病知识本体探究[J]. 中国中医基础医学杂志，2021，27
（2）：199-202.

理论与方法。但将诠释学方法引入《内经》研究则是在进入 21 世纪之后，根据文献记载，笔者[1、2、3]最早提出借用诠释学的方法研究《内经》，系统阐述了诠释立场与《内经》研究、诠释学与经典理论的创新、诠释原则及边界与《内经》研究、诠释层次与《内经》研究等问题，指出中医学术的发展涉及从中医经典到现代语言、从中国传统学术到现代科学语境等不同层次的转换，以及从科学诠释学的角度对中西医学的哲学与方法论审视，进而创新发展中医学等诸多问题。因此，必须汲取国内外诠释学研究的最新成果，借鉴经典诠释学、哲学诠释学、创造的诠释学、科学诠释学等诠释学不同门类的理论与方法，这是开展《内经》乃至中医学术研究的必然趋势；而如何基于中医学两千年以上注释经典的传统及其实践经验，借助现代诠释学方法，系统开展中医经典与中医核心理论的现代诠释，建立和完善概念明确、结构合理的中医理论体系，阐发中医理论的科学内涵，促进中医理论的创新发展，提升其指导临床实践与科学研究的能力，则是研究的重点。诠释常常处在与文本相对而言"向心"与"离心"这两种力量之间形成的紧张之中，一方面要有新的创见，另一方面又要避免过度诠释。笔者所著《〈黄帝内经〉的科学文化诠释——灵枢经卷》（2024 年），从原文讲了什么、为什么这样讲、讲对了还是错了、为什么说对了还是错了、所讲内容在现代还有什么价值五个方面，从科学与文化两个维度对《内经》162 篇原文进行了较为系统的诠释。杨峰等[4]探讨了诠释学与经典中医文献研究、经典中医文献的实践特性与诠释学的关系，并以诠释学的观点，对"是动、所生"的古今研究作了评述，借以说明中医文献研究的诠释学向度，认为诠释学能为我们提供富于启发性的见解与思路。另外，还有学者研究了诠释学视域下的《内经》英译问题[5]。

4. 理论研究

《内经》理论研究，可分为理论的发生学研究、体系建构研究与本体理论的研究三个方面。

4.1 发生学研究

发生学方法是反映和揭示自然界、人类社会和人类思维形式发展、演化的历史阶段、形态和规律的方法。它把研究对象作为发展的过程进行动态的考察，有分析地注重考察历史过程中主要的、本质的、必然的因素[6]。从方法上看，发生学从自然科学研究领域逐渐被应用到人文社会科学研究领域，已成为具有普遍意义的研究方法。运用发生学方法研究科学思维问题，揭示出：①人类总体科学思维的发展历程与个体科学思维发展过程有着类似于"生物发生律"的关系。②科学思想发展史与叙述、掌握各门学科概念、定律的逻辑顺序也有着类似于"生物发生律"的关系。发生学方法是构造科学知识逻辑体系的重要方法。现代科学哲学家也用这一方法研究科学知识如何生长的问题。

《内经》的发生学研究，就是运用发生学方法，尽可能地把《内经》中的概念、命题、理论、方法等回置于其发生发展的特定历史条件下，即当时的实践经验、思想文化、科学技术水平等背景下加以综合的动态的考察，以明确它们的初始内涵，弄清基于概念所

1. 邢玉瑞. 诠释学与《黄帝内经》的研究[J]. 江西中医学院学报，2004，16（2）：7-8.
2. 邢玉瑞.《黄帝内经》研究十六讲[M]. 北京：人民卫生出版社，2018：1-10.
3. 邢玉瑞. 诠释学与中医学研究述评[J]. 北京中医药大学学报，2016，39（9）：714-719.
4. 杨峰，赵京生. 中医经典文献研究的诠释学向度[J]. 医学与哲学（人文社会医学版），2007，28（7）：70-71.
5. 蒋继彪. 哲学诠释学视域下的《黄帝内经》翻译批评研究[J]. 中国中医基础医学杂志，2023，29（3）：475-478.
6. 冯契. 哲学大辞典（修订本）[M]. 上海：上海辞书出版社，2001：318-319.

进行的原始的逻辑运演过程，厘清《内经》理论的概念体系、结构框架、思维模式，为中医理论的规范、建构、创新提供前提保障。《内经》的发生学研究是《内经》研究热点之一，发表论文达50余篇，涉及藏象、经脉、营卫气血神、六淫学说、运气学说、药食气味理论等诸多方面，较有代表性的研究如李如辉《发生藏象学》（2003年），笔者对藏象、经络、营卫、运气等发生学亦有所研究[1、2、3]，并对中医发生学研究进行了系列述评[4]。其他如辽宁中医药大学鞠宝兆团队对藏象理论的发生学研究[5、6、7、8、9、10]，山东中医药大学团队关于神、心藏象、运气学说的发生学研究[11、12、13]，王颖诺等[14]探讨了六淫理论的发生问题，冯文林[15]从发生学的角度研究了《内经》治则治法的渊源与形成，袁婷[16]将文献研究法和跨学科研究方法相结合重新解读《素问·异法方宜论》的医学疗法起源五方观。

　　纵观《内经》有关发生学的研究，虽然取得了不少成绩，但也存在不少问题，诸如缺乏总体规划、研究很不均衡、研究水平不高、逻辑思维混乱、理论诠释错误等。发生学的研究不仅要搞清相关理论产生的社会文化、医疗与日常生活实践基础，与早期哲学、自然科学与医学等文本的关系，更重要的是要揭示《内经》理论是内生还是外源的、其理论说明了什么等本质性问题，为后续的研究提供基点与思路。

4.2　体系建构研究

　　严格说来，《内经》162篇文章相当于古代的论文集，虽说其编排有一定的内在逻辑，如黄龙祥[17]认为《灵枢》《素问》是一部完整书籍的两个部分，二者的关系为：《灵枢》为内篇，属于理论创新之作，叙述方法以"撰"为主；《素问》为外篇，具有临床应用和资料整理的性质，叙述方法以"编"为主。但总体上各篇之间内容相互交叉，甚至观点不一，并未形成一个有机的理论框架。因此，从隋唐杨上善开始，历代医家对《内经》理论框架体系建构甚为重视。比较有代表性的著作，如作为《内经》理论框架建构之首的杨上善《太素》，将《素问》《灵枢》原文分为摄生、阴阳、人合、脏腑、经脉、腧穴、营卫气、身度、诊候、证候、设方、九针、补泻、伤寒、寒热、邪论、风论、气论、杂病19大类，每类又

1. 邢玉瑞.《黄帝内经》研究十六讲[M]. 北京：人民卫生出版社，2018：361-413.
2. 邢玉瑞. 运气学说的研究与评述[M]. 北京：人民卫生出版社，2010：14-84.
3. 邢玉瑞. 大衍之数——揭开《黄帝内经》营卫循行的密码[J]. 北京中医药大学学报，2019，42（12）；977-982.
4. 邢玉瑞. 中医理论发生学研究述评（一）-（七）[J]. 陕西中医学院学报，2012，35（5）：1-2；2013，36（1）：1-4；36（2）：1-4；36（3）：1-4；36（4）：6-9；36（5）：1-4；36（6）：6-8.
5. 鞠宝兆.《内经》藏象理论体系的发生学研究[D]. 沈阳：辽宁中医药大学，2002.
6. 刘黎明.《内经》脾藏象理论发生学研究[D]. 沈阳：辽宁中医药大学，2004.
7. 张晨.《内经》心藏象理论发生学研究[D]. 沈阳：辽宁中医药大学，2006.
8. 鞠诣然.《内经》肾藏象理论发生学研究[D]. 沈阳：辽宁中医药大学，2007
9. 王稷.《黄帝内经》肺藏象理论发生学研究[D]. 沈阳：辽宁中医药大学，2009.
10. 王国英.《黄帝内经》肝藏象理论发生学研究[D]. 沈阳：辽宁中医药大学，2009.
11. 于晓强.《黄帝内经》"神"理论发生学研究[D]. 济南：山东中医药大学，2009.
12. 齐元玲. 心藏象理论发生学研究[D]. 济南：山东中医药大学，2021.
13. 孟庆岩.《内经》运气学说的发生学研究[D]. 济南：山东中医药大学，2015.
14. 王颖诺，杨雪彬. 六淫概念的发生学探讨[J]. 中医杂志，2018，59（1）：2-5.
15. 冯文林.《内经》治则治法学说的渊源与形成研究[D]. 广州：广州中医药大学，2007.
16. 袁婷. 中国传统医学疗法起源研究——《异法方宜论》的跨学科解读[D]. 济南：山东中医药大学，2016.
17. 黄龙祥. 重审《素问》王冰次注的新视角及新发现[J]. 中华医史杂志，2021，51（5）：259-268.

分若干篇目并给予注释。滑寿《读素问钞》（1519 年），对《素问》删繁撮要，以类相从，分为藏象、经度、脉候、病能、摄生、论治、色诊、针刺、阴阳、标本、运气、汇萃 12 类。徐春甫《古今医统大全·内经要旨》（1556 年）选编部分医经原文，分为阴阳、摄生、病能、论治、脉候、色脉、藏象、经度、运气、标本、针刺、骨空 12 篇，酌加按语、注释或提示。张介宾《类经》（1624 年）是现存对《黄帝内经》全部分类最完整的一部著作，共分为摄生、阴阳、藏象、脉色、经络、标本、气味、论治、疾病、针刺、运气、会通 12 大类、390 节（篇），条分缕析，纲目清楚。李中梓《内经知要》（1642 年），从《黄帝内经》中选录切合实用的重要内容，按道生、阴阳、色诊、脉诊、藏象、经络、治则、病能 8 类编排，并加注阐释、校勘。汪昂《素问灵枢类纂约注》（1689 年），精选《黄帝内经》中学术性较强并且实用价值较大的原文，分为藏象、经络、病机、脉要、诊候、运气、审治、生死、杂论 9 类。沈又彭《医经读》（1764 年），选取《灵枢》《素问》中有关生理常态、病机、病证、诊法治则的经文，然后分为平、病、诊、治四集，并进行注释阐发。陈念祖《灵枢素问节要浅注》（又名《灵素集注节要》）十二卷（1866 年），节录了《灵枢》及《素问》中的重要内容，将其分为道生、藏象、经络、运气、望色、闻声、问察、审治、生死、杂论、脉诊、病机 12 类。

今人秦伯未《秦氏内经学》（1934 年），最早提出"内经学"的名称，内容分为《内经》的解剖学、诊断学、治疗学、方剂学、病理学、杂病学七章，明显受到了西医学的影响。时逸人《时氏内经学》（1941 年）内容较《秦氏内经学》有所扩展，其上篇"导论"分为 15 个部分，涉及《内经》的书名、成书过程、著作时代、学说时代性、学说分析、学说后世应用等问题；下篇本论按照摄生、阴阳、生理、色诊、脉诊、病理、治法、病机、标本、经脉病 10 个专题，选择原文进行解读和论析。李今庸《新编黄帝内经纲目》（1988 年），节选《黄帝内经》原文 333 段，分为人与自然、养生、阴阳五行、藏象、经络、病因病机、病证、诊法、论治、针灸、运气、医学教育十二章。王洪图主编《内经学》，分为生命与人体、藏象（含气、精与神、经络）、疾病、诊法、论治、摄生与康复六章，每章下又分若干节，较为全面、简要地构建了《内经》医学理论框架（见图 5-1）[1]。现代《内经选读》教材的编写，也体现了《内经》理论体系框架建构的思路与成果。北京中医学院编著《内经讲义》（1955 年），采用原文选编与现代中医理论构建混合的方式，开启了运用现代语言文字整理、建构中医理论的新篇章。程士德《内经理论体系纲要》（1992 年）分为《内经》理论体系的基本学术思想、"时藏阴阳"调控系统、生命的时间节律、藏象、经络、病因、病

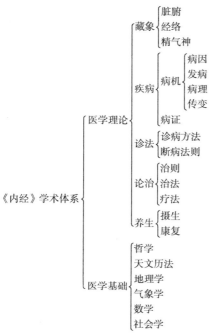

图 5-1　《内经》学术体系框架结构

---

1. 王洪图. 内经学[M]. 北京：中国中医药出版社，2004：19.

机、病证、诊法、治则、制方和养生学说十二个方面，阐述了《内经》理论体系的基本内容，将生命的时间节律单列一章，突显了《内经》理论的特征。笔者等[1]提出内经学是研究《黄帝内经》医学理论与临床诊疗知识、技术及其发展演变规律的一门学科，其外延从医学本体知识的角度而言，包括中医哲学、中医思维方法、中医基础理论、中医诊断学、经络学、养生学以及部分中医临床学科等；而从支撑学科知识角度而言，涵盖中医时间医学、医学气象学、医学心理学、社会医学等。

另外，近年来也有学者对《内经》一些具体理论的框架进行了探讨，如禹佳[2]对《内经》针灸理论体系框架的学术特点的探讨，何流等[3]对《内经》方剂理论体系框架基本要素进行探析，刘佩东等[4]对《内经》中医体质学说的理论框架研究，刘斌等[5]对《内经》骨的理论框架探析，郭静[6]有关《内经》肝咳理论体系框架的探讨等，反映了《内经》理论体系建构的不断深入。

4.3 《内经》本体理论的研究

《内经》本体理论主要指《内经》所涉及的中医基础理论、诊断学、养生学等医学理论，因此，《内经》本体理论的研究与中医理论、《内经》学术史的研究相互关联，也是《内经》理论研究的主体，研究内容很多。王洪图主编《黄帝内经研究大成》（1997 年），分《黄帝内经》理论体系研究、阴阳五行研究、藏象研究、经络研究、病因病机研究、诊法研究、治则与治法研究、刺灸研究、摄生研究、运气研究十章，系统梳理了相关研究概况，资料甚为丰富。王庆其等主编《黄帝内经百年研究大成》（2018 年），分为《内经》学术体系研究、阴阳理论研究、五行理论研究、藏象理论研究、精气神理论研究、经络理论研究、运气学说研究、养生理论研究八章，系统全面地梳理了近百年来的研究概况。

《内经》本体理论研究的专著较多，有代表性的如程士德《内经理论体系纲要》（1992 年）、熊继柏《内经理论精要》（1993 年）、任秀玲《中医理论范畴——〈黄帝内经〉建构中医理论的基本范畴》（2001 年）、韩永贤《黄帝内经素问探源》（2004 年）、烟建华《医道求真：黄帝内经学术体系研究》（2007 年）、沈丕安《〈黄帝内经〉学术思想阐释》（2014 年）、张登本《黄帝内经二十论》（2017 年）、田合禄《内经真原——还原内经原创理论体系》（2019 年）等。有关专题研究的著作有卢玉起等《内经气学概论》（1984 年）、姚春鹏《黄帝内经——气观念下的天人医学》（2008 年）、陈曦《〈黄帝内经〉气化理论研究》（2012 年）、彭鑫主编《〈黄帝内经〉"中气"概念及理论研究》（2021 年）、吴考槃《灵素药义》（1929 年）、张骥《内经方集释》（1933 年）、高也陶等《黄帝内经二十五音频率分析及图谱》（2005 年）、方药中等《黄帝内经素问运气七篇讲解》（1984 年）、王玉川《运气探秘》（1993 年）以及笔者《运气学说的研究与评述》（2010 年）等，此外，张树剑[7]运用了文字

1. 董美然，邢玉瑞. 内经学概念研究[J]. 中医杂志，2019，60（19）：1621-1623.
2. 禹佳. 《内经》针灸理论体系框架的学术特点及发展演变[D]. 北京：北京中医药大学，2015.
3. 何流，孙鑫，钱会南. 《黄帝内经》方剂理论体系框架基本要素探析[J]. 辽宁中医杂志，2017，44（12）：2538-2541.
4. 刘佩东，安琪，史丽萍，等. 《阴阳二十五人》《通天》中医体质学说的理论框架[J]. 世界中医药，2018，13（2）：312-316.
5. 刘斌，张向东，苏晓川，等. 《黄帝内经》骨的理论框架探析[J]. 中国中医基础医学杂志，2022，28（1）：27-29，40.
6. 郭静. 《黄帝内经》肝咳理论体系框架与应用研究[D]. 沈阳：辽宁中医药大学，2022.
7. 张树剑. 《内经》针灸理论与概念的观念研究[D]. 南京：南京中医药大学，2009.

学、史学、诠释学等方法,对《内经》针灸概念进行微观研究,并对针灸理论与概念形成的思想观念作了较为系统的研究。孙鑫[1]从药性理论、配伍原则、服药方法、临证用药法则及十三方用药特点五个方面梳理了《内经》中药理论,初步提炼出《内经》中药理论核心概念范畴,并对《内经》《神农本草经》和现代统编中药学教材中药理论体系进行了比较研究,归纳总结了中药理论体系演变发展的影响因素。

5. 临床医学研究

《内经》不仅奠定了中医学理论基础,其理论用于指导临床实践,而且《内经》本身就论述了内、外、妇、儿、五官等多科的病证,故古今医家有关《内经》病证的研究也是其重点之一。王洪图主编《黄帝内经研究大成》分病证概论、六淫病证、形体病证、脏腑病证、妇人病证、官窍病证、疮痈病证以及《黄帝内经》理论的临床应用专题研究共八章,全面系统地总结了《内经》有关病证的内容以及后世的研究与应用情况。王庆其等主编《黄帝内经百年研究大成》从病因病机理论、各科病证研究、诊法与辨证研究、治则治法研究、针灸研究、其他疗法研究六个方面对近百年来《内经》临床医学的研究成果进行系统总结。

《内经》临床医学的研究专著,首先当推王庆其主编的《内经临床医学》(2010 年)与《黄帝内经病证学概论》(2016 年),其他著作如秦伯未《内经类证》(1962 年)、王进全等《内经类证论治》(1987 年)、聂惠民《内经病证辨析》(1988 年)、杨智孚《内经与临证》(1990 年)、王洪图等《黄帝医术临证切要》(1993 年)、刘炳凡《黄帝内经临证指要》(1998 年)、朱祥麟《论内经风病学》(2001 年)、陈明《黄帝内经临证指要·藏象篇》(2006 年)、赵进喜《〈黄帝内经〉与中医现代临床》(2006 年)、王庆其《内经临证发微》(2007 年)、黎敬波主编《内经临床运用》(2010 年)、李晓政《〈内经〉临床解读》(2018 年)、邹纯朴等《黄帝内经病证方治辨要》(2021 年)、张善忱等《内经针灸类方与临床讲稿》(2009 年)等。仝小林主编的《脾瘅新论——代谢综合征的中医认识及治疗》(2018 年)可谓基于《内经》理论研究现代疾病的创新之举,具有一定的研究范式作用。

6. 哲学方法论研究

对中医哲学方法论的关注、反思与研究始于近现代,比较早的是杨则民(1893～1948年)撰写的《内经之哲学的检讨》(1933 年),他认为"吾人欲讨论《内经》之真价,宜以哲学的眼光衡量之,不当以自然科学之见解批判之",第一次提出《内经》的哲学基础是朴素唯物辩证法。但直到 20 世纪 80 年代以后,《内经》哲学方法论的研究才得以普遍展开,刘长林《内经的哲学和中医学的方法》(1982 年)系统研究了《内经》有关哲学与方法论的问题,在 20 世纪 90 年代影响甚大,对《内经》乃至中医学的哲学方法论研究具有一定的推动与引领作用。其后这一方面的研究著作有王志全等《内经辩证法思想研究》(1983年)、徐月英等《〈黄帝内经〉象、数、理思维模式》(2012 年)、陈全功《〈黄帝内经〉的哲学智慧》(2013 年)、柳少逸《〈内经〉中的古中医学——中国象数医学概论》(2016 年)、孙可兴《〈黄帝内经〉之辩:中医思维方法探源》(2017 年)、笔者《中国古代天人关系理论与中医学研究》(2017 年)等。

───────────

　　1. 孙鑫. 从《黄帝内经》《神农本草经》和近现代中药学教材探讨中药理论体系的发展演变[D]. 北京:北京中医药大学,2017.

《黄帝内经研究大成》（1997 年）仅从《内经》与周易、《内经》与诸子两个方面讨论了《内经》与哲学的关系。《黄帝内经百年研究大成》则在第一篇"《内经》文化研究"下，讨论了《内经》"和"的思想研究，以及《内经》思维方法研究，将《内经》的思维方法总结为经验思维、整体思维、关联性思维、象数思维、模式推理与辩证思维六个方面。笔者在《黄帝内经理论与方法论》（2005 年）中系统研究了《内经》与道家、《内经》与周易、《内经》气理论、阴阳理论、五行理论、取象思维、逻辑思维、原始思维、系统思维、顺势思维等哲学与思维方法问题。其后又撰著《中医模型化推理研究》（2021 年），首次提出中医模型化推理的概念，系统阐述了模型化推理与中医理论建构的关系及其在临床中的应用；编著《中医哲学思维方法研究进展》（2017 年），对包括《内经》在内的中医哲学思维方法的研究状况进行了系统总结与评述，发现就思维方法而言，象或象数思维为研究的热点，而逻辑思维研究明显不足。另外，任秀玲对《内经》类比推理系统有较为深入的研究[1]；吴克峰《易经逻辑研究》（2005 年）讨论了易学推类与传统医学的关系，提出五运六气属于易学推类的逻辑系统；王慧娟[2]研究了《内经》的分类思维及其形成，分析了其分类思维背后的基本假设和隐喻模型，并比较了中西分类思维的差异以及影响其形成的可能因素。

进入 21 世纪，认知科学、现象学、人类文化学等新的研究被引入《内经》研究。在认知科学方面，以贾春华等《中医学———一个隐喻的世界》（2013 年）、石勇《中医隐喻研究》（2021 年）为代表，研究了以《内经》为主的中医隐喻思维，黄慧雯等[3]还系统总结了 10 余年来中医隐喻研究的状况及存在的问题。庄梅云[4]通过认知科学范畴的理论研究，对五行范畴体系的分类框架进行解析和推演，融合多种学科的方法，进而拓展中医学"气-阴阳-五行"双螺旋结构化思维模型，并以一种更具直观的图式结构呈现，作为中医五行学说开辟新的思维结构模型。近年来，用西方哲学的现象学知识与方法研究《内经》为一新趋势，具有代表性的学者为广州中医药大学的邱鸿钟，他以现象学为方法分析了中医经络、命门、三焦、心神、空间概念、时间逻辑等，相关研究成果反映其新作《中医学的逻辑哲学：中医原创思维与中西医逻辑比较》（2023 年）之中。另外，刘胜利[5]通过引入梅洛-庞蒂的身体现象学，尝试对《内经》中几个基本观念所蕴涵的身体观进行初步的现象学阐释。他认为"天人相应"观念规定了《内经》的身体是一种向着自我、世界与他人原初开放的身体。《内经》通过"气"对于"形、神"在存在论意义上的原初综合而超越了近代身心二元论的思想框架，走向了一种"形气神合一"的身体观。"藏象"观念规定了《内经》的身体是一种部分与部分、部分与整体之间发生着复杂的动态交互构造的前对象整体。因此，《内经》的身体绝不可能是近代科学或西医学的二元论认识框架所规定的解剖学或生理学身体，而只能是一种身体现象学意义上的"现象身体"或"气化身体"。方向红[6]分析《内经》中"神"概念的现象学意义，认为从胡塞尔现象学视角来看，"心神"类似于"自身意识"，"肝魂"几乎等于"内时间意识"，"肺魄"正是"动感意识"，"脾意"接近于"意向性"，而"肾

1. 周山. 中国传统思维方法研究[M]. 上海：学林出版社，2010：215-222.
2. 王慧娟.《黄帝内经》分类思维及其形成研究[D]. 北京：北京中医药大学，2015.
3. 黄慧雯, 贾春华. 中医隐喻研究 12 年[J]. 世界中医药，2021，16（6）：942-946.
4. 庄梅云. 基于认知语言、心理和逻辑的五行概念范畴研究[D]. 北京：北京中医药大学，2015.
5. 刘胜利.《黄帝内经》身体观的现象学阐释[J]. 清华西方哲学研究，2016，2（2）：393-424.
6. 方向红.《黄帝内经》中"神"概念的现象学意义[J]. 宗教与哲学，第四辑，2015：41-54.

志"已经完全属于"意志"了。但《内经》在"意向性"与"意志"的关系、"内时间意识"中言语行为的发生的可能性、意识与情绪的原初关联、外在世界的客观性和实在性的证成等方面，做出了不同于胡塞尔现象学的理解和结论。又通过现象学分析中医五行的分类方法，对比自然态度的分类和康德的分类方法，说明五行分类的独特性与科学性所在[1]。臧守虎等[2]融合海德格尔生存现象学理论与本土现象学资源对《黄帝内经》"情-志"予以分析阐发，认为"情""志"分别对等于海德格尔"遮蔽""去蔽"状态的情绪，是生命内隐与外显状态的统一。

另外，现象学与身体认知、诠释学之间密切相关，相对而言，有关身体认知与《内经》的研究相对较少。张再林[3]对以梅洛-庞蒂为代表的当代身体哲学与中国古代中医的身体思想进行了比较，发现二者之间在根本理念上有诸多相契之处。如梅洛-庞蒂的"走向世界之身"与中医的"大身子"、"流动的身体"与中医的"气"、"可见的-不可见的"身体与中医"藏象"、身体的"双叶"与中医的"阴阳"、"生命化的时间"说与中医"五行"说、"身体间性"与中医"经络"、"用身体知道"与中医"身诊"相契等，此为中医身体观走向现代化及中医身体观与当代身体观的会通提供了重要的理论契机。裘璐枫[4]研究也认为《内经》和梅洛-庞蒂关于身体的理解有根本的共识，更重要的是，《内经》为反对自然主义关于身体的理解提供了有力证据，并充分展现出梅洛-庞蒂的哲学成果的实践价值。

纵观《内经》哲学方法论的研究，虽然在现代取得较大进步，但仍有一些关键性、基础性的问题没有解决，如气、阴阳、五行哲学观对中医学术影响的利弊得失研究尚不深入，如何在发扬其方法论优势的同时，突破其对中医学术发展的局限；在思维领域，象思维与逻辑思维之间有什么样的关系，象思维的逻辑规则问题，中医思维的基本方法还有哪些等，都有待深入探讨；新方法、新思路的引进还有待进一步加强。

7. 学术史研究

中医学术的发展，从某种角度而言，就是不断对以《内经》等经典为主的内容进行诠释、发挥的历史。许半龙《内经研究历程考》（1928 年）分述历代研究《黄帝内经》的概况，可谓学术史研究之开端。《黄帝内经研究大成》（1997 年）第二编以"《黄帝内经》学术研究发展史"为名，分唐代以前、宋金元时期、明代、清代、近代的《黄帝内经》学术研究与发展，以及《黄帝内经》在日本的研究与发展六个章节，系统梳理了《内经》学术发展的历史。李磊等[5]明确提出开展《内经》学术史的研究，指出《内经》学术史研究指的是关于《黄帝内经》的研究史的研究，是对《内经》的思想、学说以及理论与方法所进行的研究。王庆其《黄帝内经学术发展史略》（2022 年）为《内经》学术史研究的代表作，全书分哲学思想、基础医学、临床医学三部分，从历史的纵向时序角度，溯源析流，对《黄帝内经》的学术发展历程进行梳理、分析、研究和反思，厘清《黄帝内经》理论在后世的传承、变化与发展，提炼学术思想，评判剖析得失，并本着"中医学术史的研究是探索中

1. 方向红，张晋一. 五行如何行——从现象学看中医学的分类[J]. //王振国，张树剑. 中医典籍与文化 2021 年第一辑[M]. 北京：社会科学文献出版社，2021：57-70.

2. 臧守虎，徐胤聪. 《黄帝内经》"情-志"的现象学分析[J]. 南京中医药大学学报（社会科学版），2022，23（1）：23-27.

3. 张再林. 从当代身体哲学看中医[J]. 周易研究，2016，（6）：59-72.

4. 裘璐枫. 《知觉现象学》与《黄帝内经》中的"身体"概念[D]. 杭州：浙江大学，2016.

5. 李磊，王梓楠，郭薇薇，等. 《黄帝内经》学术史研究：范畴、现状与趋势[J]. 医学与哲学，2020，41（10）：72-75.

医药自身发展规律的重要途径"的理念，力求从学术发展的演变发展概括出某些规律性的认识，以达到系统挖掘、传承学术精髓的目的。另外，牛淑平[1]通过对皖派朴学《素问》校诂派和注释派的综合比较研究，揭示了《素问》校诂方法在《内经》学研究乃至整个中医学术史研究方面的学术价值。庄乾竹[2]研究了消渴病的学术史，董尚朴《宋金元医家〈内经〉散论辑》（2021 年）为《内经》学术史的研究提供了基础资料。刘鹏《中医学身体观解读——肾与命门理论的建构与演变》（2013 年）可谓以肾与命门为样本，对《内经》学术史研究的典型样例，当然该书也包含着发生学研究的内容。

8. 多学科研究

多学科研究的主体是基于《内经》本体，借助现代科学的相关学科知识与方法对《内经》知识的诠释、论证与学术创新。《内经》建构中医学理论体系，不仅以中国古代哲学思想为基本方法论，同时也充分吸收了当时的天文、历法、音律、地理、农学等多学科的知识，呈现出开放包容的态势。当代科学技术的发展，更是呈现出多学科交叉、融合的趋势。因此，借助现代多学科的知识与方法研究《内经》，也是现代《内经》研究的必然趋势。任应秋等《〈内经〉研究论丛》（1982 年）较早地从古代历史、哲学、天文、气象、生物、控制论等多学科开展《内经》研究。聂世茂《黄帝内经心理学概要》（1986 年）、牛实为《内经生态观》（2003 年）分别从心理学、生态学的角度展开研究，而雷顺群主编《内经多学科研究》（1990 年）涉及哲学、医学心理学、信息论、控制论、系统观、耗散结构论、协同论、泛系分析、数学、术数、现代物理学、天文历法、医学气象学、物候学、医学地理学、时间生物医学、分子生物学、激光、电子计算机等，可谓《内经》多学科研究的代表作。《黄帝内经研究大成》（1997 年）第五编"《黄帝内经》多学科研究与实验研究"，从哲学、天文历法、医学地理学、医学气象学、时间医学、社会医学、医学心理学、体质学说、数学、信息学、控制论、系统论、生物全息律、阴阳气血实验、藏象实验研究、经络现代研究、脉诊多学科研究、多学科研究展望等 18 个方面，较为深入地阐述了《内经》的多学科研究。《黄帝内经百年研究大成》（2018 年）分天文学、地理环境与医学、气候气象学与医学、时间与医学、体质学、数学与医学、心理学思想、社会医学思想、生态医学思想九章，概述了《内经》多学科研究的进展。另外，周波主编《〈黄帝内经〉系统解剖学和微观解剖学诠释》（2012 年），笔者《黄帝内经十六讲》（2018 年）"《黄帝内经》与系统思维"也论述了《内经》与系统科学的关系，卢倩[3]也研究了《内经》的系统科学思想。

关于《内经》理论的实验研究，则多与中医基础理论的实验研究相通，现代具体研究情况，可参阅笔者主编的中医基础理论研究丛书中的《中医藏象学说的临床与实验研究进展》《中医病因病机理论研究进展》《中医经络理论研究进展》《中医体质理论研究进展》《中医治则治法理论研究进展》（2021 年）。这里需要说明的是，《内经》的多学科研究成果，大多还属于对《内经》理论的梳理与科学诠释，与发生学、诠释学研究有关，而基于《内经》文本凝练出科学问题，通过研究形成新的科学理论或学科则甚少，比较有代表性的仅有中医体质学、中医心理学、中国筋病学等。

1. 牛淑平. 皖派朴学家《素问》校诂研究[D]. 合肥：安徽大学，2003.

2. 庄乾竹. 古代消渴病学术史研究[D]. 北京：中国中医科学院，2006.

3. 卢倩.《黄帝内经》的系统科学思想研究[D]. 太原：太原科技大学，2020.

多学科研究的另一方面，是借助现代科学技术方法开展《内经》研究。如佘燕达[1]基于知识发现的《内经》肝藏象理论研究，即利用现代信息技术对《内经》的研究。王续琨等[2]对 1979～2020 年期间以"内经"为篇名或主题词的 7237 篇中文期刊文献的学科分类统计分析，发现自然科学、数学、系统科学、哲学、社会科学、思维科学、交叉科学 7 个科学部类都与《内经》研究相关，而社会科学参与《内经》研究的分支学科最多，检出文献较多的分支学科有生物学、体质人类学、系统论、一般哲学、文化学、心理学、翻译学、教育学（教学论）、普通思维学等。

9. 文化研究

文化是现代人类应用最广与解释最多的一个词，然而对于文化是什么，则众说纷纭，有影响的文化定义就有近 200 种。李醒民[3]认为：文化是种族的、宗教的或社会的群体的生活形式。文化由思想和行为的惯常模式组成，是建立在符号基础上的，它包括价值、信仰、习俗、目标、态度、规范等无形生活形式，以及与之相关的体制化的、仪式化的和物质化的有形生活形式。文化是进化的、历史的、社会的产物，是通过后天习得以及先天遗传（基因-文化协同进化）等方式代代相继传承的。

由于对文化概念理解的偏差，关于《内经》文化学的研究，各家认识也差异较大。比较有代表性的研究有：王庆宪《医学圣典：〈黄帝内经〉与中国文化》（1998 年），分为《内经》与中国传统文化、《内经》的思维桥梁、《内经》与国民健康意识、《内经》与中国传统哲学、《内经》与医学伦理道德、《内经》与中国传统宗教、《内经》与未来医学几个方面，论述了《内经》与中国文化的关系。赵洪钧《〈内经〉时代》（2012 年）讨论了《内经》时代阴阳五行说，以及《内经》与儒家思想、古代天文学、《周易》、道家道教、术数、扁鹊、仓公、华佗、出土医书、古代音乐以及运气学说等。赵明山等《黄帝内经文化解读》（2014年），分为中国古代医药文化概论与中医学理论体系的构建两部分，概论部分简要介绍了中国古代文化、《内经》的撰著、《内经》与诸子之学，重点在于阐述中医理论体系的构建。王庆其主编《〈黄帝内经〉文化专题研究》（2014 年）可谓《内经》文化研究的代表作，全书分为《黄帝内经》的文化内涵、文化渊源及价值研究、人与天地相应观、心身观、生命观、"天地人三才观"研究概述、"和"思想研究、"治未病"思想的文化意义以及养生文化九章，系统阐述了《内经》的文化思想。但在《黄帝内经百年研究大成》第一编"《内经》文化研究"中，讨论的内容包括了《内经》时代的社会文化背景、《内经》的文化渊源及价值研究、自然科学成就、"和"思想研究以及思维方法研究，将有关天文学、历法学、地理学、气象学、物候学、数学、金属冶炼、农学等也纳入文化的范畴，则值得商榷。另外，章米力[4]从文学人类学的角度，采用了"四重证据法"，通过传世文献、文字、考古材料、活态文化等证据，论述传统医学中的几个经典概念，如道、阴阳、气、风、神明、身体隐喻、神圣数字"五"、祝由，以及黄帝作为有熊氏在早期文明信仰体系中所扮演的角色，进

1. 佘燕达. 基于知识发现的《黄帝内经》肝藏象理论研究[D]. 沈阳：辽宁中医药大学，2018.
2. 王续琨，程现昆. 《黄帝内经》当代研究：多学科汇聚和整合[J]. 南京中医药大学学报（社会科学版）2021，22（3）：157-161.
3. 李醒民. 科学的文化意蕴[M]. 北京：高等教育出版社，2007：6.
4. 章米力. 《黄帝内经》的文学人类学研究[D]. 上海：上海交通大学，2016.

而考察《内经》中的神话历史，通过揭开早期传统医学发展上的神话面纱，理解中国医学文化渐进的内在动力，以及它与华夏文明其他方面的互相影响。

对于《内经》乃至中医的文化研究，一方面要开展文化学的研究，理清传统文化对中医学正反两方面的影响，以扬长去短，促进中医学术的健康发展；另一方面又不能将中医学作为纯粹的文化问题加以研究，把认知问题误认为本体论问题，把逻辑问题误认为实在论问题，把文化差异误认为自然差异，把方法差异误认为客体差异，把认识结果误认为理论之源，加之中国传统文化优势与劣势并存，并不是仅靠文化自信就能解决中医学当代发展的所有问题。

10. 不同医学比较研究

《内经》与《希波克拉底文集》是公认的中西传统医学的奠基之作，它们分别孕育于中西方文明的土壤，著作时代相差不远，均为多种古代文献的汇编，不仅镌刻着中西方医学的烙印，而且预示着中西方传统医学不同的发展道路，故对二者的比较研究亦引起了学界的关注，在中国知网可检索到相关论文 10 余篇。张慰丰[1]较早开展了二者的比较研究，认为它们具有古代科学理论的某些共同特征，即朴素的辩证观、自发的唯物论、整体观、人与自然的关系观念、类比归纳法、诊断方法、防治原则、天人观，而不同之处在于病理观、经络学说与针灸疗法、血液循环思想等方面。聂菁葆[2]研究认为二者在巫术和超自然主义观念的排除、整体观念、动态平衡思想、以临床观察为基础引入哲学学说方面有内在的惊人相似之处，二者对后世中西医学的历史发展具有"示范"价值，其内在差异表现在功能与实体的离合、理论解释的普适与局限、哲学和思辨的地位三个方面。希氏医学虽未直接为实验分析和解剖研究开辟道路，却提供了可能性和导向；《内经》理论体系具有高度抽象、涵容性极广的特点，理论的质变和突破几乎不可能，解剖形态学研究和实验分析方法则难以在这个体系上自动生长起来。《内经》和《希波克拉底文集》的貌合神离，正是公元二世纪张仲景和克劳迪亚斯·盖仑使中西医学分道扬镳的原因，以及今天中西医学差别巨大的"胚芽"或"基因"。高驰[3]从医学内容、医学理论及医学思想三方面对二者进行了比较，指出它们的差异主要在于是否完成了从自然哲学向自然科学的转变以及医学的实体观是否彻底。赵心华等[4]从分化论与元素论、矛盾论与机械论、抽象性与具体性、思辨性与实证性等方面，对二者的哲学思想进行比较研究，认为二者均来自各自早期的自然哲学，有着坚实的哲学基础。但《内经》主要是运用中国古代哲学的阴阳五行学说作为说理工具来阐释医理，没有完成从早期朴素的自然哲学向自然科学的过渡；而《希波克拉底文集》则从古希腊自然哲学中分离出来，将医学分门别类地进行研究，注重逻辑和分析，为后世医家指明了医学的实证研究方向。张建霞等[5]研究也认为在医学与哲学的发端时期，中西哲学的差异造成了古希腊医学与中国古医学分野的"暗流"，以及后来中西医学治病的价值观的

1. 张慰丰. 东西方医学方法论辨析[J]. 医学与哲学，1985，（11）：1-5.
2. 聂菁葆. 《黄帝内经》和《希波克拉底文集》的比较研究[J]. 中医药学报，1989，（5）：6-10.
3. 高驰. 《黄帝内经》与《希波克拉底文集》的比较研究[D]. 哈尔滨：黑龙江中医药大学，2007.
4. 赵心华，李海峰，鲍计章，等. 《黄帝内经》与《希波克拉底文集》哲学思想比对研究[J]. 中国中医基础医学杂志，2016，22（10）：1291-1292，1299.
5. 张建霞，苏振兴. 从医学与哲学关系的视角谈古希腊医学与中国古医学的分野——以《希波克拉底文集》和《黄帝内经》为例[J]. 中国医学伦理学，2015，28（3）：407-411.

分歧。当古希腊医学从哲学中分离出来而走向注重实验和解剖的路线时，中医学将中国传统哲学与医学理论融合完善，将经验医学推向极致，开始与西医渐行渐远。王志翔等[1]研究《内经》与《希波克拉底文集》对中西医学发展模式的影响，认为两种医学体系在研究方法上分道扬镳，形成各具特色的"贯通-传承"模式和"证否-更替"模式。刘文先等[2]对《内经》和《希氏文集》的差异、共性以及经典照耀下的中西方传统医学道路进行了分析，以期为认识中西传统医学提供新的视角。陈全功《黄帝内经在世界医学史上的地位》（1995）列专章从哲学思想、自然对人体影响的认识、体质病理学、心理人格病理学、无神论、人体自然痊愈机能认识、治疗原则和方法、疾病预后认识、医生应当具备的条件与道德品质、各自独有的内容等十多个方面进行了比较研究，较有代表性。

另外，杨李琼[3]从对女性身体的书写、对女性身体的界定和作为母体的女性身体三个方面，对《内经》和《希波克拉底文集》女性身体观进行了比较研究。张福利等[4]从后续发展潜力、实用价值取向、数学传统影响三方面探讨了二者在解剖学成就上的差异。谷莹等[5]对二者有关疮疡病的病因病机、治则治法进行了比较研究。

此外，也有一些学者开展了《内经》与藏医《四部医典》的比较研究，在中国知网可检索到相关论文 10 篇，比较有代表性的如王滨等[6、7]通过比较《内经》与《四部医典》的内容形式、哲学思想、研究方法，认为《内经》对《四部医典》有着深刻影响。张浩等[8]从饮食民俗、服饰习俗、居处习俗、葬俗等四大方面，比较分析各具特色的藏汉民俗习惯在《四部医典》和《内经》中的体现，以此管窥民俗文化对民族医学发生、发展的影响。张睿俞[9]从心理相关基础理论、心理相关致病因素、对人格的认识、对梦的认识、心理相关诊断、心理治疗以及心理养生观等方面对两书中心理相关理论进行系统比较与分析，认为《四部医典》在吸收与认同《内经》理论的基础上，有意识地以模仿和改造的方式融入本土文化。仁增多杰等[10、11、12]进行了有关《内经》与《四部医典》放血疗法的理论及临床研究。

此类研究对于我们反思所谓中医原创思维，认识中医学的特征，研究中医学术发展规律及其与其他医学的相互关系，探索未来医学前行的方向，都有所帮助。

1. 王志翔，王振华，谷莉莉，等. 浅析《黄帝内经》与《希波克拉底文集》对中西医学发展模式的影响[J]. 中医学报，2015，30（8）：1148-1150.

2. 刘文先，董竞成. 经典照耀下的中西传统医学模式与道路——基于《黄帝内经》与《希波克拉底文集》的比较[J]. 医学争鸣，2021，12（3）：64-69.

3. 杨李琼.《黄帝内经》和《希波克拉底文集》女性身体观比较研究[J]. 文化研究，2018，（4）：51-69.

4. 张福利，李志平. 论《黄帝内经》与《希波克拉底文集》解剖学成就的重大差异[J]. 医学与哲学，1998，19（8）：444-445.

5. 谷莹，李海峰.《黄帝内经》与《希波克拉底文集》关于疮疡认识的比较研究[J]. 中医文献杂志，2015，33（5）：17-20.

6. 王滨，孙飞.《黄帝内经》对《四部医典》的影响[J]. 中国民族医药杂志，2005，（1）：37-38.

7. 王滨，乌兰格日乐.《黄帝内经》与《四部医典》的历史渊源[J]. 中国民族医药杂志，2005，（3）：45-46.

8. 张浩，邹纯朴. 从民俗文化的视角看《四部医典》《黄帝内经》之异同[J]. 中医药文化，2016，11（5）：34-38.

9. 张睿俞. 心理学视阈下《四部医典》与《黄帝内经》比较研究[D]. 上海：上海中医药大学，2020.

10. 仁增多杰，仁青东主，娘毛加，等.《黄帝内经》与《四部医典》放血疗法理论研究[J]. 陕西中医，2014，35（10）：1421-1423.

11. 仁增多杰，娘毛加，仁青东主，等.《黄帝内经》与《四部医典》放血疗法适宜病证初探[J]. 中华中医药杂志，2015，30（4）：999-1001.

12. 仁增多杰，娘毛加，仁青东主，等.《黄帝内经》与《四部医典》放血方法探析[J]. 上海针灸杂志，2015，34（7）：686-688.

虽然我们对上述方法与思路分而论之，但它们之间又多相互关联，许多学者的研究也常是多法并举。如傅维康等《黄帝内经导读》（1988 年），其导读部分简述《内经》的书名、成书年代，论习医、行医与医德，与《内经》相关的哲学、解剖学、疾病学、针灸学、养生学、体质学说、医学心理学、医学地理学、医学气象学、时间医学、阴阳学说、五行学说、经络学说、诊法学说、治则学说等内容。原文部分则对所节选原文加以注释、语译。其研究就涉及考据学、语言文字学等学科的理论研究以及多学科研究等方法。

（二）今后研究的思考与展望

综上所述，《内经》的研究，呈现出历代绵延不断、现代高度重视、方法逐步多样、研究不断深入、成果颇为丰硕的态势，但也存在一些问题，值得我们深入思考。

1. 弘扬科学精神

科学精神的核心是追求逻辑上的自洽与寻求可重复的经验证据，以及以此为根基的怀疑与批判精神。法国哲学家、科学家笛卡尔在《哲学原理》中说："为了追求真理，我们必须在一生中尽可能把所有的事情都来怀疑一次。"《内经》作为中医学最具代表性的经典，受到历代学者的尊崇，王冰序称其为"至道之宗，奉生之始"，张介宾《类经·序》言其"言言金石，字字珠玑，竟不知孰可摘而孰可遗"。然对《内经》的尊崇及对中医学的信仰，不能等同于对《内经》的研究，况且《内经》毕竟是两千多年前的产物，无法避免历史局限带来的精华和糟粕并存的现实。因此，对《内经》的研究必须坚持实证、理性、怀疑、批判等科学精神，敢于以质疑批判的眼光加以审视，搞清楚原文讲了什么、为什么这样讲、讲对了还是错了、为什么说对了还是错了、所讲内容在现代还有什么价值等五个层次的问题。如《灵枢》论述营卫昼夜运行规律，给出了二十八脉长 16.2 丈，一息气行 6 寸，一昼夜呼吸次数 13500 息三个数据，以说明营卫昼夜运行 50 周次，我们就需要考问这三个数据从何而来，为什么经脉的长度只计算 28 条经脉，一昼夜呼吸次数的数据是否正确，是先有 50 周次的提法然后寻找数据加以说明、还是从上述三组数据推论出营卫一昼夜运行 50 周次？通过对上述问题的解答，我们就可以发现中医对营卫昼夜运行规律的认识，是基于模式推演先提出昼夜循环 50 周次，然后根据术数等原理安排数据以说理[1]。由此也导致经脉走向从马王堆出土帛书的向心性改变为《灵枢·经脉》等的阴阳相贯的循环运行，同时也为诊脉独取寸口提供理论支持。再如《素问·刺禁论》在针灸禁忌之间的语境下，提出了"肝左肺右"之说，本来是"刺禁论"的作者错误地把实体脏器的部位对应成了五行五脏功能模型，但古今医家在经典崇拜的思想影响下，或无视《黄帝内经》问答之间的矛盾，或意识到问答之间的矛盾，但又为之辩护，由此引起了一场千余年的学术争鸣。又如《内经》关于岁会之年的计算及其与平气的关系，一般根据《素问·六微旨大论》"木运临卯，火运临午，土运临四季，金运临酉，水运临子，所谓岁气，气之平也"，认为岁会之年只有丁卯、戊午、甲辰、甲戌、己丑、己未、乙酉、丙子八年。但是，按照岁会计算标准，即《天元纪大论》所谓"承岁为岁值"，以及张介宾所谓"乃中运之气与岁支相同者是也"，对六十年逐一推算，则岁会之年除上述八年外，还有壬寅、庚申、癸巳、辛亥四年，其岁运与年

1. 邢玉瑞. 大衍之数——揭开《黄帝内经》营卫循行的密码[J]. 北京中医药大学学报，2019，42（12）：977-982.

支五行属性相同，也应属于岁会之年。但是后人因为本篇原文只提了八年，便以所谓"四正支"来加以解释，认为除此八年之外的四年，叫"类岁会"，即似岁会而实非岁会。如此则违背了《黄帝内经》有关岁会的定义标准，况且《黄帝内经》也没有"四正支"的提法，因此岁会之年应计为十二年。当然，岁会十二年又与天符、同天符、同岁会相互交叉，其中单纯属于岁会之年者只有丁卯、丙子、辛亥、庚申四年，大概只有此四年符合《素问·六微旨大论》"所谓岁会，气之平也"的要求，为平气之年。对于类似的观点，我们要敢于发现其错误及其错误的原因，然后加以摒弃。

2. 具有多学科的视野

《内经》的成书，本身就是在总结我国秦汉以前医疗经验的同时，汲取和融会了当时先进的哲学、自然科学成就及其特有的思维方法，使之成为一部以医学为主体，融入哲学、天文、历法、气象、地理、心理等多学科知识的著作，充分呈现出开放性。而学科相互交叉、融合与汇聚，新兴学科不断涌现的趋势是现代科学发展的基本规律，特别是现代系统科学、科学哲学、大数据技术等研究，既为中医学的发展带来挑战，又为中医理论的发展带来机遇。另外，从系统科学的角度而言，任何一门科学，都是一个相对独立的系统，而每一个科学系统都具有开放和封闭的两重性。因为一个系统之所以成为系统，就在于它对于环境具有一定的相对独立性；同时，客观世界又处于普遍联系中，因而每个系统又都具有开放性。开放不仅是系统自组织的前提，而且是系统得以在动态之中保持稳定存在的前提。系统只有在适当开放的条件下保持自己的稳定状态，一旦系统完全封闭起来，系统很快就会走向衰亡。多学科特别是新兴学科有可能包含能够为《内经》研究提供新视角的学科，因此，《内经》研究也必须采取开放的态度，吸收其他学科的方法及知识为我所用。否则，如果《内经》研究仍然采用"以学科为中心"的知识产生途径，仅利用本学科的基本原理研究问题，严格限定研究的范围，在本身的学术框架内活动，并产生界定为本学科的知识，势必将走向衰败。

3. 围绕科学问题研究

自然科学发展的历史表明，问题是科学发展的真正灵魂，贯穿于科学研究的始终。著名科学哲学家卡尔·波普尔[1]指出："科学和知识的增长永远始于问题，终于问题——愈来愈深化的问题，愈来愈能启发新问题的问题。"《内经》的写作形式本来就是围绕重要的医学问题展开的，由黄帝提出问题，岐伯等诸医臣作答，往往一个问题解决了，又由此再提出新问题，把问题或引向深入，或引向宽泛，层层剖析，最终比较清晰地把概念、观点、理论表达出来。因此，对《内经》的现代研究，就需要结合现代社会的实际需求，凝练出科学问题，然后围绕科学问题开展研究。以运气学说的研究为例，古人基于"天人合一"的哲学观，运用关联性思维的方法提出了天文、气候、物候与人体生理病理之间相关的思想，但由于历史的局限，古人不可能揭示出天文、气候、物候与人体生理病理相互影响的规律。对此笔者曾借助发生学、逻辑学、实践验证等方法，从干支纪年的天文学依据、天文与气候变化的关系、平气推算的依据与一致性、运气预测的必备要素、极

---

1. 卡尔·波普尔. 猜想与反驳——科学知识的增长[M]. 傅季重，纪树立，周昌忠，等译. 上海：上海译文出版社，1986：318.

端气候事件与运气学说的关系、气候变化与人类疫病流行关系等 6 个方面进行了讨论[1]。其实即使在现代科学技术条件下也没有完全说明它们之间相互影响的具体机制，如天文现象如何直接影响人体以及通过对气候、物候的影响而间接作用于人体，气候变化如何直接作用于人体以及通过对自然环境、病原微生物等的影响而间接作用于人体，自然环境、病原微生物等如何直接影响人体，人类活动又如何影响气候、自然环境及病原微生物的繁衍、传播等，人体如何适应气候、环境的变化。诸如此类问题，有待于我们抛弃干支符号推演工具，采用天文学、大气科学、流行病学、统计学、计算机技术等多学科的方法与技术，以探求天文、气候、物候与人体生理病理相互影响的规律，并由此促进中医天文医学、气象医学、环境医学等新学科的诞生，而不是固守原有理论，千方百计地试图加以验证。

　　另外，从时空维度而言，《内经》更重视时间维度，对时间与生命活动以及疾病的防治积累了较为丰富的实践经验，并从理论上进行了有益的探索，提出了时脏相关的命题，由此可开展时间医学的研究。再如《素问·六元正纪大论》提出"有故无殒，亦无殒"的观点，认为药物的效用、毒性反应与患者机体的状态相关，由此开启了中药毒性评价的新思路与新方法。总之，挖掘《内经》理论与经验总结中所蕴含的科学问题，可以为现代学者的研究提供极佳的思路与方法。

4. 选择适宜的方法与路径

　　研究的对象与目的，往往决定着研究的方法。与《内经》的对话总是为了解决当下所遇到的问题，由于研究目的的不同，所采用的方法自然不尽相同。医学理论与临床医学的研究，永远是《内经》研究的主体，此外，结合以往研究情况，现代《内经》研究的方法与路径选择可考虑如下几个方面。

　　4.1　考据与语言文字学方法

　　以考据学、语言文字学为主的文献学方法，由于以往的研究成果颇丰，加之现代学者目录学、版本学、文字学、音韵学、训诂学等方面知识的欠缺，考据与语言文字学方面的研究很难取得较大成效，除非有新的有关简帛文献出土，这一方面的研究才会受到大家的关注。当然，可以与其他相关学科人员合作，借用现代语言学的新方法开展跨学科的研究，特别是认知语言学作为一门研究语言的普遍原则和人的认知规律之间关系的语言学流派，其范畴化与原型、概念框架、认知模型、隐喻认知、意象图式、体验性假说等理论与方法，值得《内经》研究借鉴。

　　4.2　诠释学方法

　　诠释学方法引入《内经》乃至中医学的研究，虽然已有近 20 年的历史，但研究还相对薄弱，存在着过度诠释、逻辑混乱、盲目自信等问题，需要充分借鉴经典诠释学、哲学诠释学、创造的诠释学、科学诠释学等诠释学不同门类的理论与方法，认真研究诠释学在《内经》研究中应用的原则、路径、方法等，系统开展《内经》核心理论的现代诠释，讲清楚我是谁、我从哪里来、我将走向何方等问题，实现从中医经典到现代语言、从中国传统学术到现代科学语境等不同层次的转换，建立和完善概念明确、结构合理的中医理论体系，

1. 邢玉瑞. 运气学说的科学性探讨[J]. 世界科学技术—中医药现代化，2016，18（9）：1447-1451.

阐发中医理论的科学内涵，促进中医理论的创新发展，提升其指导临床实践与科学研究的能力[1]。

4.3 发生学方法

《内经》的发生学以往研究较多，但大多聚焦于藏象、经脉、营卫、运气学说等本体理论层面，后续从横向可研究的内容还比较多，如出土简帛（包括非医简帛）与《内经》，特别是最近出版的《天回医简》与《内经》的研究尚处于起步阶段；诸子与《内经》的研究尚待深入。其他如古代天文律历与《内经》、术数与《内经》、"轴心时期"中西方思想对医学影响的比较研究等，都十分值得深入研究。

4.4 哲学思维方法

《内经》哲学思维方法的研究，有关气、阴阳、五行、天人合一观、中和思想、变易思想、三才思想、象或象数思维等中国传统哲学思维方法的研究，以及现代认知科学中的隐喻认知的研究都较为深入。但《内经》的逻辑思维特别是中国古代推类逻辑的研究则为薄弱环节，运用西方现象学、身体或具身认知等方法研究《内经》，尚有较大空间。

4.5 理论重构研究

自杨上善《太素》始直至现代中医教材，中医理论的重构可谓绵延不断，但还很不完善，有待于从概念、建构方法、理论框架、理论证伪等方面加以深入研究。笔者也曾提出对中医的科学体系进行解构与重建[2]，臧守虎[3]明确提出中医理论需要解构与重构，王琦院士在2022年中医基础理论年会的报告中专门阐述了中医理论的重构问题，指出理论重构是中医药发展的必然进程。因此借助逻辑学、框架理论等方法，以坚实的文献研究为基础，对中医理论体系概念范畴进行"名"与"实"的源流考证，理清不同时代相关概念的发展演变，规范名词术语表述，准确揭示概念的内涵与外延，明晰概念间的关系，构建结构合理、层次清晰、概念明确、表述规范的，能够指导临床，体现学科内在规律的体系框架，也是《内经》当下研究的重点之一。

4.6 多学科研究

以往《内经》的多学科研究大多基于两个方面，一是《内经》与古代多学科知识的关系，基本属于一种发生学的研究；二是从现代科学的角度对《内经》的解读，特别是借助系统科学（包括一般系统论、控制论、信息论、耗散结构理论、协同学、突变论、超循环理论等）思想阐述《内经》的相关理论，本质上仍属于一种科学诠释学研究。现代更重要的应是基于对《内经》理论的本质揭示，借用多学科的知识与方法，交叉融合创新中医理论与方法技术，如创建中医时间医学、中医气象医学、中医心理医学、中医环境医学、中医系统论与系统工程学、中医全息论等，或深化这些方面的研究，以促进中医学的创新发展。

在多学科研究中，要重视现代医学与生物学方法的应用，特别是其中所蕴含的逻辑、数学与实验方法。毕竟中、西医学面对同样的研究对象和经验事实，只是在不同思维方式

1. 邢玉瑞. 诠释学与中医学研究述评[J]. 北京中医药大学学报，2016，39（9）：714-719.
2. 邢玉瑞. 论科学精神与中医理论研究[J]. 山西中医学院学报，2002，3（2）：4-6.
3. 臧守虎. 中医理论需要解构与重构[J]. 山东中医药大学学报，2006，30（3）：181-182.

的引领下，用两套不同的语言表述了相同的经验事实。如黄龙祥[1]整合古典针灸学和现代医学视角，发现"经脉""络脉""孙脉"与大血管、中小血管、微细血管相当；脉中"血"、溪谷间"津液"概念与现代医学的血液及细胞外液的概念相同；脉外之卫气，是指调控脉内血行的结构和抵御外邪的结构，相当于现代医学调控血管舒缩的自主神经、血管自身的调控结构及免疫系统的结构。如此，可以促进中、西医学的互通，以便于借鉴现代科学技术手段开展中医学的研究，如从《内经》有关经筋的论述，发展为中国经筋学、筋膜学、经筋疗法、腧穴筋膜扩展疗法等。

综上所述，《内经》的研究，要围绕中医学理论与临床，采用考据学、语言文字学、发生学、诠释学、哲学方法论、多学科特别是现代医学与生物学等方法，揭示《内经》理论的实质，重构中医理论体系，回应现代实际需要，阐明《内经》乃至中医学术发展规律，使《内经》的研究逐步从诠释、证实性研究发展为自主创新性研究，促进中医学术的创新发展。

1. 黄龙祥. 新古典针灸学大纲[M]. 北京：人民卫生出版社，2022：64.